건강정책의 이해

이 도서의 국립중앙도서관 출판예정도서목록(CIP)은 서지정보유통지원시스템 홈페이지(http://seoji.nl.go.kr)와
국가자료공동목록시스템(http://www.nl.go.kr/kolisnet)에서 이용하실 수 있습니다.
CIP제어번호: CIP2016018198(양장), CIP2016018201(반양장)

건강정책의 이해

Health Policy:
An Introduction to Process and Power

길 월트 Gill Walt 지음
김창엽 옮김

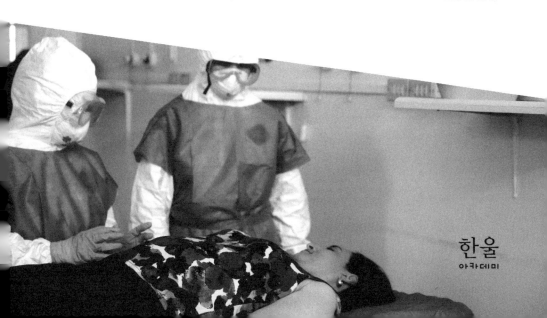

한울
아카데미

HEALTH POLICY

AN INTRODUCTION TO PROCESS AND POWER

by Gill Walt

차례

일러두기

1 이 책은 다음을 완역한 것이다. Walt, Gill. 1994. *Health Policy: An Introduction to Process and Power*. London: Zed Books.

2 원서에는 주가 없다. 따라서 글상자의 각주를 포함한 모든 각주는 옮긴이 주다. 원서의 본문에는 없으나 이해를 돕기 위해 옮긴이가 보탠 내용은 본문 중에 [ ]로 표시했다.

3 되풀이해서 나오는 주요 고유명사와 학술용어는 필요하면 가장 먼저 나오는 곳에서 원어를 같이 표기했다. 옮길 필요가 없거나 옮기기 어려운 고유명사는 한국어 발음 그대로 적었다(예: 옥스팜).

4 본문에 등장하는 도서, 신문 등의 표기에서 단행본 제목에는 『 』, 논문, 보고서 제목에는 「 」, 신문이나 잡지 제목에는 ≪ ≫를 사용했다.

5 원서에서 이탤릭체로 표기한 것은 고딕체로 표기해 구분했다.

6 맞춤법과 외래어 표기는 국립국어원 표준국어대사전과 외래어표기법을 따랐다.

옮긴이의 글

　오랜 숙제를 마친 기분이다. 이 책을 번역하는 것이 좋겠다고 생각한 것이 15년을 훌쩍 넘었으니 꽤 많은 시간이 흘렀다. 1994년에 나온 이 책을 처음 만난 것은 1997년 무렵으로, 처음 봤을 때도 한국에서 쓰임새가 크겠다고 생각했으나 바로 번역을 결심하지는 못했다. 번역에 대한 인상도 그리 좋지 않았지만, 당시에는 이 책의 가치를 제대로 몰라봤던 것이 더 큰 이유였을 것이다. 번역을 내 일로 여기지 않았던 탓도 있다.

　번역하면 좋겠다는 생각이 든 것은 2000년 이후이다. 그 전까지 건강정책을 주로 '내용'으로 이해하다, 이 책이 주장하는 '과정'과 '권력'에 관심을 두게 된 것이 2000년대 초반이었다. 시기로는 건강보험 통합과 의약분업 사태가 무관하지 않았으나, 늘 '실패'했던 공공의료와 일차의료 정책도 정책 '내용'의 한계를 절감하게 했다. 이 책을 떠올렸고, 다시 읽으면서 많은 도움을 받았다. 비로소 번역을 해야겠다는 생각이 들었으나, 이때는 '시의성'이 문제였다. 출간 이후 시간이 좀 지났으니 새로 개정판이 나오지 않을까 기다린 것이 잘못이었다. 영국의 보건대학원에서 교재로 쓰는 책이니 금방 개정판이 나오겠거니 생각했지만, 결과적으로 예상이 틀렸고 번역 계획도 틀어지고 말았다. 개정판 대신 2005년에 이 책의 '자매편'이 나왔고(이 책의 저자가 참여했다), 2012년에는 그 책의 개정판까지 나왔다.[1] 개정판 대신 새 책이 나왔으나, 본래 마음에 두었던 책이 아니라서 마지막까지 어느 쪽을 번역하는 것이 좋을지 망설였다.[2]

결과적으로 우리가 번역한 책은 출간 후 꽤 시간이 지났다. 그러다 보니 내용 중에 지금은 어울리지 않는 통계, 내용, 사례가 들어 있는 것이 사실이다. 주로 이론을 다루는 것이어서 시의성이 크게 문제가 되지 않는다 생각했지만, 번역본을 출판하는 것은 망설일 수밖에 없었다. 한참 생각한 끝에 책을 내기로 한 데에는 두 가지 이유가 있다.

첫째는 한국에서 이 책이 여전히 필요할 것이라는 판단이 섰기 때문이다. 국내에도 '건강정책'(지금까지는 의료정책이나 보건정책, 보건의료정책이라는 말을 더 많이 썼다)을 공부하고 연구하는 사람이 적지 않지만, 이 분야의 정체성에 부응하는 고유한 기초이론을 정립했다고 말하기 어렵다. 학습이나 훈련도 충분히 체계가 잡혀 있다고 할 수 없는 처지다. 이 때문에 많은 사람이 건강정책의 이론적 기초를 닦는 데에 어려움을 겪고, 대학(원)에서도 마찬가지 상황이라고 판단했다.

이 책은 그런 점에서 세계적으로도 '독보적'인 시도이자 성과라고 말하고 싶다. 어떤 나라나 시기, 특정 정책과제에 한정하지 않고 보편적인 건강정책 이론을 정립하려고 노력한 것으로 평가한다. 개인적으로는 그 성과가 미완성이라고 생각하지만, 첫 출간부터 20년이 넘게 지난 지금까지도 이런 용도로는 더 나은 저술을 만나지 못했다.[3] 이런 특징과 장점은 곧 이 책을 어떻게 읽고 활용

---

1   Buse, Kent, Nicholas Mays and Gill Walt. 2012. *Making Health Policy*, 2nd ed. Maidenhead: Open University Press.

2   어느 책을 번역할 것인가를 결정하는 데는 어느 쪽이 이론서로서의 체계를 더 잘 갖추었는가, 내용(특히 이론)이 얼마나 포괄적인가, 한국 상황에서는 어떤 서술형식이 더 적절한가 등을 고려했다. '자매편' 책은 비교적 최근에 나왔다는 큰 장점이 있지만, 다루는 범위가 좀 더 좁고(책의 제목이 함축하는 의미도 그렇다), 체계적이고 포괄적인 설명보다는 간명하고 압축하는 서술방식을 택했다. 출간연도의 차이에 비하면 내용의 차이가 그리 크지 않은 점도 있다.

3   많은 사람이 잘 모르는 다른 책이 있을지 모르나, 현재까지 이런 용도의 이론서는 매우

할 것인가와 연결된다.

한국적 필요로 보면, 연구자와 정책 전문가가 아닌 여러 사람에게 이 책을 권하고 싶다. 한국에서는 의료보험이 출범한 이후, 그리고 의료보험 통합과 의약분업이 있은 후, 건강'정책'의 중요성이 전례 없이 커졌다. 정책이나 제도가 나아지는 데 관심을 가진 사람은 물론이고, 건강이나 의료 '발전'을 꿈꾸는 사람도 정책을 우선 생각하게 되었다. 한 가지 아쉬운 점은 넓어진 정책 이해가 주로 내용 중심이라는 것이다. 과정과 권력이 빠진 정책은 매우 기술적인 문제가 되고 전문주의를 강화하며, 정책에 대한 더 많은 관심과 노력이 오히려 많은 사람을 배제하는 결과를 초래한다. 이 책은 정책에 대한 이해를 넓히고, 특히 과정과 권력(아마도 이는 정치에 닿을 것이다)에 대한 관심을 회복하는 데 이바지할 것이다.

두 번째 이유는 첫 번째 이유와 무관하지 않는데, 시의성이 크게 문제가 되지 않는다고 판단했기 때문이다. 이 책으로 2010년대 중반 현재 여러 나라의 건강정책의 현황을 알고 추세를 파악하는 것은 불가능하다. 국제기구의 변화나 국제사회의 환경을 이해하는 데도 적당하지 않다. 1990년대 초반의 상황을 주로 반영하기 때문이다.[4] 미리 말하지만, 이 책을 읽는 목적이 그런 범위에 속하는 것이면, 최근에 나온 다른 저술을 참고해야 할 것이다. 이 책은 정책 내용이나 환경이 아니라 어디까지나 건강정책의 구조와 과정을 탐구하는 것을 목적으로 한다. 사례로 활용하는 정책과 사건은 그 구조와 과정을 이해하는 데

드물다. '자매편' 책을 선택하지 않은 이유는 앞에서 이미 말했다. 1996년에 나온 바커 Carol Barker 의 책은 비슷한 문제의식이 있고 그 나름의 장점도 있으나, 여러 가지 이유로 이 책의 가치에 미치지 못한다고 생각했다. Barker, Carol. 1996. *The Health Care Policy Process*. London: Sage Publications.

4   잘못된 인상이나 판단을 피하기 위해 번역과정에서 최근의 변화를 가능한 한 충실하게 반영하려고 했다. 옮긴이의 역주(각주)를 참고하기 바란다.

필요한 소재일 뿐이다. 이 점을 유의하면 책이 다루는 내용의 '현재성'은 의심할 수 없이 명확하다.

비교적 오래전에 출판되었고 한국에도 진작 들어온 책이지만, 한국의 독자에게 권력과 과정을 중심으로 하는 이 책의 주제와 서술방식, 내용이 익숙하다고 자신할 수는 없다. 이 분야를 공부하고 연구하는 사람에게도 이런 종류의 이론은 주변적 관심이었을 가능성이 크기 때문이다. 본문의 내용에 좀 더 쉽게 접근하기 위해서도, 해설과 안내를 겸해서 몇 가지 설명이 필요할 것으로 생각한다. 본격적인 논의라기보다 본문을 읽을 때 같이 생각할 참고사항이라고 보면 좋을 것이다.

덧붙이자면, 이 설명이 '중립적'이라고 주장할 생각은 없다. 옮긴이의 생각과 판단을 반영한 것을 부인할 수 없고, 특히 어떤 주장은 '소수' 의견일 수 있다는 것을 인정한다.

1. 용어 문제

이 책 전체의 취지로 볼 때 몇 가지 용어는 가볍게 지나칠 수 없다. 표현하는 개념이 명료한가, 다른 것과 내포와 외연이 어떻게 다른가, 사회적으로 합의가 있는가 등, 용어를 한국어로 옮기는 데는 모두 열거하기 힘들 정도로 많은 과제가 있다. 다른 분야도 마찬가지겠지만, 건강정책에서도 더욱 노력해야 할 문제로 생각한다.

나머지는 과제로 남겨 놓더라도, 한 가지 말은 좀 더 생각해볼 필요가 있다. 이 책의 제목이기도 한 '건강' 또는 '건강정책'이라는 말이다. 현실에서 쓰는 건강, 보건, 의료, 보건의료, 공중보건 등의 용어(개념)는 명확하게 구분하기 어렵다. 보건이나 보건의료가 의료나 의학보다는 좀 더 넓은 의미로 쓰이는 것이 보통이지만, 엄격한 개념 구분은 경험적·이론적으로 모두 가능하지 않다. 역사와 경험이 누적되어 이런 결과로 나타났으니, 빠른 시간 안에 쉽게 바뀌지 않을 것이다.

실천을 중심으로 생각하면, 건강과 나머지 개념을 구분하는 것이 가장 시급하다. 이론적으로 건강은 어떤 상태를 가리키는 말이다. 이에 비해 보건이나 의료, 보건의료는 건강을 목표 또는 대상으로 하는 인간 활동을 뜻한다. 우리는 이미 보건과 의료 이외에도 건강에 영향을 미치는 다양한 인간 활동이 있다는 것을 안다. 예를 들어, 빈곤이 건강에 결정적 영향을 미치고 비정규노동이 사람을 병들게 하며, 경제위기는 의료이용의 양과 질을 완전히 바꿔놓는다. 그렇다면, 우리가 실천하는 것 또는 지향해야 할 것은 보건정책인가, 의료정책인가, 또는 건강정책인가? 정책은 어차피 인간 활동을 가리키는 말이자 개념이다. 문제는 우리가 다루는(또는 목표로 하는) 인간 활동의 범위를 어디까지로 할 것인가로 옮아간다.

그렇다면 인간 활동 그 자체가 아니라, 무엇을 목표로 하는 인간 활동인가가 기준이 되어야 할 것이다. 경험적으로도 보건정책과 의료정책을 (개념이 명료하지 않지만) 건강정책으로 전환하는 것은 피할 수 없는 추세가 아닌가 한다. 건강의 '사회적 결정요인'을 예로 들 필요도 없이, 보건과 의료 안에서만 건강(대상뿐 아니라 목표로서)을 논의하는 것은 가능하지 않다. 건강에 영향을 미치는 인간 활동을 가장 소극적으로 한정해도 전통적 보건과 의료의 범위를 넘을 수밖에 없다.

이 책의 원래 제목인 'Health Policy'를 보건정책이나 보건의료정책이 아니라 '건강정책'으로 번역한 것에는 이상과 같은 판단이 작용했다. 건강정책이란 용어가 처음에는 조금 생소할 수도 있으나, 익숙해지는 데 많은 시간이 걸리지는 않을 것이다. 이미 한 학회('비판과 대안을 위한 건강정책학회'를 말한다)의 이름으로도 쓰이는 개념인 만큼, 아예 낯선 것도 아니다. 책의 제목으로 앞세운 것은 앞으로 이 용어와 개념이 좀 더 널리 퍼지기를 바라는 것도 한몫을 했다. 사실, 말의 익숙함보다 보건정책, 의료정책, 그리고 건강정책을 어떤 이론적 근거에서 어떻게 구획할 것인가가 더 중요한 질문이다.

2. 이론(개념) 틀의 재확인

이 책의 저자는 과정process과 권력power을 건강정책의 키워드로 삼아 전체 이론을 설명한다. 본문에도 나와 있듯이, 이는 건강정책 논의에서 그리 흔한 접근방식이 아니다. 우리에게 익숙한 논의인 일차의료, 의료전달체계, 진료비 보장방식, 건강보험의 보장성 등은 모두 정책 내용·content에 속한 것이다. 행위별 보상방식이 좋은지 포괄수가제나 총액계약제가 좋은지를 논의할 때가 대부분이고, 어떤 힘으로 어떤 경로를 통해 이런 목표(결과와 내용으로서의 정책)에 도달할 수 있는지는 관심이 적다. 이 책의 저자는 바로 이 과제, 즉 어떤 이해관계와 권력관계 안에서 어떤 과정을 거쳐 정책을 결정하고 수정하며 집행하는지를 논의한다. 이런 접근 방법에 익숙해지는 것 한 가지만으로도 이 책을 읽는 가치는 충분하다고 할 것이다.

이 책에 포함하지는 않았으나, 저자는 건강정책(사실 모든 정책에 적용된다)의 세 가지 요소를 내용·, 맥락context, 과정으로 나누고 이들 요소에 행위자actor가 공통적으로 관여한다고 주장했다. 이를 정식화한 것이 다음 그림이다.[5] 명시하지는 않았지만, 이 책 전체의 이론적 기반이자 틀 구실을 한 것이 확실하다.

---

5   Walt, Gill and Lucy Gilson. 1994. "Reforming the health sector in developing countries: the central role of policy analysis." *Health Policy and Planning*, 9, pp.353~370.

이 틀은 중요한 이론 모형이면서 정책분석에서 쓰일 수 있는 실용성을 갖추고 있다. 다만, '하위' 정치, 그리고 미시 수준을 넘어 건강정책을 분석할 때에도 적합성이 있을 것인가는 좀 더 논의가 필요하다. 예를 들어, 한국에서는 한국 자본주의의 발달 단계,

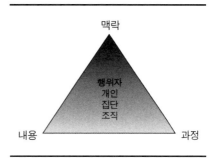

경제성장을 둘러싼 정치경제, 신자유주의적 이념과 원리 등을 제외하고 의료영리화 정책을 설명하기 어렵다. '상위' 정치와 연결된 정책에서는 이념(이데올로기)이 위 그림에 표시된 여러 요소에 강력한 영향을 미치는 것을 포함해야 한다. 아마도 평면(2차원)의 그림으로는 이들 사이의 관계를 모두 나타낼 수 없을지 모른다.[6] 이 모델을 서로 다른 층위에서 중층적으로 구성하면, 여기에 포함된 각 요소들을 재구성하고 재배치해야 한다.

3. 저자가 자리 잡은 곳

지식은 중립적이지 않다. 이 책의 저자와 그가 쓴 내용도 당연히 예외가 아니다. 이와 관련한 몇 가지 저자의 시각과 판단은 뒤에서 다루기로 하고, 여기서는 저자와 이 책의 맥락 몇 가지를 설명하고자 한다. 저자가 자리 잡은 곳과

6 사건과 기제mechanism 사이에 인과관계가 있고 여러 기제 사이에는 층위가 있다고 보는 '비판적 실재론'의 접근 방법에 관심을 둘 필요가 있다. "높은 수준의 기제는 더 기본적인 기제에 뿌리를 두고 있으며 그것에서 발현한다." 앤드류 콜리어. 2010. 『비판적 실재론』. 이기홍·최대용 옮김. 서울: 후마니타스, 166쪽.

그 맥락을 이해하는 것이 이 책의 구성과 내용, 중요한 관심사를 이해하는 데 도움이 될 것으로 판단한다.

저자가 이 책을 쓴 시기는 1990년대 초반이고, 국가 배경은 영국이다. 좀 더 구체적으로 말하면, 저자는 런던열대의학대학원London School of Hygiene and Tropical Medicine에서 건강정책을 강의하는 교수였다. 시기적으로 영국 국내에서는 보수당의 대처Margaret Thatcher 총리가 물러나고(1990년) 후임인 메이저John Major 총리가 집권하던 때다. '작은 정부'를 비롯한 신공공관리New Pulbic Management의 흐름이 뚜렷하고, 국가보건서비스도 이른바 시장적 '개혁'의 한복판에 있던 시기였다고 할 수 있다.

국제적으로는 보건 분야의 '맹주'인 세계보건기구 대신에 시장 기전에 기울어진 세계은행이 보건영역의 '권력'을 빠른 속도로 키워가던 시기다(세계은행이 보고서 「건강에 투자하기Investing in Health」를 출간한 시기가 1993년이다). 이 속에서 저자는 국가와 시장의 역할, 그리고 그 변화 추세를 두고 심각하게 고민했을 것이 틀림없다. 다만, 이런 경향은 완전히 성숙한 것이 아니라, 아직은 많은 불확실성(특히 보건 분야에서는)을 포함한 상태였다. 말하자면, 시장의 지배와 신자유주의의 위력이 막 나타나던 초기 시기가 이 책과 저자가 자리 잡은 곳이다.

공간적 맥락도 중요하다. 이 책은 여러 나라의 많은 사례를 다룬다. 나는 저자가 이 책을 쓰면서 구체적인 현실로 떠올린 것은 아프리카 국가라고 확신한다. 저자 자신이 아프리카의 여러 보건사업에 직접 관여했고, 그가 몸담은 학교는 학생, 연구, 실천 모든 면에서 아프리카 국가를 핵심 대상으로 삼았다(현재도 그렇다). 보편 수준에서 건강정책 이론을 구성할 때 이론과 현실의 '반성적 평형reflective equilibrium'을 피할 수 없다고 할 때, 그에게 현실이란 곧 아프리카 개발도상국, 그것도 1990년대 초반의 아프리카가 현실이었을 가능성이 크다.

저자의 위치와 그 결과인 관점은 이 책의 구성·내용·주장에 모두 반영되어 있다. 이 책이 다루는 건강정책의 초점과 분석 단위는 어디까지나 '국가' 수준이다. 이론적으로 국제와 국제기구는 국가정책에 영향을 미치는 여러 결정요인의 하나에 지나지 않지만, 이 책에서는 국가 내부에 버금갈 정도로 큰 비중을 차지한다. 보기에 따라서 국제와 국제기구, 국제 거버넌스의 권력이 '과잉' 대표되었을 수도 있으나, 아프리카를 비롯한 개발도상국을 중심으로 이 이론들의 정합성을 판단해야 할 것이다. 다만, '국제적' 정책환경이 판이하게 다른 나라, 즉 국제기구와 국제환경의 영향을 훨씬 덜 받는 나라(예를 들어 한국을 포함한 고소득국가)의 건강정책을 이해할 때는 '착오'가 생길 수도 있다.

한국의 독자는 이러한 시점時點과 시점視點, parallax view 의 차이를 인식하는 것이 중요하다. 두 가지 시점을 이동하는 것은 현재성과 현지성에서 제외되는 사건과 정보를 인식에서 배제하는 태도와는 완전히 다르다. 보편적 이론에 도달하기 위해서는 두 종류의 시차를 인식하되 그것을 보편적 차원으로 해석하는 역동적 인식과정이 필요할 것이다. 이 책은 일차적으로 한 국가의 건강정책을 분석 대상으로 하지만, 그것은 또한 지구적global 관점 속에 위치하는 것으로 본다. 한국의 연구자가 갖추어야 할 태도라고 생각한다.

4. 더 고려해야 할 정책환경과 변화

책이 출간된 이후 꽤 오랜 기간이 지났으나, 내용의 대부분은 현재성이 크게 문제가 되지 않을 정도다. 다만, 국제적 환경은 달라진 것이 많고 특히 미시적 상황은 보완해야 할 것이 적지 않다(필요한 곳에는 각주를 달아 설명했다). 예를 들어 세계무역기구WTO나 게이츠재단Bill & Melinda Gates Foundation 은 내용 중에 등장하지 않는다.

이 책의 목표로 보면, 통계나 국제기구의 구조, 국제환경이 바뀐 것 그 자체보다는 그것이 '국내' 정책에 어떻게 작용하는가 하는 점이 더 중요하다. 새로운 환경이 각 나라의 건강정책 내용과 행위자, 과정에 어떤 영향을 미치는가 하는 것이 초점이다. 다시 한 번 강조하지만, 각각의 정책 내용보다는 과정과 권력관계가 더 중요하다.

세계화

어쩌면 당연하겠지만, 이 책에는 세계화globalization에 대한 인식이 뚜렷하지 않다. 개별적인 내용에는 문제의식을 충분하게 담았으나 보편적 현상 또는 경향으로서의 세계화는 크게 강조하지 않는다. 저자가 이 책을 개정했다면 아마도 가장 중요한 초점 가운데 하나였을 것이다.[7]

세계화의 중요한 현상 가운데 하나가 공간적 압축이며, 에볼라나 사스와 같은 감염병이 신속하게 퍼지는 것도 이와 무관하지 않다. 이러한 질병의 세계화가 각국의 국내 정책에 과거와는 다른 영향을 미치는 것은 틀림없다. 하지만 세계화를 공간적·시간적 압축으로만 이해하면 정책과 이에 영향을 미치는 요인을 폭넓게 파악하기 어렵다. 에볼라나 사스에 대처하는 국내 정책은 다분히 기술적技術的 특성이 강하며, 과거(세계화 이전)와 단절적이라기보다는 확장적 현상이다. 따라서 국내 '정책'을 좌우하는 변화는 좀 더 구조적이고 체제적인 관점에서 접근해야 한다.

이런 관점에서 첫 번째로 지적할 변화는 이데올로기로서의 '신자유주의적' 세계화가 널리 퍼졌다는 것이다. 신자유주의적 원리는 그것에 기반을 둔 국제 거버넌스(예를 들어 세계은행이나 국제무역기구 등)를 통해 개별 국가에 개입할 뿐 아니라, 원리 또는 이데올로기로서 국가 수준의 정치와 정책에 직접 영향을

---

7   앞서 소개한 부스Kent Buse 등의 책에는 세계화를 별도로 다루었고 내용 중에도 많은 부분을 반영한 것으로 보인다.

미친다. 민간 의료보험이 점점 더 시장을 확대하는 것이나 일부 개발도상국이 공공의료기관을 사실상 민영화하는 것은 국가와 시장의 역할을 둘러싼 세계화된(또는 '보편적') 원리가 작용한 결과이다.

정책의 관점에서 신자유주의적 세계화를 말하면, '신공공관리론'이 널리 퍼지고(세계화) 그에 따른 영향이 커진 것을 주목하지 않을 수 없다. 신공공관리론은 1980년대 이후 영국과 미국을 중심으로 시작되어 세계적으로 유행한 정부 운영의 새로운 원리로, 이른바 '작은 정부'로 요약해서 설명할 수 있다. 다음은 한 국책연구기관의 연구보고서에 기술된 신공공관리론의 요약이다.[8]

신공공관리론은 전통적 관료제의 병폐였던 정부실패를 극복하려는 노력에 기초
를 두고 있으며 신공공관리론의 주요 원리는 다음과 같이 정의된다.

① 자원의 억제와 절약을 통한 감축 관리
② 공공부문의 성과 및 결과 중심의 관리
③ 경쟁을 통한 공공부문의 민간화
④ 의사결정과 조직구조의 분권화와 자율성 확대
⑤ 불합리한 절차와 규제의 간소화와 투명성 제고

우리나라의 경우, 김대중 정부 이후 도입된 대부분의 개혁제도들은 이러한 신공
공관리론의 주요 원리에 기반을 두고 있었다.

신공공관리론이 정부의 기능과 운영에 대한 원리라면, 건강정책에도 어떤

---

8   오영민·박노욱·원종학 외. 2014. 『신공공관리론의 평가와 정책적 시사점』. 세종: 한국
     조세재정연구원.

형태로든 영향을 미치는 것이 당연하다. 신공공관리론이 어떻게 도입·확산·주류화하고, 건강 분야에서 어떤 결과를 산출했는지 관심을 가질 필요가 있다. 세부 정책과 제도가 변화하고 거버넌스가 재편성되었으며, 경향성이 뚜렷한 변화는 지금도 지속한다.

세계화의 또 다른 현상이지만, 따로 관심을 가져야 할 변화가 자유무역의 확대와 그에 기초한 세계체제 구축이다. '관세 및 무역에 관한 일반협정GATT'이 1995년 세계무역기구 체제로 전환한 것이 자유무역이라는 시대적 경향을 나타내는 가장 상징적인 변화다. 무역협정은 세계무역기구를 통한 것뿐 아니라 양자 간, 다자 간 무역협정으로 확대되고, 지역별 경제공동체 구축으로 나아가고 있다. 자유무역은 세계화 시대의 새로운 경제 질서라고 해도 좋을 정도다.

자유무역이 각국의 건강과 보건의료에 어떤 영향을 미치는지는 논쟁적이다. 일부 논자는 각 나라의 경제성장에 기여하고 결국은 건강 수준 향상으로 이어진다고 주장한다. 여기에 동의하지 않는 사람도 많고 그 근거도 다양하다. 많은 사람이 공감하는 부정적 영향은 지식재산권과 약품에 대한 것으로, 경제 강대국의 압력과 이에 따른 국내 정책(특히 개발도상국) 변화가 사회 구성원의 건강과 보건의료에 악영향을 미친다는 것이다.

자유무역이 미칠 영향을 어떻게 평가하든, 여러 국내 정책이 변화의 압력을 받는 것은 분명하다. 건강과 보건 분야도 마찬가지다. 건강과 보건의료(예를 들어 보건의료 인력과 서비스)는 물론, 건강과 간접적으로 연관되는 여러 요인(식품, 노동, 안전, 환경)이 협상 대상이 되고, 이에 상응하는 국내 정책도 영향을 받을 수밖에 없다.

민간부문 확대

건강과 보건에도 민간과 영리의 영향력이 커진 것은 분명하다. 게이츠재단이 세계보건기구보다 더 많은 사업비를 쓴다는 데서도 알 수 있듯이, 민간부문의 재정적 중요성은 과거와 비교할 수 없을 정도로 커졌다.

이익집단은 본문에 포함되어 있지만, 좀 더 넓은 범위에서의 민간부문 확대가 건강정책에 어떤 영향을 미치는가에 더 큰 관심을 가져야 한다. 민간부문의 규모와 기능이 커지면 공공부문이 개입하는 방식을 바꾸어야 하는 것을 먼저 생각할 수 있다. 예를 들어 많은 개발도상국이 병원을 사실상 민영화하면서 의료서비스의 질 관리를 과제로 안게 되었다. 정부가 직접 병원을 운영할 때처럼 지시하고 통제하는 모델로는 체제를 작동시킬 수 없다. 민간부문을 규제하는 것에 대해서는 이론이 없지만, 어디까지 또 어떤 방식으로 규제해야 하는가는 논란이 많다. 자기규제self-regulation 또는 공동규제co-regulation를 자주 논의하는 것은 민간부문을 통해 또는 민간부문과 함께 정책을 결정하고 집행하는 데 새로운 과제가 나타났기 때문이다.

민간부문이 확대되면서 나타난 또 한 가지 현상은 새로운 형태의 공공-민간협력이 다양하게 등장했다는 점이다. 예를 들어 서비스 공급에서는 공공-민간협력모델public-private partnerships: PPP이 계속 증가한다. PPP는 민영화나 민간위탁 등과 달리 사업목표를 문서로 정의하고 산출물을 미리 정확하게 규정하며, 비용과 수익 등은 시장이나 명시적인 규제에 따라 결정하는 것이 아니라 계약에 근거해서 소극적으로 규제하는 형식을 가진다.[9] 이런 조건이 갖추어지면, 적어도 이론적으로는 공공의 틀 안에서 민간부문이 공적 기능을 수행할 수도 있다. 공공-민간 협력방식은 서비스 제공에 그치지 않고, 사회투자social funding를 비롯해 재원조달에도 중요한 기능을 한다.

공공-민간 협력방식의 확대는 양면성을 드러낸다. 정부가 재원이나 역량 측

---

9   Gerrard, Michael B. 2001. "Public-private partnership." *Finance & Development*,
     38(3), pp.48~51.

면에서 열세에 있는 상황에서 민간부문을 활용해 공적 가치를 실현하는 측면도 있지만, 민간부문이 확대됨에 따라 정부와 공공부문이 책임을 축소하는 경향도 나타난다. 정부가 민간부문을 어떤 방식으로 통제할 수 있는가도 여전히 중요한 과제다. 공공부문이 지향하는 공적 가치의 본질이 무엇인지, 그리고 민간부문이 실제 그런 가치를 실현할 수 있는지가 질문의 핵심이다.

5. 건강정책의 확장 또는 발전

저자가 고백하듯이 이 책은 모든 것을 다루지 않는다. 빙산의 '일각'을 보여주며, 그다음 작업은 독자가 해야 할 몫으로 남는다. 많지 않은 분량으로 기본적인 원리를 체계적으로 설명하는 것이 얼마나 어려운 작업인지 충분히 짐작할 수 있다.

이런 사정을 이해하면서도 몇 가지 아쉬움이 남는 것은 사실이다. 물론, 그것은 내용이 적다거나 어떤 이론은 다루지 않았다는 것이 아니다. 그보다는 좀더 근본적인 질문에 해당하는 것, '건강정책'의 본질과 관점에 대한 것이라 할 것이다. 옮긴이의 생각을 반영한 '비판'이라고 봐도 좋다.

누구의 관점인가

먼저 지적할 것은 건강정책의 '주인공'이 누군가 하는 문제의식이 약하다는 점이다. 이는 건강정책이 말하는 '정책'의 주체가 누구인가 하는 질문과도 관련된다. 정부를 일차적 주체라고 가정하는 한, 이러한 문제제기는 '정책(학)'의 범위를 넘어갈지도 모른다. 적어도 정부의 관점에서는 그리고 정책(학)의 관점에서 시민이나 인민은 정책 '대상'인 것이 틀림없기 때문이다.

전통적으로 정책이 말하는 범위를 지킨다 하더라도, 사람·시민·인민·주민의 관점이 상대적으로 약하다는 인상을 지우기 어렵다. 똑같이 이익집단을 다루더라도, 정부의 시각에서는 이익집단이 어떤 영향을 미치는지를 묻지만, 시민의 시각에서는 정책에 어떻게 더 크게 영향을 미칠 수 있는가를 묻는다. 세계보건기구가 제시하는 국가의료체계 프레임도 국가 중심적 시각이 강하고 대중과 시민의 관점은 명확하지 않다.[10] 아직은 이론적인 수준이지만, 정책을 지배하는 '주체'는 전복될 수도 있다.

이른바 '정책'의 범위

시민적 관점people's view이라는 문제는 '정책'을 어떻게 규정할 것인가 하는 질문으로 이어진다(또는 확대된다). 전통적으로 또 제도적으로 '정책' 연구와 학습은 정부의 행동과 실천을 설명하는 것을 일차적 목적으로 한다. 이런 시각과 규정은 이미 상당한 수준으로 제도화해 있으므로 이를 문제 삼는 것이 의미가 없을 수도 있다.

이 책이 지닌 장점 한 가지는 정책을 매우 넓은 범위로 이해한다는 것이다. 저자는 건강정책이 정부의 행동뿐 아니라, "건강에 영향을 미치는 공공·민간·자원自願 조직의 행동 또는 의도한 행동" 모두를 가리킨다고 주장한다. 하지만 이 책이 포함한 전반적인 분석과 이론은 이런 문제의식을 충분히 반영하지 못하는 것으로 보인다. 여전히 정부 '내부'의 관점이 강하고, 이익집단이나 비정부기구는 '외부' 또는 영향요인 정도에 머문다.

---

10 예를 들어 다음 참고문헌이 있다. World Health Organization. 2007. *Everybody's Business. Strengthening Health Systems to Improve Health Outcomes: WHO's Framework for Action*. Geneva: WHO.

구축된 '제도'를 인정하더라도 정책의 범위를 확장할 필요성을 느끼는 것은 두 가지 이유 때문이다. 첫 번째는 비정부 부문이 확대·성장했다는 것이다. 민간부문이 확대되고 그 기능이 커지는 데서도 알 수 있듯이, 이제 정부의 행동만으로는 전통적인 정책도 잘 설명하기 어렵다. 정책은 이미 비정부 부문을 광범위하게 다루고, 시민사회를 어떻게 볼 것인가는 정책의 변화를 이해하기 위한 핵심 질문에 속한다.

두 번째 이유는 더 넓은 범위, 예를 들어 '사회변동'이라는 시각에서 정책(전통적 범위)을 이해할 필요성이 있다는 것이다. 예를 들어, 정부와 사회적 협동조합(보건의료 분야 협동조합도 마찬가지다) 사이에는 상호작용이 있지만, 직접 만나는 것은 행정과 정책 일부의 아주 좁은 범위에 한정된다. 장기적 관점, 또는 사회발전이나 변동의 관점에서 보면, 정부와 협동조합의 행동과 실천을 정책을 기준으로 나누는 것이 어떤 의미와 유용성이 있는지 회의적이다. 제도로서의 '정책'을 넘어 사회적 가치로서의 변동이나 변화를 추구해야 하는 것은 아닐까?

'상위' 정치의 비중

이는 건강정책의 범위(또는 층위) 문제이다. 이 책은 정책을 '상위' 정치와 '하위' 정치에 따른 것으로 나누고, 건강정책은 주로 하위 정치의 틀 안에 있다고 가정한다. 곳곳에서 상위 정치의 중요성을 강조하고 실례도 들지만, 상위 정치를 본격적으로 논의하지는 않는다. 부분적으로는 다른 대안이 마땅치 않다는 것을 이해할 수 있고, 구체적인 건강정책을 분석하는 데는 효용이 크다는 것도 인정한다.

하지만 상위 정치 없이 하위 정치와 그 정책을 설명할 수 없다는 것도 분명하다. 특히 과정과 권력을 중심으로 건강정책을 설명할 때 상위 정치를 어디까지 고려할 것인가 하는 질문은 여전히 중요하다. 상위 정치를 빼고 건강정책에 영향을 미치는 권력(대통령, 입법부, 관료, 기업, 국제기구 등)을 포착할 수 있을까? 현실에서도 상위 정치 없이는 일부 건강정책을 해석하기 어려운 것이 사실이다. 예를 들어 공공의료의 민영화나 의료관광 등의 정책은 하위 정치만으로 제대로 설명하기 어렵다.

경험과 실용 차원에서만 하위 정치와 상위 정치의 결합을 강조하는 것은 아니다. 이론적으로도 상위 정치와 하위 정치는 서로 떨어진 별개의 인식 대상이라 할 수 없다. 저자 자신도 인정하듯이, 상위와 하위 정치 사이에는 긴밀한 상호작용이 있다. 건강정책을 미시 수준으로 한정하더라도, 이러한 상호작용, 그중에서도 건강과 보건의료가 정치나 경제로 '침투'하는 과정을 설명할 수 있어야 할 것이다.

이런 맥락에서 보면, 이 책에서 상위 정치의 비중이 낮은 것은 (비록 의도했다 하더라도) 무시할 수 없는 문제가 아닌가 한다. 나아가, 상위 정치를 넘는 심층구조(예를 들어 자본주의 사회경제체제)에는 거의 관심을 두고 있지 않는 것은 중요한 이론적 한계라고 할 수 있다.

건강정책의 고유성

마지막으로 건강정책의 정체성을 묻지 않을 수 없다. 이 책의 많은 부분에서 건강이나 보건의료는 재료나 소재 수준을 넘지 못하는 것처럼 보인다. 예를 들어 세계보건기구가 중요한 비중을 차지하지만, 현상의 차원을 넘으면 다른 국제기구와 무엇이 다른지 잘 알 수 없다. 건강 분야의 많은 사례를 제외하면 고유한 정책이론이 무엇인지 분명하지 않다.

건강정책은 고유한 원리를 가진 독립 분야인가? 아니면 '일반적'인 정책의 원리를 건강과 보건의료에 적용한 것인가? 별도의 학문 분야로 제도화할 수 있는가를 묻는 것이 아니라, 독자적인 인식체계나 방법론, 대상을 구분할 수 있는가 하는 질문이다. 물론, 이분법적 구분은 가능하지 않다. 그런데도 이 책은 건강정책의 고유한 특성과 연구 방법에 대한 고민은 거의 말하지 않는다.

지금까지 설명한 의견이나 평가(또는 비판)는 이 책과 저자에 대한 요구가 되기 어렵다. 단지 시간이 지나서 그렇다기보다는, 하나의 보편적 과제로 건강정책을 공부하는 연구자 모두에게 남겨진 미래라는 뜻이다. 한국에 자리를 잡은 사람으로서는 여기에다 한국적 특수성과 보편성을 어떻게 통일하고 또 긴장시킬 것인가 하는 과제까지 보태야 한다. 이 지향성을 종합한 것이 '비판건강정책Critical Health Policy'이라고 생각한다. 비판건강정책에 대한 좀 더 자세한 내용은 가까운 시기에 다른 방법으로 설명할 수 있을 것으로 기대한다. 독자들에게는 이 책이 과정의 첫걸음이 될 수 있기를 바라면서, 번역한 사람으로서 앞으로의 각오 속에 넣을 것을 다짐한다.

번역과정에 대한 설명을 조금 더 보태는 것이 좋겠다. 이 책의 번역은 2015년 후반기 서울대학교 보건대학원의 세미나에서 출발했다. 모인 사람들이 공부에 도움을 받기 위해 완전한 번역을 하기로 했고, 여러 사람이 내용을 분담했다. 초벌 번역을 한 사람은 다음과 같다(이들을 조금 상세하게 적는 것은 수고를 '보상'할 방법이 이것 말고는 마땅치 않아서다).

제1장, 제2장	민혜숙(서울대학교 보건대학원 예방의학교실)
제3장	최승아(차의과학대학교)
제4장	김보경(부산광역시 공공보건의료지원단)
제5장	신자운(서울특별시 서대문구 보건소)
제6장	한주성(서울대학교 보건대학원)
제7장	김새롬(서울대학교 보건대학원)
제8장	박유경(서울대학교 보건대학원)

제9장, 제10장 김창엽(서울대학교 보건대학원)

초벌 번역을 바탕으로 '옮긴이'가 전체를 검토하고 고쳤으며, 주를 붙이고 역자 서문을 썼다. 여러 사람이 참여해서 완성했으므로 공동 작업이 분명하지만, 대표 한 사람으로 '옮긴이'를 표시했다는 점을 밝혀둔다. 번역의 내용과 질에 대한 책임은 전부 옮긴이에 있으며, 혹시 있을 오류나 부족한 점도 마찬가지다. 민혜숙 박사가 교정을 도와주었다는 것을 덧붙여 밝혀둔다.

개인적으로는 책을 번역하는 것이 세 번째 시도이다. 앞서 두 번의 시도는 이런저런 이유로 출간으로 이어지지 못했다. 공식적으로는 이 책이 첫 출간이지만, 번역 작업이 고단하고 지루한 작업이라는 것을 다시 실감한다. 특히 만족할 정도의 한국어에 미치지 못한 것이 못내 아쉽다. 글과 말에 깊게 뿌리내린 번역 투의 영향을 줄이려 했으나 성과를 자신할 수 없다. 학술서인 만큼 굳이 원문에 집착하지 않고 뜻을 중심으로 옮겼으나, 표현만 어색해지고 원문의 명료함이 흐려지지는 않았는지 걱정스럽다. 좋은 번역이 한국 사회에 꼭 필요한 작업이라고 위안했으나, 지금 같아서는 역량 때문에라도 비슷한 작업을 되풀이할 엄두를 내지 못하겠다. 번역한 글을 읽어야 할 독자로서는, 앞으로 좋은 책이 더 많이 번역되면 좋겠다는 염치없는 소망이 더 강해졌다.

보건 분야 책을 늘 기꺼이 내주는 한울에 진심으로 감사의 말씀을 드린다. 갈수록 좋지 않은 출판 환경에서도 격려를 아끼지 않는 한울의 김종수 대표, 그리고 꼼꼼하게 좋은 책을 만들어준 편집 담당 조인순 씨에게 고맙다는 말씀을 드린다.

2016년 7월
김창엽 씀

감사의 글

　오랜 기간 많은 동료와 학생이 두 가지 질문으로 나를 괴롭혔다. 하나는 "건강정책이 무엇인가" 하는 것이었고, 다른 하나는 "무슨 책을 봐야 건강정책을 알 수 있나"라는 질문이었다. 두 가지 모두 간단하게 답할 수 없는 질문이었고, 강의로 대신하거나 책과 논문 제목이 잔뜩 적힌 참고문헌 목록을 줄 수밖에 없었다. 시간이 가면서 깨달은 것은, 많은 사람이 건강정책은 곧 정책 내용이라고 생각한다는 점이었다. 그보다는 과정과 권력에 초점을 맞춘 내 나름의 틀을 만들고 싶었다. 정책을 어떻게 결정하고 집행하며, 누가 정책결정에 영향을 미치는가 하는 것이 내 관심사였다.

　이런 관심은 런던정경대학London School of Economics 박사과정 학생일 때로 거슬러 올라간다. 지도교수였던 아벨스미스Brian Abel-Smith 교수는 비슷한 점이라고는 하나도 없는 두 가지 정책결정 사례를 주면서 "이야기를 만들어보라"고 나를 격려했다. 하나는 가족계획, 다른 하나는 수돗물 불소화였는데, 정책의 틀을 활용해 두 사례를 비교해보면 좋겠다는 것이었다. 그 후 나는 모잠비크에서 일하다 런던열대의학대학원으로 옮겼고, 여기서 본Patrick Vaughan 교수가 이 책에 대한 아이디어를 주었다. 그때가 벌써 몇 년 전인데, 그는 책을 쓸 수 있다고 끊임없이 필자를 격려하고 자신감을 불어넣어 주었다. 그의 지혜로운 충고와 지지에 감사하며, 그의 낙천성에 많은 빚을 졌다는 것을 고백한다.

　이 책을 쓰는 데는 런던열대의학대학원에 근무하는 여러 동료의 도움이 정말 컸다. 길슨Lucy Gilson은 책을 쓰는 막바지에 힘을 북돋워주었다. 초고를 읽고 적절하면서도 날카로운 지적을 해주었고, 격려와 더불어 더 많은 내용을 담으라고 다그쳤다. 리Kelley Lee와 츠위Anthony Zwi는 마무리하기 직전의 원고를 모두 읽고 내용과 편집에 대해 귀중한 의견을 주었다. 리즈에 있는 너필드 보건연구소Nuffield Institute for Health에 재직하는 바커Carol Barker 또한 원고를 읽고 여러 가지 유익한 의견을 말했다. 여러 동료가 시간을 내서 원고를 읽고 건설적인 의견을 제시해준 것을 매우 고맙게 생각한다.

본문의 글상자에 있는 사례를 정리하는 데 도움을 준 사람도 언급해야 하겠다. 특히 팔리스터Catherine Pallister에게 많은 신세를 졌는데, 여러 사례를 검토하고 정리해서 글을 써주었다. 부스Kent Buse와 매크리Jo Macrae는 다른 용도로 작성한 훌륭한 분석보고서의 일부를 뽑아 쓸 수 있도록 허락해주었다.

학교는 늘 급하게 돌아가는 곳인데, 건강정책 파트Health Policy Unit 동료들은 필자가 연구를 위해 자리를 비운 석 달 동안 빈자리를 메꿔주었다. 그들의 도움이 없었으면 이 책을 완성하지 못했을 것이다. 이들 모두에게(앞에서 이미 말한 사람도 있다) 감사하다. 특히, 정책분석이 필요하고 이 책이 중요하다며 늘 격려해준 밀스Anne Mills와 스트롱Phil Strong에게 고맙다는 인사를 전한다. 픽업Jane Pickup은 솜씨를 발휘해 컴퓨터에 있는 원고를 인쇄기로 옮겨 책으로 만들었다.

참고문헌과 사례를 찾는 데 도움을 주고 몇 가지 주제에 대해서는 토론 시간을 내준 사람들에게도 감사하다. 그중에서도 로스David Ross, 쉬햄Aubrey Sheiham, 로웬슨Rene Loewenson에게는 특별히 고맙다는 인사를 드린다. 열정적으로 출판을 진행하고 지혜롭게 원고를 살펴봐 준 제드Zed 출판사 직원 몰테노Robert Molteno의 에너지도 잊을 수 없다. 마지막으로, 나 혼자 컴퓨터를 쓰는 것을 참아주고 번거로운 집안일에서 조용히 떨어져 있을 수 있게 해준 여러 식구에게 진심으로 고맙다는 인사를 하고 싶다.

제**1**장

서론

점심 후 필자를 포함해 다섯 명이 모여 건강정책health policy 이 무엇을 뜻하는지 토론할 기회가 있었다.[1] 세계은행에서 온 경제학자는 희소한 자원을 배분하는 문제를 다루는 것이라 했고, 우간다의 보건기획 담당자는 공중보건 향상을 위해 건강 결정요인에 개입하는 것이라 주장했다. 보건의료서비스에 대한 정부 정책을 의미한다고 말한 영국인 의사도 있었다.[2] 가만히 웃던 한 브라질 친구는 포르투갈 말에서 'politica'는 정책policy 과 정치politics 의 뜻을 모두 포함한다고 말했다. 그 사람에게 건강정책은 건강정치와 같은 뜻이었던 셈이다.

---

1 'health policy'에 대응하는 한국어 번역은 확정되지 않았다. 건강정책, 보건정책, 보건의료정책, 의료정책이 모두 쓰일 수 있다. 이 책에서는 가장 넓은 범위를 포함하는 '건강정책'으로 통일했으나, 어떤 맥락에서는 다른 용어도 함께 사용했다.

2 의료와 보건의료는 엄밀하게 구분하기 어렵다. 'medical care' 'health care' 'health service' 'health care service' 등의 영어 표현도 명확하게 나누어지지 않는다. 이에 비하면 개인을 대상으로 하는 것(개인서비스, personal care, personal health)과 집단을 대상으로 하는 것(보건서비스, 공중보건, public health, population health)은 좀 더 쉽게 구분할 수 있다.

이처럼 건강정책은 사람마다 생각하는 의미가 다르다. 많은 사람은 건강정책의 내용content이 무엇인지에 관심을 보인다. 이 사람들에게는 가장 좋은 보건의료 재정조달 방법(예를 들어 민간보험과 공공보험)을 선택하는 것이나 산전진찰률을 올리는 방법이 건강정책의 내용이다. 필자는 건강정책이 과정process과 권력power을 다루는 것이라고 생각한다.[3] 정책을 결정할 때 누가 누구에게 영향력을 미치고 어떻게 그런 일이 일어나는지에 더 관심을 기울인다는 뜻이다. 많은 사람이 정치와 정책을 분리할 수 없다는 데 동의하지만, 정책결정 과정에서 정치체제, 권력과 영향력, 일반인의 참여를 명시적으로 다룬 건강정책이나 보건기획 책은 거의 없다. 이 책에서는 바로 이런 주제를 다루려고 하며, 정책 내용은 해설이나 사례로만 포함할 것이다. 이 책은 정책결정 문제를 생각하는 데 필요한 넓은 틀을 제시하는 것을 목적으로 한다. 주로 건강 분야를 다루지만 다른 영역에도 적용할 수 있을 것으로 생각한다. 이 책은 건강정책의 입문서로, 정책선택과 변화라는 복잡하고 분석하기 쉽지 않은 세계를 향해 첫 발걸음을 내딛는 것을 목표로 한다.

이 책은 두 종류의 독자층을 염두에 두고 썼다. 첫 번째는 건강에 관심이 있는 사람들로, 보건전문가, 행정가, 통계전문가, 기획 담당자, 경제학자가 여기에 속한다. 꼭 보건 분야에서 일하지는 않지만 개발, 교육, 농업, 사회서비스를 다루면서 보건에 관심을 가진 사람도 포함한다. 두 번째는 정치나 과정에 관심이 있는 사람으로, 이들은 정책을 어떻게 만들고 집행하며 바꾸는가, 또는 정치체제가 어떻게 정책결과에 영향을 미치는가에 관심을 둔다. 물론, 이 두 집단은 겹칠 수 있으며, 이 책이 건강에 대한 관심과 정책에 관한 관심 두 가지모두에 부응하기를 바란다.

---

3   원문에는 이 책의 부제An Introduction to Process and Power를 정한 이유가 이 때문이라는 설명이 있다.

소득 수준과 무관하게 모든 나라의 독자를 이 책의 대상으로 했다는 점도 밝혀둔다.[4] 이 책에서 사용한 분석 틀은 산업화한 국가와 덜 산업화한 국가 모두에 적용할 수 있다. 비교 분석은 늘 비판받기 마련이라는 것을 인정하지만 (예를 들어 '개발도상국', '선진국', '제3세계', '산업화한 세계' 등의 용어는 엄청난 국제·국내 격차를 숨길 수 있다),[5] 다양한 정치·경제·사회 조건 속에서도 보편적인 개념 틀을 적용해 건강정책을 분석할 수 있다고 믿는다.

경제 수준에 따라 제도, 가용 자원, 국가권력의 수준, 국가의 정책집행 능력은 모두 다르다. 예를 들어 많은 개발도상국은 정권의 정당성이 허약하고 정치체제는 매우 불안정하다. 정책 담당자는 자주 위험을 감수해야 하고 운을 믿을 수밖에 없다. 힘을 가진 집단이 반발하면 총리나 보건부 장관은 군사쿠데타로 축출되거나 정략에 희생될 수도 있다. 공무원의 보수는 수준이 형편없는 데다 제때 지급되지도 않지만, 정책을 실행할 때 이런 사정은 거의 고려하지 않는다. 이는 동부 유럽 국가, 그리고 소비에트연방에 속한 남부 국가에서도 흔히 있던, 익숙한 일이다.[6] 이런 나라의 국가구조와 제도는 고소득국가보다 취약

---

4   원문은 개발도상국developing country과 선진국developed country이지만, 이 구분과 표현은 논쟁적이다. 발전과 개발을 무엇으로 볼 것인가에 따라 선진과 후진, 개발과 저개발이 달라지기 때문이다. 이 때문에 최근에는 고소득국가high-income country, 중·저소득국가middle- and low-income country와 같은 표현을 쓰는 경향이 있다. 이 책에서는 맥락에 따라 개발도상국과 저소득국가로 옮겼다(원문에 제3세계로 되어 있는 것도 마찬가지다).

5   최근에는 '제3세계Third World'라는 말을 잘 쓰지 않지만, 1990년대 이전까지 개발도상국이나 저소득국가를 가리키는 말로 흔히 사용했다. 제1세계(선진 자본주의 국가, 또는 미국과 소련을 중심으로 하는 초강대국), 제2세계(소련을 중심으로 하는 사회주의권, 또는 유럽과 일본 등의 중진 자본주의 국가)와 대비되는 말이다. 이 책에서는 제1세계가 자본주의 선진국, 제2세계가 소련과 동유럽을 포함하는 사회주의 국가를 가리킨다.

6   남부 국가란 1991년 소비에트 사회주의 공화국 연방(소련)을 해체하면서 독립한 국가 가운데 러시아 남쪽에 위치한 아르메니아, 아제르바이잔, 조지아, 우즈베키스탄, 타지키스탄, 키르기즈스탄, 투르크메니스탄 등을 포함한다.

하지만 사회적 비중으로 보면 〔개발도상국에서 구조와 제도가〕 더 중요하다. 정책을 수립하고 집행하는 능력은 떨어져도, 국가가 쓰고 통제하는 자원의 비중은 더 크다. 민주화가 서서히 진행되면서 변화하는 조짐이 있으나 정치과정에 참여하는 수준은 여전히 낮다. 정책수립에 필요한 정보가 적어 외국 전문가에 의존하거나 다른 나라의 문제해결 방법을 그대로 수입해 쓰는 일도 흔하다. 이는 구 사회주의권 국가에서도 흔히 볼 수 있던 일이다. 건강정책을 재설계하는 과정에서 러시아의 정책 담당자를 지원했던 서구의 한 자문관은 어려움을 다음과 같이 표현했다(Delamothe, 1992: 1433).

> 우리가 주로 한 일이라고는 그들의 귀중한 시간을 빼앗는 것이었다. 러시아 사람들이 자문을 통해 무엇을 얻기 원하는지, 우리 자신에게 물은 적은 거의 없다. 러시아가 여러 문제에 시달리는 것은 분명했다. … 고립, 부실한 인프라, 무너진 관리체계 때문에 과거의 보건의료체계를 바꾸는 것은 매우 어려웠다. 그들은 무엇이 제대로 작동하는지 몰랐고, 아는 것이라고는 〔우리〕 자신의 이데올로기로 무장한 우리에게 들은 것이 전부였다.

정책과정은 서로 차이가 있지만, 그런 가운데서도 규칙성이 있고 여기에 영향을 미치려는 참여자의 모습도 비슷하다. 고소득국가와 저소득국가라는 차이를 넘어 보편성이 있다는 뜻이다. 어느 나라나 중앙에는 정부가 있고, 그 내부에는 정치인과 관료를 비롯한 정책 담당자가 존재한다. 정부 바깥에는 정책에 영향을 받고 서로 다른 이해관계를 갖는 다양한 집단이 있다. 군대, 노동조합, 교회, 전문가와 경제인 그룹, 가족을 포함한 지역사회는 서로 다른 수준의 권력을 가지면서 다양한 이해관계를 대표한다. 여기에 외국의 이해관계를 포함해야 하는 나라도 많다. 각 집단이 어느 정도나 정책에 참여할 수 있는지는 각 나라의 정치체제와 체제의 개방성 수준에 따라 달라진다.

각 나라의 정책과정도 비교 분석이 가능할 정도로 비슷하다. 많은 개발도상국의 공식 제도는 서구에서 들어온 것으로, 제도 기구 안에서 볼 수 있는 정책과정은 서구 국가와 비슷하다. 문제와 해결 방법은 나라마다 다르지만, 정책수립에 활용하는 절차와 규칙은 한 가지로 수렴할 가능성이 크다. 물론, 각 나라의 전통문화와 정치체제가 외국에서 수입한 모델과 공존하는 것도 잊지 말아야 한다. 관습과 행동양식, 그리고 정치·사회 권력의 편성방식이 크게 다를 수도 있다(Manor, 1991: 5).

분석을 위한 개념 틀

이 책에서는 건강정책을 이해하기 위해 사회과학의 여러 분야에서 이론을 빌려왔다. 독자들은 다원주의, 엘리트주의, 여러 범주의 이익집단 등 정치학 개념을 접하게 된다. 정책분석가나 기획자라면 합리주의와 점증주의 등 의사결정의 고전적 모델에, 그리고 공공선택론자라면 공공선을 추구하는 사심 없는 국가가 아닌 자신의 이익을 추구하는 이기적 정책참여자로서의 국가에 익숙할 것이다. 정치경제학자라면 정치와 경제의 밀접한 연관성을 강조하는 내용을 만날 수 있다. 이는 독자들에게 여러 이론에서 나온 다양한 논의를 접할 기회를 주고, 각 이론에서 핵심을 추출해 건강정책이라는 복잡한 세계를 이해하는 종합적인 분석 틀을 만들려는 것이다. 이 책에서는 명확하게 보이는 부분, 즉 '빙산'의 드러난 부분만 다룬다. 이 책을 읽는 독자에게 부탁하고 싶은 것은 이 책이 다루지 않는다고 해서 건강정책 안에 존재하는 풍부한 이론, 논의, 논쟁의 세계를 무시하지 말라는 점이다. [물에 잠긴 빙산과 같이] 전체 이야기의 7분의 1만 다루는 것에 만족하지 못하는 독자를 위해 장마다 여러 분야에 걸쳐 폭넓게 참고문헌을 제시했다.

어떤 정치체제가 어떻게 정책을 결정하는지 분류하는 데는 몇 가지 방법이 있다. 가장 유명한 일반적 설명은 사회 중심적society-centered 접근과 국가 중심적state-centered 접근으로 나누는 방법이다(Grindle and Thomas, 1991).[7] 사회 중심적 접근은 계급론적 관점, 다원주의, 공공선택론으로 나눌 수 있다. 계급론적 관점에서는 특정 사회계급이 정책결정을 주도하고 정책은 항상 그 계급에 유리한 결과로 나타난다고 본다. 다원주의적 접근은 어느 한 엘리트가 결정을 지배하는 것이 아니라 다양한 집단이 경쟁하며, 그 결과는 공공의 이익으로 나타난다고 주장한다. 공공선택론에서 국가는 중립적인 결정자가 아니라 다른 이익집단과 연합해 이익을 도모하는 이해당사자이다. 정책의 결과 또한 항상 공공의 이익에 부합하는 것은 아니다.

국가 중심적 모델은 〔내용보다는〕 정책결정의 과정을 좀 더 강조한 것으로, 합리적 행위자 모델, 관료정치 모델, 국가이익 모델로 나눌 수 있다. 합리적 행위자 모델은 정책결정자가 합리적인 근거를 바탕으로 정책을 선택한다고 가정하고, 그 결과 최적의 정책을 선택할 수 있다고 주장한다. 이에 비해 관료정치 모델은 정책결정자들의 조직 내 위치가 중요하다고 보고 그것이 정책선택에 어떻게 영향을 미치는지 설명하려고 한다. 국가이익 모델에서는 당면한 문제에 대응하는 국가정책 담당자가 적극적인 정책결정자에 해당하고 이들이 정책결과를 좌우한다.

위의 모형 가운데 어느 한 가지만 가지고 전체를 설명하기는 어려우며, 이는 정치학과 정책분석 연구에서 열띤 논쟁이 벌어지는 주제이기도 하다. 사회 중심적 접근에서는 정부에 속하는 정책결정자의 역할에 큰 의미를 두지 않는

---

7   '접근approach'은 관용적 표현으로 엄밀하게 정의한 개념이나 용어로 보기 어렵다. 여기
     서는 꼭 구분이 필요한 때를 제외하고는 모델, 모형, 이론 등과 큰 차이가 없는 것으로
     보고, 맥락에 따라 다르게 옮겼다.

다. 국가 중심적 접근에서는 정책결정 과정에 개입하는 외부요인을 중요하게 생각하지 않고, 이를 정부가 통제하는 상호작용 정도로 축소하는 경향이 있다. 우리에게 필요한 것은 좀 더 포괄적인 틀이다. 이 틀은 사회 중심적 접근을 따라 기본적으로 권력이 어디에 있는가 하는 구조적 관점을 유지하면서, 정책과정에 대한 정부통제에 지나치게 집중하는 국가 중심적 접근의 약점을 극복해야 한다.

정책결정 모형을 다룰 때 건강영역이 크게 관심을 끌지 못했던 것은 확실하다. 지금까지 정치경제학적 관점에서 쓰인 글 대부분은 경제에 초점을 맞춘 것이었다. 국제적 관점에서 건강과 보건의료 개혁을 분석한 연구는 찾기 어렵다.[8] [강조하고 싶은 것은] 건강은 그 자체로 중요하다는 점이다. 한 국가의 경제정책이 건강에 영향을 미치는 것도 중요하지만, 국가정책이 보건을 통해 명확하게 눈에 보이는 결과로 드러날 수 있다. [우리가 보는] 구급차, 병원, 보건센터, 약국, 간호사, 의사, 예방접종 사업, 이 모든 것은 건강정책의 결과다.

국제적 건강정책 분석의 중요성

여러 나라에서 보건부문은 중요한 경제적 기능을 한다. 많은 인력을 고용하고 비교적 큰 규모로 자원을 사용한다. 많은 기술혁신과 생의학연구의 구심점이기도 하다. 시민 대부분은 평생에 몇 번만 보건의료기관을 방문하고 의료인력을 만나지만, 그런 경험을 하는 사람에게는 그 만남이 매우 중요하다. 건강

---

8   이 책을 발간한 시기 이후 이런 사정은 많이 달라졌다. 1990년대 이후 서구 국가는 물론 개발도상국에서도 보건의료 '개혁'이 유행처럼 번졌고 이를 분석한 연구도 많이 늘어났다. 보건의료 정책과 체계는 지금까지 건강정책뿐 아니라 정치, 경제, 정치경제 등 여러 분야에서 다루는 중요한 주제다.

을 둘러싼 의사결정은 때로 삶과 죽음을 가르기 때문에 다른 사회적 관심사에 비해 독특한 위상을 차지한다. 건강정책을 만들고 통제하는 과정에서 보건의료 전문가의 위상과 역할이 큰 것도 건강에 대한 정책분석이 특수한 성격을 나타내는 데 영향을 주는 한 요소다.

보건의료나 보건의료체계와는 무관한 다른 분야 정책도 건강에 영향을 미친다. 환경오염, 국가와 개인의 안전(그 원인이 실업이든 폭력이든), 경제에 대한 규제와 규제완화, 더러운 물과 불결한 위생이 모두 질병 또는 사망과 관련이 있다. 건강정책은 이 모든 영역과 무관하지 않다.

이 책을 관통하는 관점은 건강정책을 제대로 이해하기 위해서는 과정과 권력 모두를 주목해야 한다는 것이다. 이는 국가가 국내와 국제 수준에서 수행하는 일, 국가 내부 참여자, 외부의 영향, 정책결정 참여를 둘러싼 정치체제의 작동방식을 분석하는 것을 뜻한다. 사회 중심적 접근과 국가 중심적 접근 모두에서 이론을 끌어오는 동시에 국제적 맥락에서 분석해야 한다.

첫 번째 분석 층위는 국제 수준이다. 각 나라는 점점 더 상호 의존적인 환경 속에서 정책을 결정해야 하며, 한 국가가 단독으로 주권을 행사하기 어려운 때도 많아졌다. 경제영역이 특히 그렇다. 다국적기업, 세계은행, 원조 공여기관이 한 나라의 건강정책에 큰 영향을 미친다. 핵심 정책참여자라 할 수 있는 국내 정치인과 관료는 국제적 참여자의 영향을 받을 수밖에 없는데, 한 국가가 스스로 개발목표를 정하고 실행과정에서 주도적으로 지도력을 발휘한다 하더라도 상황은 마찬가지다. 1970년대 아프리카 국가에서 벌어진 일이 좋은 사례다. 많은 나라에서 보건부 관료들은 국가중앙병원부터 고쳐야 한다고 주장했지만, 서방 원조국은 농촌보건체계를 구축하는 데 재정지원의 우선순위를 두었다. 방치했던 농촌지역에 일차보건의료 시설을 확대했던 것은 외국이 국내 건강정책에 영향을 미친 결과라는 것이 명확하다. 1980년대 많은 개발도상국의 보건부는 보건의료에서 민간부문의 기능을 강화하는 정책을 시행해야 했다. 세계은행이나 국제통화기금과 협상하는 과정에서 차관상환 기한을 연장하거나 새로운 차관을 얻기 위해 이런 조건을 수용하지 않으면 안 되었다. 국제사회에 편입됨으로써 정책이 영향을 받는 것은 개발도상국에 한정되지 않는다. 구 사회주의 국가에서는 한동안 특정 정책에 대한 자문이나 원조가 홍수처럼 쏟아졌다. 고소득국가의 국내 정책은 때로 국제적으로 활동하는 이익집단 또는 유럽연합EU과 같은 지역공동체의 영향을 받는다. 약품규제가 후자의 대표적인 예다.

그다음 분석 층위는 국내 수준이다. 권력이 어떻게 정책에 영향을 미치는지 설명하기 위해서는 정치체제가 어떤 특성을 보이고 어느 정도나 참여를 허용하는지 이해해야 한다. 권위주의 국가에서는 일부 예외적 경로를 빼고는 참여를 허용하지 않는다. 1980년대 말까지 공산주의 국가는 비교적 높은 수준의 참여를 허용했지만, 이는 여성조직이나 청소년조직과 같은 집단적·국가적 운동을 벗어나지 못했다. 탄자니아의 10호ten cell,[9] 중국의 생산대대生産大隊나 인민공사가 그 예다.[10] 한편, 자유민주주의 체제에서는 대표(이들이 정책을 만든다)를 선출하는 투표를 하거나 정책참여자가 어떤 사안을 결정할 때 영향을 미칠 수 있도록 이익집단을 만드는 것이 정책에 참여하는 방법이다. 하지만 자유

---

[9] 1960년대부터 1980년대까지 열 가구를 한 단위로 묶어서 운영했던 탄자니아의 지역조직이다. 1964년 처음으로 시작했는데, 일당 독재체제에서 집권당의 일선 조직 구실을 했다. 당원이 대표가 되고, 무급 총무를 선출해 당이나 지역정부와 협의하는 일을 맡겠다. Cliffe, L., Coleman, J. S. and Doornbos, M. R. 1977. *Government and Rural Development in East Africa: Essays on Political Penetration.* The Hague: Martinus Nijhoff., p.85.

[10] 사유와 개인 생산을 극복할 목적으로 조직한 농업 생산의 기초 단위이자 사회조직이다. 20~30호로 '생산대'를 구성하고, 10개 내외의 생산대로 '생산대대'를 구성하며, 8~10개의 생산대대로 '인민공사'를 조직한 체계이다. 중국은 1956년 전국적으로 인민공사를 설립했는데, 이는 농업과 공업을 비약적으로 진흥하자는 '대약진 운동'의 토대가 되었다. 개혁·개방 정책에 따라 1980년대 이후 단순한 집단 경제조직으로 후퇴했다.

민주주의에서도 얼마나 많은 사람이 실제 참여하는지는 큰 논쟁거리다. 한 가지 예를 들면, 인도네시아에서 민주적 참여라고 불렸던 것은 합의를 강요하는 것에 가까웠다(Godwin, 1992: 18).[11] 정치체제에 초점을 맞추면, 개인이 요구하고 원하는 것을 사회가 어느 수준에서 표현하도록 허용하고 이것이 어떻게 정부 정책으로 바뀔 수 있는가 하는 복잡한 과정을 설명할 수 있다. 1970~1980년대 쿠바와 남아공 아파르트헤이트apartheid 정권에서 건강정책을 계획하고 실행하는 데는 정치체제가 결정적인 영향을 미쳤다.[12] 이는 다음 장에서 자세히 설명한다.

마지막 분석 층위는 어떤 집단, 기관, 정당, 또는 직업에 속하는 구성원들로, 우리가 자리 잡고 있는 곳과 가장 가깝다. 대부분의 책은 이 수준에 초점을 맞추어, 정책의 실제 과정과 각 단계에 개입하는 참여자를 분석한다. 우리는 사회가 문제를 어떻게 인식하고 사안이 어떻게 바뀌어 정책의제가 되는지 질문하려고 한다. 정책을 어떻게 형성하고 실행하며 평가하는가? 정책과정은 어떤 문제를 해결하기 위해 가장 좋은 답을 찾는 합리적 과정인가, 아니면 작고 점진적인 변화여서 혁신이나 혁명은 거의 불가능한 과정인가? 과정은 그 자체로는 생명력이 없고, 참여자를 통해 비로소 파악할 수 있다. 어떤 참여자가 개입하는지, 그리고 각 참여자가 정책에 얼마나 영향을 미치는지 분석하는 것은 이 때문이다.

---

11 인도네시아는 건국 시기부터 판차실라pancasila라는 기본 원리에 기초해 국가를 운영한 다고 표방했고, 1983년 의회 결의를 통해 모든 사람이 이 원칙을 따라야 한다고 규정했 다. 여기에는 '숙의를 통한 합의'라는 민주주의 원칙을 포함했으나, 민족주의, 사회 복 지, 유일신 신앙 등이 같이 들어 있다. 집권세력이 판차실라의 원리를 따르지 않는다는 이유로 반대 세력을 억압하기도 했다.
위키피디아 참고(https://en.wikipedia.org/wiki/Pancasila_(politics) (검색일: 2016.2.27).
12 아파르트헤이트 정권은 남아프리카공화국에서 제2차 세계대전 후 1991년까지 인종 차 별과 인종 격리 정책을 폈던 국민당 정권을 말한다.

이 책은 정책과정을 다루며, 구체적인 정책대안(내용)이나 기획은 범위에 포함하지 않는다. 많은 사람이 정책과 기획을 구분하지 않으나, 필자는 정책을 뒤따르는 것이 기획이라고 생각한다. 기획과정이 정책을 개발하고 개선하는 데 도움이 되는 것은 사실이지만, 기획자는 정책실행을 지원하는 것이 주 임무다. 기획의 구성요소와 기술에 대해서는 다른 문헌을 참고하기 바란다.[13] 이 책은 정책과 정책과정, 그리고 실행에 대한 제도적·조직적 분석의 일부만 다룬다. 건강정책 분석이 거대한 빙산이라면, 나는 이 책이 물속에 잠긴 빙산을 더 깊이 탐사해나가는 자극제가 되기를 바란다. 대부분이 미지의 영역으로 남아 있다.

책의 구조

먼저 제2장에서는 체계 모형(시스템 접근)에 기초를 두고 정치체제 전반을 분석한다. 이 모형은 정치체제가 정당, 이익집단, 여러 제도, 연구, 개인, 언론 등의 요구를 받는다는 점을 강조한다. 또한 체계 모형은 정치체제에 속하면서 건강에 영향을 미치는 다양한 부문의 상호작용을 평가하는 데 유용하다. 이러한 일반적 개념 틀은 정치체제와 그 안에서 이루어지는 시민들의 직접 또는 간접 참여를 이해하는 포괄적 방법으로 쓸 수 있다. 그다음으로는 정치체제의 유형을 다룬다. 누구나 민주정부 또는 보수정부를 말하는데, 이는 국가의 규범과 정부가 추구하는 정책의 성격을 가리킨다. 우리는 블롱델Blondel의 다섯 가지

---

13   원문은 개발도상국에서의 기획에 대한 참고문헌(Green, 1993)과 고전적인 입문서(Lee and Mills, 1982)를 소개해놓았다. 최근에는 전 세계적으로 보건기획(특히 국가 수준)에 대한 관심이 많지 않고, 주로 사업(프로그램)의 기획(계획과 실행)이 주된 관심사다.

정치체제 분류에 따라 국가를 구분하려고 한다. 물론, 이 분류는 고정된 것이 아니며 시간이 흐르면서 바뀔 수 있다. 마지막으로는, 한 나라의 정치체제 바깥에 존재하지만 정책에 영향을 미치는 외부요인(예를 들어 외국 원조기관의 기능)을 논의한다.

제3장에서는 그다음 분석 층위(국내)를 다룬다. 한 사회는 권력을 어떻게 배분하는가, 그리고 이것이 정책에 얼마나 큰 영향을 주는가 하는 것을 논의할 것이다. 국가 수준에서(심지어는 국제 수준에서도) 소수 엘리트가 정책결정을 주도하는지, 아니면 정책에 영향을 미치기 위해 다수 집단이 경쟁하는지가 논쟁의 초점이다. 어떻게 영향을 미치는지 이해하기 위해 정책과 정책과정(문제정의부터 평가에 이르는 과정)을 명확하게 정의하고, 서로 다른 참여자가 각 단계에서 어떻게 개입하는지 살펴본다. 정책결정이 합리적 과정을 따르는지, 아니면 문제를 해결하는 임기응변의 과정인지도 따져볼 것이다.[14] 정책결정의 합리주의 모형에서는 정책 담당자가 정보와 대안을 신중히 평가해 합리적 판단을 할 수 있다고 주장한다. 그 결과 적절한 정책을 선택할 수 있고 정책의 미래를 통제할 수 있다고 믿는다. 반대편 극단에 있는 것이 점증주의 모형으로, 이에 따르면 정책과정은 임기응변으로 대응하면서 문제를 '헤쳐 나가는' 것이 보통이다. 정책 담당자는 주로 손쉬운 방법이나 작은 조치를 선택하고 필요할 때만 점진적 변화를 시도한다.

제4장에서는 정책결정과 정책 담당자의 접점을 면밀하게 살피면서 현실세계를 분석할 것이다. 아무 문제가 없는 시기, 아무 문제가 없는 사회가 있을 수 없다면, 왜 어떤 문제는 사회적 관심을 끌면서 정책의제가 되고, 왜 어떤 것은

---

14 점증적·점진적으로 정책을 결정한다고 보는 정책결정 모형(점증주의 모델)에서는 때에 따라 임기응변으로 문제를 해결하며 나아가는 것을 흔히 '헤쳐 나가기 muddling through'라고 표현한다. 점증주의 모델의 특성을 설명하는 관용적 표현이다.

논외로 밀려나는가? 이에 답하기 위해 정책의제와 의제설정 과정이 무엇을 의미하는지 살펴보고, 특히 정부와 언론이라는 두 가지 핵심 참여자에 초점을 맞출 것이다.

제5장은 정책형성을 다룬다. 공공정책의 중심은 정부이므로 이를 구성하는 여러 제도에 초점을 맞추는 것이 필요하다. 특히 정치인과 공무원, 그리고 보건부문과 다른 정부 부문 사이에 나타나는 힘의 균형이 중요한 분석 대상이다. 제6장에서는 정부 바깥의 여러 압력집단과 이익집단에 대해 논의하는데, 이들은 특정 정책에 자신의 관점을 반영하려 하거나 정부가 관점을 바꾸도록 노력한다. 여러 집단이 가진 상대적인 권력 크기를 분석하고, 정부기구가 어느 정도나 이들의 정당성을 인정하는지, 그리고 사회 전체로 의견을 확산하기 위해 어떤 방법을 쓰는지 살펴본다. 비정부기구NGO도 이 장에서 함께 다루는데, 이들은 일반적인 이익집단이나 압력집단과는 구분하는 것이 보통이다. 많은 비정부기구는 단순히 서비스를 공급하던 기능에서 벗어나 특정 정책을 관철하기 위해 적극적인 행동을 한다.

우리의 분석 틀에서 각 나라는 서로 의존하면서(모든 나라가 같은 정도로 그런 것은 아니다) 하나의 세계를 만드는 동시에 그 세계의 한 부분이다. 제7장에서는 국제 수준에서 일어나는 상호작용에 초점을 맞추어 그것이 국가 수준의 정책결정에 얼마나 큰 영향을 미치는지 분석한다. 세계보건기구나 유니세프UNICEF와 같은 국제기구, 국제 수준의 이익집단, 국제적 범위에서의 국가 간 관계를 살펴볼 것이다.

제8장에서는 다시 과정으로 돌아가, 정책과정 중 가장 중요한 단계인 정책집행을 다룬다. 일단 정책을 결정하면 그 정책은 실행된다고 가정해도 괜찮은가? 중앙과 지방의 관계를 살펴보고, 지방분권화를 통해 지방정부가 정책을 좀 더 유연하게 실행할 수 있는지 검토할 것이다. 제9장에서는 정책 담당자에게 필요한 정보에 초점을 맞춘다. 연구와 평가가 피드백을 통해 정책에 얼마나

큰 영향을 주는지, 그리고 그 결과 정책이 변화하거나 변형될 수 있는지 묻는다. 마지막 장은 이 책에서 사용한 분석 틀이 단지 출발점일 뿐이라는 사실을 일깨우려는 것이다. 권력과 과정은 매우 복잡한 개념이다. 지금 진행 중인 정치경제와 보건의 패러다임 변화는 기존의 익숙한 사고를 흔들고, 앞으로도 계속 현실에 도전할 가능성이 크다.

주의 사항

이 책을 그림에 비유한다면 아마도 초등학교 수준일 것이다. 물체는 쉽게 알아볼 수 있게, 그림은 대담하게, 색은 선명하게 표현해 강한 인상을 남기는 것이 목적이다. 미묘한 그림자, 원근법, 세부 묘사는 생략해 감상하는 사람 스스로 상상력을 발휘해야 한다. 정확한 의미가 무엇인지를 둘러싸고 소모적으로 논쟁하는 것을 피하려 했다. 필자 또한 많은 다른 학자와 마찬가지로 복잡한 세계와 사회 안에서의 차이를 설명하는 용어, 예를 들어 개발도상국/선진국, 산업화한 국가/산업화가 진행 중인 국가, 남/북, 부유한 계층/중산층/빈곤층, 제1세계/제2세계/제3세계 등의 구분이 마음에 들지 않는다. 생각의 패러다임을 다시 만들어야 한다는 데 동의하지만, 이 책에서는 오래된 용어가 지닌 익숙함을 받아들이기로 했다. 이 용어들 역시 어느 정도까지는 현실세계의 일부를 설명할 수 있기 때문이다. 이 책에서는 맥락에 따라 여러 용어를 번갈아 썼지만, 비하하는 의도 없이 그 권력관계를 예민하게 의식했다는 것을 밝혀둔다.

말은 인간 삶의 실재를 설명하지만, 동시에 말은 실재를 창조하고 빚어낸다. 강자의 말은 약자의 말보다 더 중요하게 받아들여지기 마련이다. 약자는 흔히 강자가 만든 말로 자신을 설명한다. 지난 2세기 또는 그 이상 동안 기술발전을 이룬 서구 국가가 바로 강자였다. 그들이 군사·정치·경제 권력을 다른 나라에 강요한 것은 곧 말의 권력을 강요한 것이나 마찬가지다. 그들이 타자the others 의 이름을 정했고 '부負의 세례'처럼 다른 사람의 죄를 사하였다.[15] 타자란 누구인가? 서구 사람이 기독교도임을 자처하는 한 타자는 '이교도'다. 서구 제국주의 권력이 '문명화'를 사명으로 삼으면서 타자는 '비문명인'이 되거나 기껏해야 '덜 문명화'된 사람이 되었다. 제2차 세계대전 이전에 가장 자주 쓰인 용어는 '미개인backward'이었다. 제2차 세계대전 이후 국제연합(유엔)이 등장하면서 이들 타자 또한 이름 짓기 게임에 동참했고, '저개발under-developed'은 '개발도상developing'으로 바뀌었다. 1950년대 중반의 반둥회의 이후에는 '제3세계'라는 말이 독특한 신비감을 만들어 냈다.[16] 여러 명칭에 들어 있는 이데올로기적 의미는 변화하지만(가끔은 급변한 다), 이 말이 기본적으로 가리키는 대상은 지난 수십 년간 크게 바뀌지 않았다. 구분 기준은 부국이냐 빈국이냐에 달려 있고, 빈부는 한 국가가 소유한 자원의 양보다는 그 자원을 어떻게 활용하는가에 따라 달라진다(Berger, 1974: 23).

말만 선택해서 사용하는 것이 아니라 이론도 또한 선택하는 것이다. 필자는 국제적 관점에서 정책분석의 틀을 만드는 데 가장 유용하다고 생각하는 이론을 골랐다. 이에 대해 이론적·방법론적 논쟁이 있을 수 있지만, 여기에서 여러

---

15 '부의 세례negative baptism'는 현지인의 문화와 종교를 죄로 여기고 그것을 벗어나는 것을 세례라고 표현한 것이다.

16 반둥회의는 1955년 인도네시아의 반둥에서 열린 '아시아 아프리카 회의'를 가리키는 것으로, 인도, 인도네시아, 이집트, 중국 등 29개국이 참석했다. 참석 국가 대부분이 아시아, 아프리카의 신생독립국으로, 당시 심화하는 냉전구조에 맞서 반제국주의와 반식민주의를 내세웠다. 제1세계, 제2세계와 구분하여 제3세계 개념을 정립하는 계기가 되었다.

이론과 그것의 실증적 기반이 얼마나 타당한지 검증할 생각은 없다. 과정과 권력의 개념 틀에 밀접하게 연관된 세부 이론이 있을 때를 제외하면, 이론은 핵심 내용을 다루는 것에 한정했다. 이 과정에서 여러 분야 내에서 또는 분야 간에 차이가 나는 많고 다양한 이론 모형, 유형분류, 접근 방법을 마주쳐야 했다. 1980년대 말 이후에는 세계적으로 건강정책 패러다임이 변화하면서 기존 이론과 개념을 해체·변경·재구성하려는 시도가 활발하게 일어나고 있다. 하지만 이 책에서는 아직 잘 작동하는 고전적 개념들의 단순성과 친밀성을 선택했다는 점을 다시 강조한다. 추상적인 개념을 명확하게 드러내고 설명하기 위해 많은 예를 들고 가능하면 사례연구를 제시했다.[17] 예와 사례는 필자의 경험과 무관하지 않고 영어문헌에서 고른 것이라 한계와 편향이 있을 것이다. 그러나 다른 사례를 활용하더라도 논점과 과정이 크게 달라졌을 것으로 생각하지는 않는다.

필자는 이 책을 쓰면서 과정과 권력에 대해 서로 상충하는 이론 사이에서 균형을 잡아야 했다. 한편으로는 소수 엘리트집단이 국제, 국내, 지역의 모든 수준에서 정책을 주도하는 것처럼 보인다. 특히 경제부문에서 그렇고, 이는 다른 부문별 정책을 결정하는 틀이 된다. 다른 한편으로, 여러 다양한 집단이 모든 수준에서 정책에 영향을 미치기 위해 노력하며 때로 성공하기도 한다. 이런 구조를 설명하기 위해 제3장에서 '제한된 다원주의bounded pluralism'라는 개념을 사용했다(Hall et al., 1975). 이 개념에 따르면, 일부 엘리트와 지배계급이 상위 정치(거시 수준 또는 체제적 중요성)에 속하는 의제를 설정하고 정책으로 만들지만, 다양한 집단이 하위 정치(관행적이고 일상화한 부문별 또는 미시정책)의 의제

---

17   이 책이 출판된 시기를 고려하면, 본문에 나오는 예나 사례의 '현재성'이 부족한 것은 사실이다. 그러나 책의 성격상 예와 사례가 얼마나 오래된 것인가는 그리 중요하지 않다고 판단한다. 어느 시기의 것이든 그 예와 사례가 이론과 개념을 이해하는 데 얼마나 도움이 되는가가 더 중요할 것이다.

에 영향을 미칠 수 있다.

오래전 한 가톨릭 사제는 필자에게 신을 믿지 않은 자들이 어떻게 매일 아침 잠에서 깰 수 있는지 모르겠다고 하면서, "그들은 무슨 힘으로 잠자리에서 일어날까요?"라고 물었다. 정치, 그리고 그것이 변화를 일으키는 힘을 생각하는 필자의 감정도 비슷하다. 우리 자신이 의료인, 교사, 학생, 공무원, 또는 그 무슨 일을 하는 사람이든 마찬가지다. 우리가(또는 우리가 속한 집단이나 조직이) 우리의 삶이나 우리 이웃의 삶에 영향을 미치는 정책을 바꿀 힘이 있다고 생각하지 않으면, 우리는 아침에 왜 일어나는 것일까? 이 책은 건강정책을 바꾸는 여러 영향요인을 생각하는 데 바탕이 되는 프레임을 제시한 것으로, 변화를 지향하는 실천의 첫걸음으로 활용할 수 있으리라 믿는다.

제**2**장

정치는 건강정책 참여에
어떤 영향을 미치나

이 장에서는 정치체제가 건강정책에, 그리고 사람들의 공공정책 참여에 얼마나 영향을 미치는지 설명하고자 하며, 넓은 범위에 걸친 일반적 틀을 제시하려 한다. 1980년대에 두 국가에서 일어났던 간단한 사례가 이 주제의 핵심을 잘 드러낸다. 쿠바에서는 국가가 건강을 모든 시민의 기본권으로 규정하고, 대중을 동원한 캠페인과 지역위원회 등의 기전을 활용해 최대한 보건에 참여하는 사회구조를 만들었다. 남아프리카공화국(이하 남아공)에서는 건강을 시장논리에 맡겼고 대다수 흑인의 권리를 빼앗았다. 이 두 나라의 건강정책(그리고 건강 수준)은 이러한 두 나라의 정치체제를 반영한다. 쿠바에서는 모든 사람이 보건의료에 접근할 수 있었고, 영아사망률은 인구 1천 명당 60명(1954년)에서 14명(1980년)으로 줄었다. 농촌과 도시 안에서, 그리고 도시와 농촌 사이의 격차가 크게 줄어들고 형평성이 좋아졌다(Valdes Brito and Henriquez, 1983). 이에 비해 남아공은 법이 정한 인종 유형에 따라 구조적으로 사회·경제·정치제도를 분리함으로써 보건의료를 인종분리 정책의 도구로 악용했다. 이 정치체제 안에서도 인종분리 정책을 반대하는 일부 진보적 보건운동이 조직되어 활동했고, 아파르트헤이트가 어떻게 건강을 해쳤는지 여러 경로를 통해 알려졌다. 그러나 보건의료 이용은 평등하지 못했고 인종 사이의 건강격차도 뚜렷하게 나타났다. 1985년 영아사망률은 흑인이 인구 1000명당 61명인 데 비해, 백인은 9.3명에 지나지 않았다(Benatar, 1991).

국가에 주목하는 이유

위의 두 국가 사례는 건강정책이 만들어지는 데 국가가 중요하다는 것을 보여준다. 정치체제는 시민의 정책참여를 결정하는 틀로 작용하며, 이 사례들은 참여를 촉진하거나 억압하는 정치체제의 메커니즘을 드러낸다. 우리는 이 장에서 국가와 정부를 집중적으로 논의하려 한다. 국가와 정부는 시민의 삶에 깊이 개입하며, 어떤 정책을 실행해야 하는지에 대해 다른 어떤 행위주체보다 큰 영향력을 미친다.

제2차 세계대전 이후 1970년대 말에 이르기까지 경제활동에 관여하는 국가의 기능은 계속 커졌고, 이는 개발도상국과 고소득국가 사이에 차이가 없다. 고용, 사회복지, 노사관계 정책에서 케인스주의의 영향이 강했고, 고소득국가는 공공사업(수도, 전기, 가스 등)과 보건을 비롯한 사회서비스 대부분을 국가의 책임으로 인정했다. 예를 들어, 영국에서는 국가보건서비스를 창설했고,[18] 캐나다는 보편적 의료보장체계를 갖추었다. 민간부문이 존재하는 국가에서도 법률과 경제적 수단을 통해 민간을 엄격하게 규제했다.

---

18 영국의 National Health Service(NHS)는 여러 가지 말로 번역할 수 있다. 이 책에서는 '국가보건서비스'로 통일했다. 포괄하는 내용으로는 '국가공영의료체계'나 '국영의료' 등이 더 나을 수도 있다.

국가가 강해지는 경향은 개발도상국에서도 비슷했고, 특히 개발에 대한 정통 이론의 영향 아래 있던 아시아와 아프리카 신생독립국이 더욱 그랬다. 탄자니아의 공공부문 인력 비중은 1962년 공식부문 근로자의 27%에서 1974년 66%로 증가했다(Perkins and Roemer, 1991: 16). 라틴아메리카 국가들에서는 1950년대와 1960년대에 최저임금제도와 사회보장이 확대되면서 노동조합, 도시 노동자, 중산층이 연합세력을 구축했다(Ghai, 1992: 3).

1980년대에는 사정이 달라졌고 국가 기능을 확대하는 것에 반감을 갖는 경향이 나타난다. 세계적으로 경제가 침체하면서, 국가 행정은 비민주적이고 둔감하며 무책임하다는 비난을 받았으며, 많은 개발도상국은 채무에 허덕이게 되었다. 국가의 후퇴는 미국에서 시작해 다른 고소득국가로 퍼졌고, 이어서 개발도상국까지 확대되었다. 공공이 소유한 기업을 매각하고 공공 지출을 감축했으며 민간부문에 대한 규제를 완화했다. 세계적으로는 국제금융기구인 세계은행과 국제통화기금이 개발도상국에 조건을 내세워 경제부문에 대한 구조조정 프로그램을 받아들이도록 압력을 가했다.[19] 이들은 민영화 정책을 비롯해 국가의 역할을 줄이는 다양한 수단을 동원했다. 1980년대 말까지 많은 나라가 공공부문에 대한 국가 책임을 줄였고, 〔정부의 역할은〕 직접 서비스를 제공하는 대신 규제와 재정 기능만 수행하는 것으로 후퇴했다.

국가가 공적 생활의 여러 영역에서 역할을 포기한 것은 틀림없다. 그러나 비교적 사소한 것부터 엄청난 독단에 이르기까지 여러 가지 방법으로 계속 시

---

19 구조조정 프로그램Structural Adjustment Program: SAP은 1980년대 이후 세계은행과 국제통화기금이 개발도상국에 차관을 제공하는 조건으로 내걸었던 경제정책을 가리킨다. 정부지출을 줄이고 시장 기전을 확대하는 것이 핵심이다. 개발도상국의 보건의료가 공공부문에 크게 의존하므로 구조조정 프로그램이 건강과 보건의료에 큰 영향을 미친 것은 당연하다. 공중보건, 민영화, 의료서비스의 환자 부담금 등이 중요한 논쟁 대상이었으나, 건강과 보건에 악영향을 미쳤다는 것이 대체적인 평가이다. 세계보건기구의 다음 자료를 참고할 것. http://www.who.int/trade/glossary/story084/en/(검색일: 2016.1.5).

민의 삶에 영향을 미친다는 사실도 부인하기 어렵다. 정부가 시민에게 적용하는 전통적인 법과 규제 목록이 있지만(Leichter, 1973), 다음과 같은 몇 나라의 예를 보면 수십 년 동안 정부가 해온 역할을 짐작할 수 있다.

- 신생아 이름을 사전에 작성하고 허가한 목록 중에서 선택해야 함(아르헨티나).
- 학교에 입학하는 모든 아이에게 예방접종을 의무화(미국).
- 자녀 수 제한(중국).
- 민간의 의료와 법률서비스 금지(북한).
- 흑인과 백인에게 서로 다른 법을 적용(구 남아공).
- 시민 수십만 명이 '실종'되는 것을 방치(일부 라틴아메리카 국가).

산업화와 발전 정도와 무관하게 모든 정부는 경제정책을 통해 경제에 개입한다. 시장의 역할을 확대하기 위해 국가가 많은 기능을 내려놓았다는 것이 이 시대의 상식이지만, 현실에 존재하는 많은 국가에서 정부는 사회적으로 가장 핵심적이고 직접적인 행위자로 남아 있다. 노동시장에서는 여전히 가장 중요한 사용자다. 정부 관료기구의 책임자일 뿐 아니라 교통, 에너지, 교육, 보건, 심지어 일부 제조업 분야까지 책임진다.

새로운 분야로 민간이 진출할 수 있게 촉진하는 정부의 결정 또한 중요한 공공정책에 속한다. 국가가 제공하던 서비스를 민간에 넘기더라도 정부는 민간 서비스를 규제하고 감독하며 감시하는 권한을 유지할 때가 많다. 결국, 정부는 정책을 결정하는 핵심 주체로 남아 있다.

보건에 대한 국가의 역할

한 국가의 정부는 보건 분야 규제와 서비스 제공에 핵심 역할을 하며, 이는 개발도상국과 고소득국가 모두에서 마찬가지다. 정부 역할은 안전한 식수와 식품을 공급하는 공중보건 기능부터 감염병 전파를 막기 위해 국경을 통제하는 것까지 넓은 범위에 걸쳐 있다. 손상과 사고를 방지하는 조치(안전띠, 안전모, 최고속도 제한)와 작업장 안전에도 개입한다. 정부 규제는 제약 분야를 비롯한 산업, 그리고 각종 허가, 생산, 성분표시, 임상시험, 특허 등에 미친다. 공기 오염과 소음을 관리하는 법을 만드는 것도 정부의 몫이다. 아울러 정부는 연구비를 지원하고 연구와 관계된 윤리문제를 다룬다.

대부분 국가에서 정부는 예방, 건강증진, 치료 서비스를 공급하는 데 직접 관여하며, 이를 위한 보건 당국의 업무와 책임 범위는 지금까지 계속 넓어졌다. 여기에는 의사, 간호사, 지역보건요원뿐 아니라 기획 담당자, 경제학자, 관리자가 함께 참여한다. 보건의료서비스만으로는 건강 수준을 개선하기 어렵다고 생각한 정부는 건강정책의 다부문적 특성을 고려해 건강을 결정하는 다양한 메커니즘을 찾기 위해 더 많은 노력을 하고 있다.[20] 여러 분야를 조정·통합하는 것은 생각만큼 쉽지 않지만, 일부 국가에서는 담배에 경고 문구를 부착하고 무연 휘발유를 쓰도록 강제했다. 일부 정부는 술과 담배 광고를 규제하고 식품의 성분표시를 개선했다. 보건교육을 강화하고 위험한(건강하지 못한) 습

---

20 보건의료서비스는 건강(수준)에 영향을 미치는 한 가지 요인일 뿐이다. 여러 사회적 요인(소득, 교육, 직업, 지역사회 등)이 건강에 영향을 미치는데, 이를 '건강의 사회적 결정요인social determinants of health'이라고 한다. 이들 요인을 정책으로 포함하기 위해서는 건강정책뿐 아니라 여러 분야를 포괄하는 '다부문multi-sectoral' 또는 '초超부문trans-sectoral' 접근이 필요하다. 아울러 정책을 수립하기 위해서는 사회적 결정요인이 건강에 영향을 미치는 '메커니즘'을 규명해야 한다.

관과 행동에 대한 정보를 제공하는 국가도 많아졌다.

건강 분야의 중요 과제에는 정부가 개입하지 않으면 안 된다. 예를 들어 중국과 태국 정부는 자국 내에서 진행하는 에이즈 백신 임상시험 때문에 미국 회사와 미군을 감독했다. 말라리아 역시 많은 국가의 보건부를 골치 아프게 만드는 문제다. 한 연구자가 기록한 것을 보면, 1962년 파푸아뉴기니를 방문했을 당시 마을 사람 대부분이 말라리아에 걸려 있었는데, 20년이 지난 후 다시 찾았을 때 변한 것이 하나도 없었다(Desowitz, 1991). 거의 모든 마을 사람은 여전히 말라리아를 앓는 상태였다. 1962년에는 강력한 화학치료제와 항말라리아 살충제라도 있었지만, 1990년에는 약이 듣지 않는 말라리아 원충과 살충제에 저항력이 있는 모기 때문에 말라리아가 만연해 있었다. 정부는 환상에서 깨어나 모든 방법이 소용없다고 포기한 상태였다. 말라리아가 관광산업과 산업 생산을 위협하는 바람에 정부는 골머리를 앓았다.

개발도상국과 고소득국가 모두에서 보건의료 개혁이 유행처럼 번지면서 각국 정부는 몇 가지 정책과제에 초점을 맞추어 과제를 해결하려 했다. 보건의료의 효과성 문제(특히 민간 분야가 커지면서), 급증하는 보건의료비와 절감 대책, 공공과 민간 사이의 형평성 개선 등이 그것이다.

각 나라 정부만 건강 관련 정책을 결정하는 것은 아니다. 유럽연합과 같은 지역조직은 한정된 범위 안에서 중요한 과제를 수행한다. 예를 들어 여러 나라의 약품규제를 조율하고, 담배광고 금지와 타르함량 규제 등 건강증진과 관련된 법을 만든다. 유럽연합은 일차적으로 무역정책을 책임지고 규제하는 조직이지만, 작업장 안전을 비롯해 건강에 영향을 미치는 여러 영역에서 법과 재정을 통한 규제와 정책 수단을 가지고 있다(Joffe, 1993).

대부분의 정부는 보건의료 인력을 양성하는 데 핵심 역할을 한다. 여기에는 대학에서 의사를 교육하는 것부터 보건 분야 전문대학에서 의료보조 인력을 양성하는 것까지를 모두 포함한다. 여러 국가가 더 많은 전문인력이 농촌지역에서 일할 수 있는 정책을 추진한다. 직접 의대 졸업생을 통제하지 못하는 국가에서도 지역 간 불평등에 대해 계속 관심을 보이는 것이 보통이다. 직간접적인 재정지원을 통해 취약지역에서 일하는 것을 보상하는 국가가 많다.

정치체제란?

지금까지 우리는 정치체제, 국가, 정부를 구분하지 않았다. 정치체제란 무엇을 말하는가? 정치체제란 국가와 정부에 영향을 미치는 여러 가지 힘force을 의미하는 추상적 개념이다. 이는 민간부문(건강보험이나 사회보장 기관과 같은 이익집단, 전문가단체, 민간병원, 제약회사), 정당, 개인 유권자를 모두 포함한다. 또다른 추상적 개념인 **국가**도 정치체제의 한 요소인데, 사람들 대부분은 국가를지역에 따라 구분하는 하나의 사회로 인식한다. 국가는 국내 정책을 수행하고, 민족사회에 영향을 미치며,[21] 국제정책을 통해 국가의 국제적 위상에도 영향을미친다. 어떤 국가는 다른 국가에 비해 더 강한 정체성을 드러낸다. 예를 들어개발도상국의 농촌지역 주민은 자신이 국민국가의 일원이라고 인식하지 못할수 있으며, 국가기구가 전체 영토에 미치지 못할 수도 있다. 1990년대에 국가

---

21 '민족 사회'의 원문은 'national society'이다. nation은 국가나 인종과는 다른 별도의 실체로, 흔히 언어, 문화, 관습, 역사, 인종적 특성 등을 공유하는 (대규모) 집단을 가리킨다. 앤더슨Benedict Anderson은 민족을 '상상의 공동체'로 파악했는데, 민족은 자연 발생적인 것이 아니라 만들어졌다고 주장했다. 근대 이후 역사적·문화적으로 '구성'되었다는것이다. 한국어로는 흔히 '민족' 또는 '국민'으로 번역하는데, 구성되었다는 것을 강조하면 '국민'이 좀 더 적합할 것으로 생각한다. 원문에서 '민족' 사회라고 한 것은 근대 이후(국가와는 별도로) 역사적·문화적으로 만들어진 민족 또는 국민 개념을 나타내려는 것이 아닌가 한다. 현대 국가의 중요한 특징으로 '민족국가' 또는 '국민국가'를 말하는 사람도 많은데, 국가와 민족은 일대일로 대응하지 않는다(예를 들어 다민족 국가).

의 역할과 기능이 해체·파괴된 소말리아나 과거의 유고슬라비아가 좋은 예다.

국가라고 할 때는 그 안에 대체로 다음과 같은 제도가 존재한다.

- 의회를 포함한 입법기구.
- 지역 또는 지방을 포함한 국가 행정부처.
- 군대.
- 법원.

이들은 다음 기능을 수행한다.

- 서비스 제공(보건의료, 교육, 도로, 청소 등).
- 재정조달.
- 법률 제정과 집행.

국가는 한 사회의 모든 권위 있는 정책결정기구로 구성된다. 법률적으로 최상의 지위에 있고 목적을 달성하기 위해 〔어떤 행위를〕 강제할 수 있다. 정부는 국가보다 좁은 개념의 공적 기구로, 집단적 의사를 법률을 통해 실천함으로써 전체 사회에 영향을 미친다. 의회, 행정부, 관료, 정부부처를 포함하는 것이 보통이다.

정치체제political system 는 정치학자인 이스턴David Easton 의 분석모델에 기초한 것으로(Easton, 1965), 여러 가지 결점이 있지만 전체를 설명하는 틀로 유용하게 활용할 수 있다(그림 2.1 참고). 이스턴의 이론에 따르면, 정치체제는 권위를 가지고 사회적 가치를 배분하는 모든 제도와 과정을 포괄한다. 여기서 가치는 사회 구성원이 중요하고 의미 있다고 생각하는 것으로, 물질적인 것(냉장고나 전화기 등의 소비재), 서비스(양질의 교육 또는 의료), 상징적이거나 영적인 것(공

그림 2.1 이스턴의 정치체제 모형

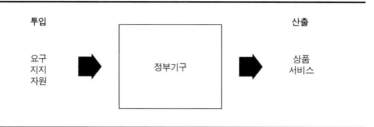

적으로 의견을 말할 권리, 공정한 재판을 받을 권리, 원하지 않는 아기를 가지지 않을 선택권)을 모두 포함한다.[22] 가치를 배분하는 것은 정부가 배분할 가치와 그렇지 않은 것을 선택하는 과정이자 정책을 만들거나 바꾸는 과정이다. 권위를 가지고 가치를 배분하는 것은 정책(주로 정부가 만든다)에 영향을 받는 사람이 정당하다고 인정할 수 있는 결정을 가리킨다.

보통은 실제 배분할 수 있는 가치의 양에 비해 [사람들이] 나누어 갖기를 원하는 가치의 총량이 더 크고, 이러한 희소성과 경쟁 때문에 가치를 배분할 때 정부가 필요하다. 희소성 문제는 물리적인 것(경제적으로는 자원에 한계가 있어 여러 사람이 원하는 상품과 서비스를 모두 충족할 수 없다고 본다)일 수도 있고, 정신적, 도덕적인 것(무엇이 더 좋고 가치 있는 일인지에 대한 생각의 경쟁)일 수도 있다. 정부는 실질적이면서도 도덕적인 선택을 해야 한다. 예를 들어 보육서비스를 제공할 것인지 또는 원하면 낙태를 허용할 것인지 결정할 책임이 있다.

정치체제 모형의 중앙은 흔히 정책결정의 블랙박스라 부르는데, 이 안에는 모든 정부기구가 포함된다.[23] 박스 외부에는 투입요소가 있고, 그 결과는 정책

---

22   상징적symbolic 자원은 명예, 위신, 명성, 인정, 가치관 등과 관련된 자원으로, 상징 자본이라고도 한다.

23   '기구'는 원문의 institution을 옮긴 말이다. 한국어에서 흔히 '제도'로 옮기지만, 제도는 조직이나 기관이 아니라 무형의 것(예를 들어 '국민건강보험제도')이라는 인상을 주기

이라는 산출로 나타난다.

개인이나 집단은 자신들이 원하고 가치 있다고 생각하는 것에 유리한 정책을 추진하라고 요구한다. 요구는 범죄율 감소, 좋은 중등교육 시스템, 국가 공영의료제도와 같이 큰 범위의 것일 수도 있고, 가족계획서비스처럼 좀 더 구체적인 것일 수도 있다. 개인이나 집단이 더 좋아하는 것이 이익집단이나 정당 활동을 거쳐 요구로 바뀌고 정부에 전달된다.[24]

개인이나 집단이 제기하는 요구에 정부가 반응하기 위해 필요한 것이 자원이다. 자연 자원(석유, 금, 생산이 가능한 토지 등)이나 재정(조세, 차관, 원조 등), 또는 생산물(이것은 다시 숙련 인력이 얼마나 있는가에 따라 달라진다) 등을 모두 포함한다. 숙련된 조산사와 분만 병상이 충분하지 않으면 산모가 원하더라도 병원에서 출산할 수 없다.

앞의 두 요소에 비해 조금 모호하지만, 지지는 다수가 정치체제에 뜻을 같이 하는 것이다. 많은 나라에서 이는 정당이나 특정 후보를 지지하는 것을 통해 나타나거나 또는 기꺼이 세금을 내는 것으로 상징된다. 생각보다 훨씬 더 복잡한 개념일 수도 있어서, 사람들이 명시적으로 지지하지 않는데도 정권을 유지하는 나라도 많다. 지지는 정부의 합법성을 어떻게 인식하는가에 따라 크게 달라지는데, 합법적으로 권력을 획득한 것으로 볼 수 있으면 정당성을 인정받는다. 그렇지 않으면 정부는 뜻을 관철하기 위해 강압적인 방법을 써야 한다.

요구와 자원, 지지는 정책결정의 블랙박스 안으로 들어가고(투입) 상품과 서비스는 물론 생활의 상징적 측면에도 영향을 미치는 정책이 되어 나온다(산출). 이 블랙박스에는 중앙과 지방정부를 포함해 정책을 형성하고 집행하는 모

쉽다. 기구는 조직(보건복지부나 국민건강보험공단)과 이와 관련한 제도를 모두 포함한다.

24 '더 좋아하는 것'을 흔히 '선호preference'라고 한다. 선호는 일부 분야에서 굳어진 학술용어이긴 하나, 최선의 번역이라고 생각하지는 않는다.

든 기구가 포함된다. 이렇게 산출되는 공공정책은 효과를 나타내고, 되돌아가 사회에 영향을 미치며, 이는 다시 다른 요구로 이어진다.

정치체제 이론가 대부분은 체제를 유지하려면 투입과 산출 사이에 균형이 맞아야 한다고 주장한다. 수많은 이유가 있으므로(예를 들어 자원 부족) 정부는 모든 요구에 다 반응할 수 없다. 그러나 정부가 계속 요구에 부응하지 못하고 이를 무시하거나 정부의 능력이 이에 못 미치면, 정치체제가 조정을 거쳐 새로운 균형을 찾을 수밖에 없다. 즉, 정부나 헌정구조가 바뀌게 된다.

이런 설명은 정치체제 모형이 내포하는 한 가지 심각한 결함을 드러낸다. 이 모델에서는 국가가 산출하는 이익을 누가 가질 것인가를 둘러싼 갈등, 그리고 권력과 영향력의 불균형을 거의 고려하지 않는다. 국가는 요구와 자원을 중립적으로 다루는 주체이며, 요구를 제기하는 쪽이 가진 권력보다는 자원의 가용성을 기준으로 삼아 가치의 균형을 추구한다고 전제한다. 어떤 정부가 계속 집권해 강압적으로 어떤 요구를 만들어내거나 억압할 수 있다는 것, 또는 정부에 순응하도록 강요할 수 있다는 것을 설명하지 못한다. 힘을 사용하지 않더라도, 정부는 가까운 집단(예를 들어 농촌보다는 도시 사람, 다수 인종)의 요구만 골라서 들어줄 수 있다.

이스턴의 정치체제 이론은 개념적 도구로 쓰기에 유용하지만, 우리는 누가 권력을 갖고 영향력을 발휘하는지 더 관심을 가져야 한다. 그러기 위해서는 사람들이 요구를 표출하는 기제를 이해해야 하는데, 요구를 제기하는 통로는 많을 수도 적을 수도 있다. 지지 또한 비교적 안정될 수도 불안정할 수도 있다. 어떤 국가는 비판이나 반대 의견을 용인하며, 불만이나 반감을 말하고 이를 사회적으로 드러내는 것을 허용한다. 사회적인 명분을 지지하는 사람을 모아 집단을 조직할 수도 있다. 이와 달리 권위주의적이고 교조주의적인 국가도 있는데, 이들 국가에서는 반대를 허용하지 않고 정당한 방법으로 요구를 전달하는 통로도 거의 없다.

정책결정에 참여하는 것

여기서 제기하는 중요한 질문은 다음과 같다. 정치제제의 구조는 어떻게 참여에 영향을 미치는가? 정책에 영향을 미칠 수 있는 시민의 잠재력은 정치체제의 구조와 어떤 관련이 있는가? 지금까지는 아주 일반적인 수준에서 국가, 법과 규제가 시민에 영향을 미치는 정도, 국가가 제공하는 서비스, 국가가 수행하는 기능 등을 설명했다. 물론 국가마다 정부가 다르다는 것은 분명하다. 정부의 모습은 그 나라의 역사, 주권에 대한 감각, 정치체제의 작동, 사회의 안정성 등에 따라 큰 차이를 보인다. 또한, 나라마다 정치문화와 구조가 다르고 이는 정책에 서로 다른 조건으로 작용한다. 정치체제는 어떻게 정책에 영향을 미치는가? 일반 시민이 정책과정을 통해 가치 배분에 영향을 미칠 수 있는 구조가 있는가? 여기서 두 가지를 질문할 수 있다.

- 국가구조는 구성원들이 정책과정에 참여하는 것을 어느 수준까지 허용하고 장려하는가?
- 정치와 정부에 대한 사람들의 믿음과 태도는 어떤가? 태도가 정책과정 참여에 얼마나 영향을 미치는가?

참여 형태

직접 참여와 간접 참여를 구분하는 것이 유용하다. 직접 참여는 시민이 정부의 정책결정자나 관료를 직접 만나고 소통함으로써 정책과정에 영향을 미치는 것을 뜻한다. 압력집단이나 이익집단의 구성원은 정치인을 만나 자기 생각을 전달하고 설득하려 하는데, 예를 들어 흡연 감소, 낙태정책, 의료서비스 상황 등 어떤 것이든 대상이 될 수 있다. 예방에 대한 정보가 지역에 더 널리 퍼지도록 지역주민들이 건강위원회 조직을 만들거나, 분만실에 남편이 들어올 수 있도록 지역 병원을 설득하는 활동도 여기에 해당한다. 이 책 제6장과 제7장에서 이익집단을 통한 직접 참여를 다룬다.

간접 참여는 정부 대표자를 선출하고 그들이 추진하는 정책에 영향을 미치려고 하는 정치행위다. 투표, 특정 후보나 정당을 위한 선거운동, 정당가입 등이 전통적인 방식이다. 이 장에서는 주로 간접 참여를 살펴본다.

예를 들어 자신과 생각이 같은 정치적 대표에 투표하는 것을 간접 참여라고 하면, 이 방법은 정책에 얼마나 큰 영향을 줄 수 있을까? 이는 오랜 기간 정치학자들이 논쟁을 벌인 복잡한 문제다. 한 가지 예를 들면, 멕시코에서는 투표가 시민의 의무로 규정되어 있다.[25] 여권을 신청하거나 아이를 학교에 등록하려면 시민적 의무를 다하고 최근 선거에서 투표했다는 것을 증명해야 한다. 강제투표는 개발도상국에서만 볼 수 있는 현상이 아니라 (적어도 이론적으로는) 오스트레일리아와 벨기에에서도 시행하는 제도다. 따라서 각 정치체제가 어떤 규범을 갖는가에 따라 간접 참여의 기회는 크게 달라진다. 이 때문에 여러 정치체제를 분류해보는 것이 도움이 된다.

다음과 같은 세 가지 기본 질문을 통해 서로 다른 정치체제의 특성을 구분할 수 있다(Blondel, 1990).

- 누가 정치체제에 참여하는가? 누가 결정을 내리는가? 즉, 정치체제는

---

25   상당수 나라가 투표를 시민적 의무로 정해놓았다. 오스트레일리아가 대표적인 국가로, 1925년 이후 연방 선거에서 모든 유권자가 투표에 참여해야 한다. 이 때문에 평균 투표율이 90%가 넘는다. 멕시코를 비롯한 많은 라틴아메리카 국가도 투표를 법적 의무로 규정해놓았으나, 강제 수단을 동원하지 않는다. 멕시코는 2012년 대통령 선거를 치렀는데, 투표율은 63%에 머물렀다. *The Economist*. 2013. "Where is it compulsory to vote?" September 19. http://econ.st/1L7SSN1 (검색일: 2016.3.1).

얼마나 민주적인가?

- 정책을 어떤 방식으로 결정하고 알리는가? 여러 대안을 두고 토론이 활발하게 벌어지는가? 즉, 정치체제는 자유주의적인가 권위주의적인가?
- 정책의 내용적 목표는 무엇인가? 상품이나 서비스를 평등하게 배분하려는 것인가 아니면 불평등을 고수하는 것인가? 즉, 정치체제는 평등주의적인가 반反평등주의적인가?

이런 기준을 적용해 블롱델은 정체체제를 다음과 같은 다섯 가지 유형으로 나누었다(Blondel, 1990: 28).

1. 자유-민주주의 liberal-democratic
2. 평등-권위주의 egalitarian-authoritarian
3. 전통-반평등주의 traditional-inegalitarian
4. 포퓰리즘 populist
5. 권위주의-반평등주의 authoritarian-inegalitarian

유념해야 할 것이 있다. 많은 학자가 여러 방법으로 정치체제를 나누고 비교했으나 모두 그 나름의 약점을 갖고 있다는 점이다. 정치체제는 어떻게 정의해도 정확하지 않다. 모든 정치체제는 역동적이며, 그 어떤 국가도 다른 나라와 완전히 같을 수는 없다. 물론, 몇 가지 핵심 속성은 어느 정치체제에서나 공통으로 나타난다. 예를 들어, 현재 모든 서구 유럽 국가는 참여와 개방성 수준이 비교적 높은 자유민주주의 국가로 분류될 수 있을 것이다. 식민지 경험이 있는 아프리카 국가에서는 정권이 자주 바뀌고 불안정했지만, 그런 상태에서도 정부는 사회 전반에 강한 영향을 미쳤다. 공산주의 정권 대부분은 권위주의적이었다. 한 정치학자는 아프리카의 정치체제를 군사 국가, 권위주의, 포퓰리즘, 다원주의의 네 가지 유형으로 나누고, (중복도 있지만) 각각을 세부 유형으로 다시 나누었다(Healey and Robinson, 1992: 38). 군사 국가는 참주정치tyranny, 독재, 레닌주의로 분류하고, 권위주의 체제는 레닌주의, 전제정치, 군주정치, 과두정치, 교도민주주의,[26] 사회민주주의로 나누었다. 정치체계 분류가 정태적이지 않다는 점만 염두에 두면, 이런 대체적인 분류를 활용해 서로 다른 정치체제를 이해할 수 있다.[27]

자유민주주의 체제

정부가 여러 제도로 구성되어 있으면서 안정된 체계 내에서 작동하는 체제를 일반적으로 자유민주주의라 부른다. 여기서 제도란 참여의 통로로 작동하는 것으로 정당, 선거, 이익집단, '자유' 언론 등을 가리킨다. 이 '모델'에 속하는 나라는 유럽과 북아메리카 국가, 일본, 인도 등인데, 역사적으로 변동이 있었다. 그리스, 스페인, 포르투갈은 1970년대와 1980년대에 비로소 자유민주주의

---

26 교도민주주의guided democracy는 형식적으로는 민주주의 요소를 포함하나 실제는 독재의 요소가 강한 정치체제를 가리킨다. 1950~1960년대 인도네시아의 수카르노Sukarno 정권 이 대표적이고, 현재의 러시아도 여기에 속한다는 주장이 있다.

27 현존하는 정치체제는 이론적 속성만으로는 모두 설명할 수 없다. 특히 국가사회주의가 붕괴하고 많은 신생독립국이 형식적인 민주주의를 구현하면서 이런 경향은 더욱 강해졌다. 이를 반영해 실재하는 정치체제를 설명적으로 분류하려는 시도도 있다. 예를 들어, 영국의 정치학자 헤이우드는 정치체제를 서구 다두多頭정치western polyarchy, 신민주주의, 동아시아체제, 이슬람체제, 군사정권 등으로 나누었다. 여기서 신민주주의란 스페인이나 포르투갈처럼 비교적 최근에 자유민주주의체제로 전환한 국가와 동유럽의 구사회주의 국가 등을 가리킨다. Heywood, Andrew. 2002. *Politics,* 2nd ed. Houndmills: Palgrave MacMillan, pp.30~39. '신자유주의'라는 표현에서 볼 수 있듯이 이런 분류는 특정 시기에만 유효성을 갖는다. 아울러, 동아시아체제나 이슬람체제와 같은 분류는 정부(레짐)의 정치적·정책적 속성을 반영하지 못한다는 한계도 나타낸다.

체제가 되었다. 칠레는 군사 쿠데타가 일어났던 1973년 이전에는 자유민주주의였으나, 쿠데타 이후 독재국가가 되었고, 1990년대에 다시 자유민주주의를 회복했다. 1990년대 초반 이후에는 많은 동유럽 사회주의 국가와 아프리카 국가가 자유민주주의 체제로 변모했다.[28]

자유민주주의의 특징은 많은 집단이 정책에 참여한다는 것이다. 그렇다고 개방형 체제가 반드시 참여를 촉진하는 것은 아니다. 많은 나라가 권리를 보장하는데도 상당수 유권자는 투표에 참여하지 않는다. 1988년 미국 대통령 선거에서는 유권자 중 절반만 투표장에 나왔다(Danziger, 1991: 192). 물론, 투표를 통하지 않더라도 집단의 일원으로 참여해 원하는 것을 표현하고 정부 정책에 영향을 미칠 수 있다. 서로 경쟁하는 이익집단이 각자의 목표를 달성하기 위해 정부와 협상하고 타협하는 것이 자유민주주의의 가장 중요한 특징이라는 것은 분명하다. 하지만 이런 다원주의적 다양성이 실제 정책에 대한 영향력으로 바로 이어지는지는 열띤 논쟁거리다. 자유민주주의 체제의 정책은 완전히 반평등주의적인 것도 아니고 완전히 평등주의적인 것도 아니다. 소득과 사회서비스를 재분배하려고 시도하는 국가가 많지만,[29] 자유민주주의의 성과는 미미하다. 영국에서 사회계급 사이의 격차는 감소하지 않고 오히려 증가한다.

자유민주주의에서는 명확한 헌정구조가 존재하며 의회, 사법부, 행정부, 관료, 종교를 확실하게 구분한다. 국가와는 떨어져 독립해 있지만 존중받고 정당

28　2012년 이후의 '아랍의 봄'은 물론, 아시아와 라틴아메리카 국가의 변동(부침은 있다)도 추가해야 한다.

29　정책유형을 분류할 때 흔히 분배와 재분배정책을 구분한다. 분배정책은 자원, 서비스, 이익 등을 배분하는 정책으로, 임금이나 보조금, 정부 지원 등이 여기에 속한다. 재분배정책은 분배정책의 결과라 할 수 있는 재산, 소득, 권리 등을 특정 방향으로 이동하려는 정책이다. 일반적으로는 불평등을 줄이려는 목적을 가지며, 조세, 공공부조, 공적 연금 등이 해당한다. 제3장(97쪽) 참조.

성을 인정받는 여러 기구가 함께 존재하는 것도 특징이다.

자유민주의 국가의 건강정책은 다양성을 특성으로 하며, 정도의 차이는 있지만 공공과 민간부문은 서로 경쟁한다. 연속선의 한쪽 끝에는 보건의료를 상품으로 간주하고 거의 전적으로 시장에 의존하는 미국과 같은 나라가 있다. 국가는 노인과 극빈층을 보호하는 최소한의 역할만 한다. 또 다른 극단에는 보건의료를 복지국가의 필수요소로 보고 공공부문이 보건의료 공급과 재정에 핵심 역할을 하는 국가가 있다. 1990년대 이후 감소하는 추세이긴 하나, 많은 유럽 국가가 여기에 해당한다. 건강정책에서 보건의료와 의료서비스의 비중이 크지만, 공중보건도 중요한 영역이다.

평등-권위주의 체제

지금은 아주 적은 수만 남아 있는 형태로, 과거 많은 공산주의 국가가 여기에 해당했다. 소비에트연방(소련), 중국, 베트남, 쿠바, 앙골라, 모잠비크 등이 이런 체제였으나, 1990년대 이후 크게 달라졌다. 1970년대 이들 국가는 폐쇄적 리더십, 권위주의적 관료체제, 엄격하게 관리하는 대중 참여를 특징으로 했다. 그러나 소비에트연방에서도 주요 이익집단을 무시하기 어려웠으며, 1980년대 이후에는 권위주의에서 벗어나려는 움직임이 나타났다. 1982년 몇몇 연구자가 조심스럽게 내린 결론은 다음과 같다(Hague and Harrop, 1982: 41).

성숙한 사회주의 산업국가의 정치는 여전히 폐쇄적이다. 하지만 지배 엘리트는 다양한 사회적·경제적·제도적 이해관계를 점점 더 많이 고려해야 한다.

1980년대 말과 1990년대 초, 이들 국가에서는 정책에 참여하겠다는 요구가 전에 없이 커졌고 혁명적 변화로 이어졌다. 참여가 증가함에 따라 불안정성 역시 커졌고, 이는 다시 정책에 영향을 미쳤다. 〔이후 이들 국가의 정치체제가 크게 바뀐 것은 모두 아는 것과 같다.〕

국가는 의도적으로 평등을 지향했으나, 평등의 수준과 범위가 충분했는지는 확실하지 않다. 완전고용 정책과 함께 높은 수준의 사회보장 정책을 추진해 교육, 건강, 보육, 연금을 보장하고자 했다. 이 체제는 구조적으로 자유민주주의보다 더 관료주의적이고, 정치구조와 국가구조는 긴밀하게 연결되어 있으며, 지배(또는 유일) 정당의 역할이 절대적이다. 시민이 의견과 선택을 나타낼 수 있는 여러 제도적 장치가 있다는 주장도 있지만, 정부가 엄격하게 관리하는 참여는 민주적 기회라기보다는 사회통제의 한 양식으로 봐야 한다는 의견이 많다.

이들 국가에서는 보건의료를 기본권으로 인정해 공공부문이 재정과 서비스 제공 대부분을 담당한다(일부 국가에서는 민간이 서비스를 제공하는 것이 불법이다). 이론적으로 보건의료는 모든 사람에게 평등해야 하나, 실제로는 지역(도시와 농촌)에 따른 양적 불평등과 시설과 집단에 따른 질적 차이가 있었다. 이들 국가가 완전고용, 보편적 교육, 식품지원, 보건의료서비스 강화 등 자원을 재분배하는 노력을 통해 전반적인 건강 수준을 높이려 한 것은 사실이다. 그 결과 쿠바나 중국 같은 나라에서는 영아사망률이 많이 감소했다. 이와 대조적으로, 일부 사회주의 국가는 환경오염을 방치하고 알코올과 담배를 제대로 규제하지 않아 상당한 피해가 발생했다.

전통-반평등주의

현대 세계에서는 거의 존재하지 않으나, 따로 떨어져 있고 폐쇄적인 일부 국가가 아직 이 체제를 유지한다. 이 체제는 매우 오래된 것으로, 소수에 집중한 권력구조와 불평등을 고집하며 부는 몇몇 사람에게 몰려 있다. 사우디아

라비아의 사우드Saud 가문이 대표적 예다. 1990년까지는 네팔도 왕조체제였으며, 주로 왕이 정책을 결정했다. 지도력은 도전받지 않았고 대중 참여도 거의 없었다. 1979년 이후에는 직접 선거로 판차야트Panchayat로 불리는 입법부를 구성했으나, 왕이 계속 내각을 임명하고 크고 작은 정책 대부분을 직접 결정했다(Panday, 1989). 1990년 초 발언권 확대를 요구하는 대규모 거리 시위가 벌어지고 난 후에야 좀 더 민주적인 시스템을 도입했다. 안정된 시기에는 정권이 시민의 (수동적이지만) 지지를 받기 때문에 체제가 반드시 권위주의적 특성을 보이지는 않는다. 하지만, 위기가 발생하고 정당성이 위태로우면 정부는 언제라도 권위주의로 돌변할 수 있다.

건강정책은 주로 민간부문에 의존한다. 보건의료서비스는 도시를 중심으로 제공되고 이용되지만 수준이 낮고, 엘리트와 그 가족은 급하거나 응급 상황에는 가까운 외국이나 식민지 모국으로 날아가 치료를 받는다. 종교단체부터 국제 자선단체에 이르는 다양한 비정부기구들이 의료서비스를 제공하는 것도 이런 나라의 두드러진 특성이다.

포퓰리즘

여러 아프리카 국가에서 볼 수 있듯이, 포퓰리즘 정치체제는 민족주의 성향이 강한 유일 정당 또는 지배 정당에 기반을 두는 때가 많다. 리더십은 지극히 개인 중심이고, 참여는 유일 정당과 연계한 대중운동(여성이나 청소년)으로 제한하며, 합의보다는 강제가 앞선다. 민족주의의 틀 안에서 작동하는 체제에서는 혈연이나 정당 가입을 통해 연결된 엘리트가 정부를 좌우한다. 정권이 일반 대중을 충분히 통제할 수 있는 수준이면, 사회적 삶의 모든 영역에 국가가 개입하는 전체주의 국가가 될 수도 있다.

아프리카와 라틴아메리카의 많은 신생독립국은 식민국가나 과거 권력에 저항하면서 탄생했고 자연스럽게 포퓰리즘 정권으로 출범했다. 강한 지도력으로 대중을 동원할 필요가 있는 국가가 많았는데, 다양한 인종과 종교로 이루어져 사회가 이질적이면 특히 더 그랬다. 평등에 대한 기대는 높았으나 대부분 실현하지 못했고, 지도자는 대중적 인기를 누리면서 동시에 권위주의적이었다.

독재국가의 예로는 과거의 말라위를 들 수 있다. 반다Hastings Banda는 1962년 총리가 된 이후 1966년 대통령으로 취임했고, 1970년에는 종신 대통령이 되었다. 1993년 민주화 이전까지 그는 의회를 해산하고 고위 관료와 각료를 임명·전보·해고할 수 있는 권한을 가졌다. 대통령이 정책의 주도권을 철저하게 통제했고, 공무원은 충성심을 의심받지 않을까 하는 불안 때문에 어떤 문제도 제기하지 못했다(Gulhati, 1990). 많은 개발도상국에서는 법의 통치보다 통치자의 법이 위력을 발휘하는 것이 현실이다(Korten, 1989). 20세기 초 유럽의 많은 파시스트 국가도 그랬다.

이 체제에 속하는 정권 대부분은 식민지에서 독립하면서 집권했다. 이들은 독립과 더불어 식민주의 침략자와 그 가족으로 한정한 식민 시기의 보건의료 체제에서 벗어나고자 했으며, 보건의료를 모든 국민의 권리로 인정했다. 남부와 동부 아프리카에서는 환자가 직접 부담하는 진료비가 없었고, 서부와 북부 아프리카에서도 소액에 지나지 않았다. 독립 초기에는 주로 큰 병원을 지어 '질병의 궁전'으로 불리기도 했으나(Morley and Lovel, 1986: 164), 1970년대에는 농촌지역 보건의료를 확대하기 위해 일차보건의료 전략을 채택했다.[30] 탄자니

---

30 여기서 말하는 '일차보건의료Primary Health Care: PHC'는 단순히 가장 먼저(가장 일선에서, 의원급에서, 낮은 수준에서) 이루어지는 보건의료라는 개념을 넘는다. 1970년대 말 세계보건기구가 주로 개발도상국의 건강문제를 해결하는 전략으로 제안하면서, '일차보건의료'라는 용어와 개념은 하나의 접근법과 철학, 지향을 포함하는 '고유한' 표현이 되었다. 1978년 알마아타Alma Ata 선언에서 정의한 일차보건의료는 다음과 같다. "일차보

아를 포함한 몇 개국은 1970년대 말 세계적으로 진행한 일차보건의료 운동의 모범으로 인정될 정도였다. 1970년대와 1980년대를 거치면서 많은 국가가 농촌 보건시설을 늘리고 새로 양성된 인력을 더 많이 배치하는 성과를 거두었다. 그 후 경제가 나빠지면서 확대·개선한 보건체계를 유지하고 서비스 질을 향상하는 것이 불가능하게 된다. 1990년대 이후에는 민간부문의 역할을 키우고 효율성(비용 회수)을 증진해야 한다는 요구가 건강정책을 주도하게 되었다.

권위주의-반평등주의

이 유형에 속하는 많은 정권이 자유민주주의 체제에 대한 반동으로 생겨났다. 1930년대 유럽에서 나타난 파시스트 정권이나 1945년 이후 라틴아메리카에서 주기적으로 집권한 정권이 이에 해당한다. 아프리카나 일부 아시아 국가에서는 부패한 포퓰리즘 정권에 대한 반작용으로 생겨났는데, 많은 국가에서 군부가 집권했다.

많은 개발도상국은 수십 년간 강하든 약하든 권위주의적이거나 폭압적인 군사정권을 경험했다. 불법적인 군사력과 백색 테러를 동원해 정치적 반대파

건의료는 지역사회의 개인과 가족 누구나 접근할 수 있는, 실제적이고 과학적으로 타당하며 사회적으로 받아들일 수 있는 방법과 기술에 기초한 필수적 보건의료를 말한다. 이는 자조와 자결의 정신을 살려 발전의 모든 단계에서 가족과 개인이 완전히 참여하고 지역사회와 국가가 비용을 스스로 부담할 수 있어야 가능하다. 일차보건의료는 한 국가의 보건의료체계의 중심 기능이자 주된 초점을 이루는 부분이며, 지역사회의 전반적인 사회적·경제적 발전의 한 부분이다. 또한 이는 개인, 가족, 지역사회가 국가보건의료체계와 처음 만나는 곳으로, 사람들이 살고 일하는 장소에서 가능한 한 가까운 곳에서 만나는 보건의료를 말하며, 연속적인 보건의료 과정에서 첫 번째 요소를 차지한다." World Health Organization. 1978. "Declaration of Alma-Ata." www.who. int/hpr/NPH/docs/declaration_almaata.pdf (검색일: 2011.9.27).

(흔히 마음대로 정한)를 폭력으로 억압하고 참여를 막았다. 군사정권이 오래 지속될수록 민간인이 더 많이 정부에 참여하지만, 그들은 흔히 경제 엘리트집단(기업과 토지에 연계된)의 일원이었다. 나이지리아에서는 항상 공무원이 정부 정책을 입안하고 결정했다. 군사정권에서는 지도자가 경험이 부족해 공무원이 더 큰 권력을 행사할 수 있으며, 고위공무원이 군대와 강력한 연합을 구성하기도 한다(Koehn, 1983: 6).

> 정치인 대신 군인이 들어오면서 많은 고위공무원이 기회를 잡았다. 군대는 공무원과 행정 가치를 공유했으며 공무원의 지원과 전문성에 힘입어 본래 가졌던 정책결정에 대한 영향력을 더욱 강화했다.

1980년대 중반에는 사하라 사막 남부 국가의 절반 이상이 군사정권 또는 준準군사정권이었다(Gulhati, 1990: 1148). 많은 나라가 전제적인 개인 통치에 의존하고 강력한 통제구조를 유지했다. 국민이 정부의 정당성을 인정하지 않아 이들 국가는 흔히 '연성', '약체', 또는 '붕괴' 국가로 불렸고, 정부가 발전에 도움이 되기보다는 발전을 방해했다.[31] 과거의 콩고민주공화국(당시에는 자이레라 불렀다)이 이런 국가의 예다. 당시 모부투Mobutu Sese Seko 대통령은 무소불위의 권력을 휘두르고, 국가 재산을 빼돌려 개인의 치부 수단으로 삼았다.

이런 정권은 매우 권위주의적이다. '정상적' 정치 활동을 최소 수준으로 축소하고, "정부 내에는 정치를 모두 없애고 이를 관리와 행정으로 대신할 수 있다는 믿음이 널리 퍼져 있다"(Blondel, 1990: 32). 일부 예외를 제외하면, 이에 속하는 정치체제 대부분은 소수 엘리트의 이익을 보호하는 반평등주의적 경향

---

31   최근에는 '취약 국가fragile state'라는 표현을 많이 쓴다. 소득이 낮고 국가체계가 제대로 작동하지 않으면서 내·외부 충격에 제대로 대처하지 못하는 국가를 가리킨다.

을 보인다. 대표적인 예외가 페루의 벨라스코Velasco 정부로, 군사정권이었지만 1968년과 1975년 사이에 토지재분배 정책을 추진했다(McClintock, 1980).[32]

1980년대에 페루, 볼리비아, 아르헨티나, 우루과이, 브라질, 과테말라, 엘살바도르에서 군사정부가 민간정부로 바뀌었으나, 군사 엘리트는 대기업 경영자나 대지주와 연합해 정치의 규칙을 정하는 역할을 계속했다(미국이 여러 나라에 재정과 기타 자원을 지원했다).

미국은 개발도상국에서 민주정부를 지지한다고 주장했지만, 제2차 세계대전 이후 미국 관리 대부분은 직업 군인이 장악한 군사정권을 후원했다. 좌파 지도자가 평등주의적 경제정책을 추진해 자본가의 이해를 위협하면 후원은 더욱 노골적이었다(Andrain, 1988: 23).

이들 국가의 건강정책은 다양하다. 일반 시민은 주로 민간부문에 맡기지만, 군인과 가족은 공공부문이 보호한다. 아르헨티나에서는 군부가 정권을 장악한 후 의료를 '상품'으로 취급하면서 건강 수준이 나빠졌다. 고가 의료기술을 수입하고 노동조합이 운영하던 보건의료체제를 민간으로 넘겼다(Escudero, 1981).[33] 대부분 나라에서는 (정치적으로 무엇을 표방하든) 군인만을 위한 보건의

---

32   벨라스코 정권은 쿠데타로 집권한 군사정부지만, 개혁적인 정책을 추진한 독특한 정권이었다(특히 라틴아메리카의 전통에서). 미국의 경제적 영향력을 줄이고, 교통, 통신, 전기 등을 국유화한 것으로 유명하다. 개인이 소유한 토지를 대규모로 수용해 농민에게 이전하는 농지개혁을 단행하기도 했다.

33   1989년 집권한 페론당의 메넴Menem 정권은 노동조합이 중심이 되어 운영하던 노동사회보험을 민간의료보험으로 대체하려 했으며, 공공부문을 개혁해 지방분권화, 공공병원의 재정 자립, 공공부문 인력의 구조조정 등을 시도했다. 노동조합을 중심으로 개혁에 강력하게 반발하면서 협상과 타협을 거쳐 과도기적 형태로 마무리했다. 이상현. 2011. 「아르헨티나 의료개혁의 정치적 의미」. ≪이베로아메리카≫, 제13권 1호, 183~209쪽.

료서비스를 편성하는데, 서비스 제공과 재정이 더 좋다.

지금까지 설명한 정치체제 분류는 당연히 개략적인 것이다. 역사적 분석이 아니고 역사를 고려하지도 않아 정태적으로 보일 수 있다. 예를 들어, 제2차 세계대전 이후에 독립한 나라에서는 국가주권에 대한 신뢰가 약할 수밖에 없었다. 본래 있던 법률이나 인종 구분을 존중하지 않았던 식민 권력이 국가를 급하게 나누었고, 독립한 국가는 다양한 언어와 인종을 포함했다. 1990년대 이후 유일 정당 국가가 민주화 압력을 받으면서(외국이 원조 조건으로 삼았다) 전통과 역사에서 비롯된 정치적 난관에 봉착했다. 유일 정당 체계에서 다당제로 이행한 모잠비크의 경험이 대표적이다(Rebelo, 1990).

아직 국민국가 의식이 약한 상태에서 여러 정당과 정치세력을 허용하면 부족, 지역, 종교 등에 따른 정당이 난립할 수 있다. … 나아가 외국에 매수된 부패한 국내 세력이 정당을 만들고 외부의 조종을 받을 위험도 있다.

이런 문제는 모잠비크에 한정되지 않았고, 유고슬라비아와 소련이 무너진 이후에도 같은 일이 일어났다.

지금까지 살펴본 내용은 정치체제의 특성이 참여를 촉진할 수도 있고 억압할 수도 있다는 것이다. 이에 따라 건강정책 또한 크게 달라진다. 문제는 자유민주주의 체제에서도 참여가 여전히 논쟁적 사안이라는 점이다. 모든 시민이 직접 정치적 역할을 할 수 없으므로 그들의 의견을 대변할 대표를 선출해야 한다. 간접 참여에서는 시민이 정책에 얼마나 영향을 미칠 수 있는지, 그리고 정부에 영향을 미칠 수 있다는 시민의 믿음이 어느 정도인지 논쟁거리가 될 수밖에 없다. 민주주의를 둘러싼 개념과 이론은 아직 검토가 완전히 끝나지 않았다(Birch, 1993).

정치문화

어떤 나라에 있는 어떤 사람이든 나름대로 정치적 견해가 있고, 자신이 정부의 어떤 영역에 영향을 미칠 수 있는지 생각한다. 이런 생각은 한 나라 안에서도 사람마다 매우 다르다. 정부에서 멀리 떨어진 곳에 사는 농촌 사람은 도시 사람과는 다른 생각을 한다. 우드Heather Wood는 이를 『3등석 표Third Class Ticket』라는 책에서 생생하게 묘사했다. 벵골 지방의 마을 사람이 델리에 있는 의회를 방문했을 때 이야기다. 한 의원이 다음과 같이 질문했다(Wood, 1980: 131).

당신 정부가 얼마나 대단한지 보러 온 것입니까? 이곳이 바로 세계 최고의 민주 국가인 인도를 통치하는 곳입니다. 이곳에서는 여러분이 수확하는 농작물에 대한 계획을 세우고, 외국 정부와 원조를 협의하며, 세계 어느 곳보다 오랜 기간 축적한 정치 지식의 전통을 보존합니다. 여러분이 하는 모든 일을 통치하는 곳이지요. 국민의 의회라고 할 수 있습니다.

잠시 후 마을 사람 하나가 물었다.

"민주주의가 무엇인지, 왜 인도가 최고의 민주국가인지 설명해주시겠습니까?"
"인민이 통치하는 정부이고, 우리는 세계에서 가장 많은 사람이 투표하는 나라이기 때문입니다."
"투표는 선택할 수 있다고 하셨지요?"
"물론입니다."
"하지만 빚쟁이는 우리에게 늘 어느 곳에 표시하라는 지시를 합니다. 도대체 무엇을 선택할 수 있다는 말인가요?"

"누구 말도 들을 필요가 없습니다."

"그러면 어디에 표시할지 어떻게 압니까?"

"당신 스스로 가장 좋은 사람이라고 생각하는 사람에 표시하면, 그 사람이 이 곳에서 당신을 위해 일할 것입니다."

"그런데 델리에 있는 사람이 왜 우리 마을에 관심을 가지나요? 우리 마을을 아 는 사람을 본 적이 없는데 말이지요"(Wood 1980: 133).

농민들은 마을에서 일어나는 일이 훨씬 많은 것을 의미한다고 생각한다. 어 떤 때는 국가적 정치체제와는 판이하게 다른 명확한 위계질서가 작동하고, 국 가체계와는 아예 무관하게 마을이 돌아갈 때도 있다. 마을 이장이 중앙정부에 있는 그 누구보다 강력한 권한을 가질 수 있는 것이 그 예다. 보츠와나에서는 전통적 의사결정기구인 **코틀러**kgotla 가 지역사회에서 필요한 일을 결정하는 적 법한 회의체 역할을 한다.

코틀러가 중심적 역할을 한다는 증거는 분명하다. 지역사회에서 대표성을 주장 하려는 모든 조직은 코틀러에서 구성원을 선출해야 하고, 각 조직이 제안하는 것 은 코틀러를 통해 승인을 받아야 한다. 국회의원이든 연구자든 외부 사람이 할 말이 있으면 코틀러 회의에서 해야 한다(Brown, 1982).

코틀러가 지역 공동체에서 정당성을 인정받는 의사결정기구인 것은 맞지만, 영향은 점점 약해진다. 농민 대부분은 이제 정치인이나 공무원이 마을을 바꿀 수 있고(예를 들어, 공공주택 건축) 마을에 도움이 되는 외부 자원을 끌어올 힘이 있다는 것을 잘 안다. 정치인과 공무원을 두려워하거나 표시나지 않게 무시하 기도 하지만(지키지 못할 약속을 하면), 반대로 후원자 노릇을 하겠다고 나서면 충성도 높은 지지 세력이 될 수도 있다. 지역 정치인은 우물, 다리, 도로, 학교를 새로 짓는 데 필요한 예산을 끌어올 뿐 아니라, 마을 사람들이 대학이나 훈련과정에 들어갈 수 있도록 돕고 일자리를 알아봐주는 역할도 한다.

고소득국가에서는 지난 수십 년간 정치적 신조가 크게 변화했다. 영국과 미국 모두에서 20여 년 전보다 정치 혐오가 급증했고, 개별 정책(예를 들어 1970년대 미국의 베트남 전쟁과 1990년대 영국의 주민세 파동)과 선거제도에 대한 불만이 많이 늘어났다. 이탈리아는 1993년 비례대표제를 '단순다수대표제'로 바꾸는 투표를 시행했지만, 뉴질랜드는 '단순다수대표제'를 포기하고 혼합 시스템으로 바꾸는 투표를 실시했다.[34] 두 나라 모두 유권자가 기존 제도와 얽힌 기득권을 비판적으로 생각한다는 것을 보여준다.

개인은 지역·광역·국가 단위에서 투표에 참여할 수 있다. 1960년대 중반 자유민주주의 국가 7개국에서 시행한 한 조사에 따르면, 대다수 유권자는 국가 선거에만 유일하게 참여했다고 한다(Hague and Harrop, 1982: 68). 영국민은 지역 선거에서 평균 열 명당 네 명꼴로 투표했지만, 국가 선거는 투표율이 훨씬 높아 70%에 이르렀다. 다른 나라도 상황이 비슷하나, 개발도상국의 투표율은 대체로 이보다 낮다. 나이지리아의 국가 선거 투표율은 56% 정도이고, 지역 선거 투표율은 이보다 더 낮은 수준이다(Danziger, 1991). 인도의 총선 투표율은 지난 수십 년간 60%를 넘었다. 일부 개발도상국에서는 표는 곧 돈이나 마찬가지다. 마르코스Ferdinand Marcos 대통령 치하의 필리핀에서 자주 벌어지던 일로, 10~20%에 이르는 유권자가 서명한 투표용지를 지역 토호에게 팔아넘겼다. 표 대신 돈이나 원하는 것을 받은 것은 물론이다(Hague et al., 1992: 190).

투표율은 비교적 낮은 편이지만, 1987년 영국 하원의원이 쓴 책(투표가 무엇을 바꾼다면, 투표는 없어질 것이다If voting changed anything, they'd abolish it) 제목처럼 노

---

34 단순다수대표제는 각각의 소선거구마다 최다 득표자 한 명을 선출하는 선거제도를 가리킨다.

골적으로 투표를 냉소하는 일은 드물다(Livingstone, 1987). 투표를 비판하는 측에서는 선거는 엘리트의 대중지배를 강화하는 도구일 뿐이라고 주장하지만, 경쟁하는 선거를 통해 정책이 바뀔 수 있다는 연구분석 결과도 있다. 여러 정당은 서로 다른 국내 정책을 추진하고, 집권하면 약속한 것을 실천하려 노력한다. 전후 유럽의 자유민주주의 국가에서는 좌파나 우파 어느 쪽이 집권했는가에 따라 정책이 달라졌다(Hague et al., 1992: 183). 우파가 주로 집권한 이탈리아에 비해 좌파가 강한 스웨덴에서 실업률이 낮았고 인플레이션은 높았다. 더 많은 학생이 대학교육을 받고, 군비 지출은 더 적었으며, 공공부문은 더 컸다.

가장 극적으로 정치문화가 바뀐 곳은 1989년 민주화 요구가 분출한 동유럽이다. 1950년대(동독, 헝가리, 폴란드), 1960년대(체코슬로바키아, 폴란드), 1980년대(폴란드)를 거치면서 정치위기가 계속되었는데, 이는 권위주의적 정권이 계속 집권하는 데 불만이 많았다는 것을 가리킨다. 이들 나라는 1989년 이후 새로운 전기를 맞았다.

어떤 나라에서는 투표란 그저 상징적인 것에 지나지 않는다. 정당이 하나밖에 없다면 후보끼리 경쟁해봐야 별 차이가 없고, 투표는 집권세력을 지지하는 것을 나타내는 요식행위에 지나지 않는다. 극도로 권위주의적인 일부 국가에서는 투표하지 않는 것을 불만을 표시하는 행위로 해석하기도 한다. 때로 투표권을 제한하는 나라도 있다. 남아공은 1993년까지 흑인에게 투표권을 주지 않았고, 스위스와 스페인, 포르투갈은 1970년대가 되어서야 여성의 투표권을 인정했다.

투표에 참여하지 않더라도 다른 방법으로 정치에 참여할 수 있다. 집단 시위, 보이콧boycott, 파업 등이 그것이다. 지난 수십 년간 언론은 세계 곳곳의 시위를 안방에 중계했다. 1960년대 이후만 해도 베트남전쟁 반대 시위(미국), 천안문 사태(중국), 민주화 시위(체코, 폴란드, 헝가리, 루마니아, 동독 등의 동유럽) 등이 벌어졌다.[35] 많은 아프리카 국가에서는 구조조정 정책으로 식품 가격이 폭등하면서 시위가 발생했다.

투표에 대한 환상이 깨지면서 정부에 영향을 미치는 다른 방법이 등장했다. 지난 20여 년간 특정 분야의 정부 정책을 바꾸기 위해 압력을 행사하는 이익집단이 크게 늘어난 것이다. 유럽 전역에서 새로운 이익집단이 늘어나고 기존 조직의 구성원도 증가했는데, 환경운동이 가장 두드러지는 영역이다(Jordan and Richardson, 1987). 개발도상국에서도 비정부기구가 급증했고, 많은 조직이 서비스를 제공하는 역할을 하면서 동시에 압력단체로 활동한다.

체코슬로바키아 출신의 몇몇 사회학자가 주장한 것에 따르면, 1980년대 많은 소집단, 조직, 개인(자연보호주의자, 환경주의자, 학생, 배우, 문필가, 화가, 학자 등)이 '적극적 일탈의 섬 islands of positive deviation'을 만들고 국가를 다시 규정하려고 시도했기 때문에 1989년 혁명이 가능했다(Wright, 1990). 권위주의적인 공산정권하에서 정부에 영향을 미칠 수 있는 여지는 크지 않았지만, 일부 시민은 그런 사실을 알면서도 이익집단에 참여했다. 이익집단은 제6장에서 더 자세히 다룬다.

지금까지 살펴본 것과 같이, 정부유형이나 정치문화에 따라 정책결정에 실제 참여하는 정도 또는 참여할 수 있는 정도가 크게 달라진다.

정치에 영향을 미치는 외부요인

지금까지는 정치체제가 정책참여에 어느 정도나 영향을 미치는지 설명했

---

35   1990년대 이후에도 반세계화, 반전, 반핵 등을 내세운 시위가 빈발했다. 가장 최근에는 아랍의 봄, 월가 점령 시위, 미국의 반인종주의 시위, 유럽의 반긴축 시위 등이 유명하다.

다. 여기서는 정책형성과 실행에 영향을 미치는 다른 외부요인들을 살펴본다. 정부가 어떤 일을 하고 어떤 일은 하지 않을지를 선택하는 데 관계있는 요소는 무수히 많다고 해도 좋다. 정치체제의 효과를 제외하더라도, 국가 사이의 긴장관계, 각 나라의 기후, 경제적 부, 인종갈등의 수준, 역사적 전통, 문맹률 등이 모두 영향을 미친다. 정책에 영향을 미치는 요인은 크게 네 가지로 나눌 수 있다(Leichter, 1979). 상황요인은 정책에 영향을 주는 일시적이고 특이한 상황을 가리키며, 구조요인은 비교적 고정된 사회와 정치체제 요인을 말한다. 문화요인은 어떤 집단이 지향하는 가치 또는 사회 전반의 가치를 의미하고, 환경요인은 정치체제의 경계 밖에 존재하면서 정책에 영향을 미치는 사건·구조·가치를 가리킨다.

폭력 사태나 갑작스러운 변화는 **상황요인**의 대표적 예다. 평시 상황이면 정당성이 없지만 전시에는 도입할 수 있는 정책이 있다. 제2차 세계대전 중 영국은 모든 국민에게 보건의료서비스를 제대로 제공한다는 이유로 민간병원을 접수했다. 니카라과도 전시에 시민을 동원하고 지역보건서비스를 맡겨 사회부문에 큰 영향을 미쳤다. 수천 명의 자원자를 동원해 예방접종을 비롯한 여러 예방서비스를 담당하게 했다(Frieden and Garfield, 1987). 1979년과 1985년 사이에 영아사망률이 1000명당 113에서 73으로 감소한 것은 그 덕분일 것이다. 반대 상황도 있다. 모잠비크에서는 내전이 발생하면서 일차보건의료를 개선하려는 건강정책이 계속 타격을 받았다.[36] 보건의료 인력을 양성하고 농촌 보건시설을 확충하려 했으나, 정부는 일선 기관에 약품과 장비를 제때 공급하지 못했고, 인력은 도시로 빠져나갔으며, 농촌지역의 불안이 심각했다(Cliff and Noormohammed, 1988). 쿠바의 카스트로 정권은 1960~1970년대 미국과 적대

---

36 모잠비크는 1977년부터 15년 이상 내전 상태에 있었다. 국제적으로 일차보건의료를 강화하려는 움직임이 있었던 시기와 겹친다.

관계에 있었고(전쟁은 없었다), 적개심에 불타던 많은 국민이 적극적으로 정부 정책을 지원하고 나섰다.

보통 상황에서는 불가능하지만 쿠데타가 일어나거나 국가 지도자가 갑자기 바뀌어서 시행할 수 있었던 정책도 있다. 아르헨티나에서는 군부가 집권하면서 건강정책의 방향이 바뀌고 건강 수준이 후퇴했다(Escudero, 1981). 잠비아는 1960년대 독립 이후 카운다Kenneth Kaunda 정권이 일당 독재 체제를 유지했으나, 1992년 새로 민주정부가 들어선 후 큰 저항 없이 식품보조금을 폐지할 수 있었다.

전쟁과 큰 정치변화는 국가의 역할을 확장할 수 있지만, 국가 활동을 왜곡· 전환·제한할 수도 있다. 이런 때도 평시에는 수용하기 어려운 변화가 정당화된다. 1930년대 유럽의 경기침체는 사회보험제도 도입으로 이어졌다. 많은 자유민주주의 국가는 1980년대에 저성장에 빠진 후 공공부문의 자원투입을 줄이고 민간부문의 역할을 키우는 이른바 '관리되는 시장managed market'을 추진했다.[37]

위기 상황에서만 변화할 수 있는 것은 아니다. 아프리카 국가인 감비아는 1980년대 중반 경제회복 프로그램을 실시했는데, 지역사회의 여러 분야에서 부정적 효과가 나타났지만 큰 반대에 부딪히지 않았다(McPherson and Radelet, 1991). 여기에는 몇 가지 요인이 함께 작용했다. 반대 세력이 조직되지 못했고, 노동조합이 약했으며, 정부와 군부의 정책 엘리트는 국가 경제를 심각한 위기 상황으로 인식했다. 외부 위협도 있었는데, 그중 하나는 원조국의 지지를 등에 업은 국제통화기금이 경제개혁 없이는 차관을 제공하지 않겠다고 선언한 것이다. 주변 강대국인 세네갈이 약소국인 감비아를 통합하려고 오랫동안 노린 것

---

37 넓은 의미에서 '관리되는 시장'은 시장 기전을 도입·확대하되 시장 실패를 줄이기 위해 국가가 적극적으로 개입하는 전략을 의미한다. 좁은 의미에서는 1980년대 말 미국 경제학자 에인트호벤Alain Enthoven이 영국 국가보건서비스의 시장적 개혁의 원리로 주장한 것을 가리킨다.

도 한 가지 요인으로 작용했다. 또한 국제가격이 급락했을 때 쌀 수입을 자유화한 것도 반대를 누그러뜨리는 데 도움이 되었다. 경제회복 프로그램을 시행한 후 국내에서 쌀 가격이 하락했기 때문이다.

구조요인도 분명히 정책에 영향을 미친다. 정권의 유형에 따라 참여 수준과 정책이 달라진다는 것은 앞에서 이미 살펴본 것과 같다. 기본적으로 농업국인가 또는 단일 생산품에 의존하는 국가인가 등, 한 나라의 경제 기반도 정책에 영향을 미친다. 담배와 설탕이 핵심 수출품인 쿠바는 담배와 설탕을 주제로 한 보건교육에 양면적 태도를 보일 수밖에 없다. 기술변화 또한 여러 종류의 예상하지 못했던 결과를 초래할 수 있는데, 보건의료 기술이 널리 퍼지면 자칫 보건예산 전체를 왜곡시킬 수도 있다. 영상진단용 첨단장비, 예를 들어 초음파 대신 자기공명영상장치MRI가 늘어나면 치료 수요와 기대가 증가할 뿐 아니라 보건예산도 영향을 받는다.

브라질의 제왕절개 분만 사례는 전형적이다. 브라질 의사는 월급이 적어 공공과 민간을 구분하지 않고 서너 개의 직업을 가진 사람이 많다. 1980년대 중반 브라질의 제왕절개 분만율은 30%에 이르렀는데, 연구결과 많은 수가 불필요한 수술로 밝혀졌다(고소득 저위험군에서는 50%에 이를 정도였다). 수술 여부를 결정하는 데는 의학적 필요보다는 경제적 이유가 작용했다(제왕절개 분만의 진료비가 정상 분만보다 높았다). 정부는 문제를 해결하기 위해 자연분만과 제왕절개 분만의 진료비를 같은 수준으로 정했으나, 제왕절개 분만율은 계속 증가했다. 한 가지 구조요인이 작용했기 때문이다. 의사 노동시장은 조직화 수준이 매우 높았고,[38] 의사들이 충분한 소득을 올리기 위해서는 여러 가지 일을 해야

---

38 보건의료체계의 '조직화'는 서로 다른 구성요소 사이에 연관관계가 얼마나 긴밀한가 하는 문제로, 조직화 수준이 높다는(고도의 조직화) 것은 한 가지 구성 요소가 단독으로 변화하기 어렵다는 것을 가리킨다.

했다. 이런 환경에서는 출산 시각을 미리 정하는 것이 유리했고, 얼마나 걸릴 지 알 수 없는 자연분만보다 수술 시간이 일정한 제왕절개를 선호했다(Barros, Vaughan and Victora, 1986). 결국, 제왕절개 수술 비율을 낮추기 위해서는 먼저 의사 노동시장의 구조를 바꾸어야 했다. 제왕절개 분만이 늘어나는 다른 국가, 예를 들어 영국에서는 좀 더 복잡한 요인이 작용한다. 점점 더 기술에 의존하 고(따라서 임상 경험은 줄어든다) 그 결과 더 많은 의료분쟁이 일어날 수 있으므 로, 의사와 조산사는 위험을 줄이기 위해 제왕절개 수술을 택하는 경향이 나타 난다.

정책에 큰 영향을 미치는 다른 구조요인으로는 경제체제가 있는데, 경제체 제의 유형에 따라 발전하는 의료서비스의 종류가 달라진다. 예를 들어, 미국 경제의 구조는 자유시장 체제에 기초하고, 선주민이나 극빈자를 제외하고는 공공서비스를 선호하지 않는다. 1990년대까지 존재하던 중앙계획 경제는 미 국과는 반대의 극단으로, 여기서는 모든 사람에게 보건의료를 제공하는 것이 국가의 책임이라고 생각했다. 또한, 한 나라의 국부 또는 국민총생산도 건강 에 필요한 자원을 배분하는 데 영향을 미친다. 예를 들어, 어떤 두 나라의 보 건의료비 지출 비중이 같다 하더라도 전체 경제 규모는 엄청난 차이를 보일 수 있다.[39]

사회와 인구요인도 빼놓을 수 없다. 도시화 수준은 서비스 제공 가능성과 능력에 영향을 미치고, 출산율과 연령구조에 따라 건강정책의 장기적인 결과 가 달라질 수 있다. 많은 사람이 한꺼번에 이동하면 말라리아와 에이즈와 같은

---

[39] 국내총생산GDP 대비 보건의료비 지출 비중은 특히 국가 간 비교를 목적으로 흔히 쓰이 는 지표다. 고소득국가에서는 주로 보건의료체계의 효율성을, 나머지 국가에서는 주로 보건 분야 투자나 소비 수준을 나타내기 위해 쓰인다. 이 책은 비중뿐 아니라 전체 경제 규모를 강조하는데, 실제 보건과 관련한 자원의 가용성, 물적 토대, 체계 운영 등은 전 체 경제 규모와 밀접한 관련이 있다.

감염병 전파는 물론 건강의 다른 측면도 영향을 받는다.

문화요인도 영향력이 있다. 정치문화는 시민참여와 정부에 대한 신뢰, 그리고 변화에 영향을 미친다. 정부를 믿지 못하거나 정치체제에 자부심을 느끼지 못할 때는 이른바 '소외의 정치문화' 현상이 나타날 수 있는데,[40] 1980년대와 1990년대 이탈리아에서 국가 부패와 부당 거래가 드러났을 때가 그런 경우다. 문화가 행동에 미치는 영향은 아주 복잡하지만, 시민의 개방적 참여로 이어질 가능성은 적다. 언어, 종교, 전승되는 사회적 가치도 중요하다. 여성의 얼굴을 가리고 사회활동을 억제하는 전통이 있는 곳이면, 여성이 보건의료 이용에 어려움을 겪는 것은 당연하다. 많은 나라에서 국어가 전국적으로 통용되지 않고, 특히 여성은 한두 가지 지역 언어만 쓰는 경우가 많다. 이런 곳에서는 훈련과 인력 선발이 어려움을 겪고, 그 결과 보건의료 이용은 물론 전문가와 지역주민 사이의 의사소통도 영향을 받는다.

마지막으로 환경요인이 작용하는데, 필자는 외부 또는 국제적 구조요인이라는 표현이 더 낫다고 생각한다. 국가 사이의 상호 의존도는 점점 더 커지고 있고, 이는 건강 분야도 마찬가지다. 초국적기업(예를 들어 제약회사)이 개별 국가의 정책결정에 심대한 영향을 미치는 일은 오래전부터 드물지 않았다. 관세 및 무역에 관한 일반 협정General Agreement on Tariff and Trade: GATT〔또는 환태평양경제동반자협정Trans-Pacific Partnership: TPP〕같은 무역협정도 국내 정책에 상당한 영향을 미칠 수 있다.[41] 양자 간, 다자간 원조의 흐름 또한 많은 개발도상국의 정책에 영향을 미치는 요소다. 개발도상국에 원조하는 것은 (공여국 입장에서) 그 나라가 중요한 전략적 위치를 차지하기 때문이다. 예를 들어 미국이 가장 많은 원조를

---

40 '소외의 정치문화'란 대다수 이탈리아 사람이 정치체제에 대한 신뢰와 자부심을 잃고 정치적으로 소외되었다고 느꼈던 것을 가리킨다(Leichter 1979: 60).

41 관세 및 무역에 관한 일반 협정GATT은 1995년 세계무역기구 체제로 개편되었다.

하는 나라에는 이스라엘, 이라크, 이집트, 파키스탄 등이 들어 있다. 국제통화기금을 비롯한 다자 금융기구도 비슷한 역할을 하는데, 양자 간 원조기구와 협력하면서 수원국이 기본 규칙과 조건을 갖추도록 요구한다. 요구는 흔히 특정 형태의 경제개혁(공공부문 축소)이나 정치개혁(다당제 도입)을 단행해야 한다는 것이다. 이 과정에서 개발도상국은 공여국이 수원국의 고유한 사정을 이해하지 못하면서 국내 정책을 좌우하는 것, 그리고 정책이 실패했을 때 책임을 지지 않는 것 등을 불만스러워한다. 국제기구가 정책 확산에 얼마나 기여하는지, 또는 회의, 출장, 정보교환이 정책 확산에 어느 정도나 도움이 되는지는 아직 불확실한 점이 많다.

결론

지금까지 다룬 여러 주제는 정책과정의 참여자를 분석하는 부분에서 다시 설명할 것이다. 이 장의 핵심 목표는 정책결정을 분석할 때 고려해야 할 두 가지 중요한 사항을 강조하는 것이었다. 첫째, 정치체제를 분석함으로써 그 체제가 정책참여를 얼마나 촉진하고 허용하는지 확인할 수 있다. 자유민주주의 체제는 적어도 이론적으로는 직간접 참여를 장려하지만, 권위주의 정권은 정책을 결정하는 과정에서 시민의 의견을 묻거나 참여를 허용하는 일이 드물다. 정치체제에 대한 시민의 믿음도 참여 수준에 영향을 미친다. 둘째, 모든 정책은 외부요인에 따라 달라질 수 있다. 전쟁 또는 총리 교체와 같은 상황요인은 평소에는 거의 불가능한 변화가 일어날 기회이다. 지리적 조건이나 인종 구성 등의 구조요인도 정책에 영향을 미친다. 이들 요인은 정책결정의 맥락으로 작용하고, 정책을 바꾸려고 할 때 함께 고려해야 한다.

제 **3** 장

권력과 정책과정

정책결정 이론은 과정에 관심을 둔다. 이 이론은 의사결정 과정에 초점을 맞춘 분석 양식으로, 미시적 관점을 택한 것과 거시적 관점을 택한 것으로 나눌 수 있다. 거시이론은 정치체제에서 권력을 다루고, 주제에 따라 합의모형과 갈등모형으로 나눈다. 제2장에서 살펴본 이스턴의 체제이론은 〔전형적인 합의 모형으로〕 전체 정치체제가 환경의 요구에 반응하는 것을 강조하고, 정치체제가 합의를 유지하는 데 정책이 어떤 역할을 하는지 주목한다. 이 이론에서 정치권력은 정부가 집합적 결정을 내리고 합의한 정책을 실행할 수 있는 능력으로 정의할 수 있다. 거시적 관점의 두 번째 주제인 갈등모형에서는 누가 정책을 만드는가, 즉 소수 엘리트인가 아니면 여러 다양한 집단인가에 관심을 둔다. 이런 관점에서 정치권력은 반대가 있을 수 있는 정책을 강제할 힘을 가리킨다. 정치권력은 "공통 목표를 달성하려는 것이라기보다는 다른 이들을 지배할 수 있는 힘의 문제"다(Hague et al., 1992: 9).

정책결정의 미시이론은 정치체제보다 정책결정의 메커니즘과 행정 절차에 더 큰 관심을 둔다. 여기에 속하는 여러 이론은 하나의 연속선 위에 있다고 볼 수 있는데, 한쪽 끝에 있는 것이 합리모형이라면 다른 쪽 끝에 있는 것이 점증모형이다.

이 장에서는 합의와 갈등을 중심으로 한 거시이론과 정책결정의 미시이론을 통합적으로 다루려고 한다. 어떻게 결정하는지를 미시이론으로 설명하면서도, 누가 정책에 영향을 미치는지를 같이 이해해야 한다. 여기에서 핵심 질문은 다음과 같다. 많은 집단이 제각기 자기 요구가 중요하다고 주장하는 가운데서도 합리적인 정책을 설계할 수 있는가?

권력, 누가 영향력을 가지는가

민주주의를 이해하는 가장 보편적인 관점은 시민은 여러 가지 방법으로 정책과정에 참여할 수 있고, 원하는 정책을 정부가 추진하도록 영향을 미칠 수 있다는 것이다. 물론, 이런 관점에 모두가 동의하는 것은 아니다. 권력은 소수의 손에 있고 정책 대부분은 정부 안팎에 있는 소수 엘리트가 독점한다는 반론도 있다. 이 장에서는 어떤 설명이 건강정책에 가장 적합한지 살펴볼 것이다.

다원주의 관점

고전적인 다원주의자는 권력이 사회 전체에 흩어져 있어 그 누구도 다른 사람을 완전히 지배할 수 없다고 생각한다. 이런 주장은 자유민주주의 체제에서 볼 수 있는 몇 가지 사실에 기반을 둔다.

1. 투표와 언론자유 등 기본적인 정치적 권리가 정치적 평등과 개인주의를 보호한다. 선거, 정치적 설득(로비)과 압력집단의 활동, 정치적으로 자유

로운 언론매체를 통해 정부에 접근할 수 있다.

2. 모든 시민은 정치적 행동을 위한 집단과 모임(어소시에이션)을 조직할 권리와 능력을 갖추었고 이를 통해 개인의 한계를 보완한다.[42] 시민참여를 통해 반대 의견을 표현하고 정책에 영향을 미치거나 직접 이의를 제기할 수 있다.

3. 다원주의 사회에서 국가는 획일적이지 않다. 국가는 상충하는 여러 사회적·경제적 이익 사이에서 공정하게 판단하는 중립적 제도를 총칭한다. 어떤 특정 계급이나 집단의 이익을 보호하지 않으며 명확하게 한쪽 이익에 치우치지 않는다.

4. 국가에 소수 엘리트가 있다 해도 다원주의 국가에서는 그 엘리트 또한 다원성을 나타낸다. 특정 엘리트가 계속 지배할 수 없다.

다원주의적 정책과정에서는 숙의를 거쳐 공동의 이익을 반영한 정책이 산출될 것으로 기대한다. 정책이 다수의 지지를 받고 정부는 서로 경쟁하는 여러 이해관계 사이에서 치우치지 않는 중재자이기 때문이다. 이런 관점에 동의하지 않는 사람도 많은데, 이들은 국가(또는 정부)가 이해관계를 조정하는 진정한 중립적 중재자라고 생각하지 않는다. 예를 들어 공공선택 이론이 보는 정치체제는 서로 갈등하고 흥정하는 집단 사이에서 균형을 잡는 정부와는 거리가 멀다. 정부는 군부, 자본, 은행 소유주, 거대 기업이나 다국적기업, 때에 따라서는 외국의 국제기구 등 권력기관의 이해관계와 긴밀하게 결합해 있다. 이들 기

---

42 정치적으로 어소시에이션association(집단)은 개인(또는 기업, 시장)과 국가기구, 선거제도 사이에 존재하는 여러 비공식 조직을 가리킨다. 혈연이나 가족으로 이루어진 집단을 '일차primary 어소시에이션'이라 한다면, 여기서 말하는 집단은 대체로 '이차secondary 어소시에이션'을 뜻한다. 민주주의의 원리와 방법에서 중요한 역할을 할 수 있는 행위자로 인정받는다.

관은 강력한 이익연합을 형성하고, 자기 이익을 추구하는 정책에만 관심을 기울인다.[43]

예를 들어, 1970년대에는 (자본을 대변하는) 산업계와 (노동자를 대변하는) 노동계가 이익연합을 만들고 강력한 이익집단으로 활약했다. 단체(특히 고용주-피고용인 집단)의 규모가 커지면서 정부와 직접 접촉하는 몇몇 지도자가 조직을 주도했고, 이들과 (단체가 대표하려 한) 소극적인 대다수 구성원과의 거리는 아주 멀어졌다. 일반적으로 정부는 코포라티즘corporatism 체제를 환영하는데, 정부 입장에서는 여러 집단보다는 강한 조직 하나를 상대하는 것이 쉽고 지도자가 나서서 여러 조직 구성원의 상충하는 이해관계를 조정해주기를 기대하기 때문이다.[44] 물론, 과거 경험으로 보면 항상 그런 것은 아니다. 1980년대 영국 정부는 전국적으로 여러 노동조합을 대표해 정부와 협상하는 주체인 영국노동조합회의Trades Union Congress: TUC를 조직적으로 와해시켰고, 코포라티즘적 관계는 정부와 업계 사이에만 남았다. 태국 정부는 서로 다른 영역을 아우르기 위해 민간과 공공을 조정하는 '합동조정위원회'를 만든 다음, 중앙위원회를 조직해 전체 경제를 관장했다.[45] 〔정부가 중립적 중재자 기능을 하기보다는〕 민간부문이 정부에 민원을 제기하거나 고충사항을 전달하는 통로로 이 위원회를 활용

---

43 공공선택 이론은 다양한 이해관계가 서로 경쟁한다고 본다는 점에서 다원주의 관점에 속하지만, 국가(정부)도 중립적이 아니고 자신의 이해관계에 따라 행동한다고 이해한다는 점에서 전형적인 다원주의 관점과 다르다.

44 과거에는 'corporatism'을 주로 '조합주의'로 많이 번역했으나 최근에는 '코포라티즘'이라는 용어를 많이 쓴다. 사회적으로 중요한 여러 이익집단이 협의·협상·타협하면서 중요한 사회·경제정책을 합의하는 방식(체제)을 가리킨다. 자본주의 체제에서는 주로 노동자, 고용주, 정부가 핵심 당사자다. 한국에서는 김대중 정부 이후 노사정 협의체를 통해 노동과 관련한 정책을 추진하는 것이 미약하나마 코포라티즘의 성격을 보인다.

45 1981년 처음 조직했고, 총리가 위원장이었다. 태국의 예는 정부-자본 사이의 코포라티즘적 관계를 나타내는 것으로, 노동이나 농민을 배제한 형태다.

했다(Bennett and Tangcharoensathien, 1994).

엘리트주의 관점

많은 엘리트주의 이론이 마르크스주의에 기초를 두고 있다. 특정 계급이 정책선택과 변화를 좌우하고, 국가의 일차 기능은 이들 계급이 지배를 지속할 수 있게 하는 것이다.

특정 사회계급이 정책결정의 최고 지위와 밀접하게 연관되어 있다는 실증연구가 이러한 이론을 뒷받침한다. 1970년대 영국에서 이루어진 한 연구에 따르면, 영국군 상위 3개 계급의 40%는 친족이나 결혼관계를 통해 각료, 고위 외교관, 주요 금융인 등 경제·정치 엘리트와 연결되어 있었다. 미국의 고전적 연구인 밀스Wright Mills의 분석결과도 비슷하다. 중요 집단인 정치, 기업, 군부의 고위층이 서로 겹치면서 최상위 지위를 차지하는데, 대학의 동문관계로 얽힌 사람이 많고 그중 일부는 혈연으로도 연결된다(Mills, 1956). 오늘날 밀스의 주장은 코포라티즘 이론의 한 형태로 해석하는데, 제도적 기구(대기업, 군대, 또는 노동조합)의 이해관계나 정부 내부의 소수 정책결정자가 선거로 당선된 대표자의 권력을 빼앗는다는 것이다(Hague, Harrop and Breslin, 1992).

많은 개발도상국에서는 관료, 기업가, 전문가, 군인, 정부가 서로 긴밀하게 연결되어 정책집단을 만들고, 의도와 목적을 가리지 않고 지배계급을 형성한다. 몇몇 나라에서는 지배계급의 수가 매우 적어 성姓만 듣고도 엘리트집단인지 알 수 있을 정도다.

엘리트주의는 정책과정에서 나타나는 권력과 영향에 대한 다원주의의 관점이 틀렸다고 주장하는데, 그 논거는 다음과 같다.

1. 경제적 지배계급이 실제로 정책에 영향을 미칠 수 있는데, 이들만 정치

엘리트가 될 수 있다. 몇몇 나라에서는 엘리트의 수가 매우 적고, 여기에는 실질적으로 권력을 쥔 군인이 포함된다. 남미와 아프리카 일부 국가에서 흔히 볼 수 있는 유형이다.

2. 이익집단에 따라 권력의 크기가 다르다. 각각 통제할 수 있는 자원의 크기에 차이가 나고, 그 불평등이 영향력의 차이를 결정한다. 산업(예를 들어 주류나 제약회사, 또는 담배 경작자와 같은 대규모 생산자)을 대표하는 집단은 무역과 경제성장에 직접 관여하므로 서비스업(미용사나 간호사)보다 정책 담당자에게 더 큰 영향을 미칠 수 있다. 보건 분야에서는 고위 의료전문직이 인력정책에 직간접으로 영향력을 행사한다. 의사는 정부와 협상하면서 모국을 떠날 수 있고 다른 곳에서도 진료할 수 있다는 것을 최후의 위협 수단으로 활용할 때가 많다. 개발도상국처럼 의사가 모자라는 곳이면, 이것이 간접적인 위협이라 하더라도 정부는 실질적인 위협으로 받아들일 수밖에 없다. 병원의 환자이송원이나 조산사의 영향력은 이보다 작다. 노동조합(조합원을 파업에 동원할 수 있고 국가 경제에 타격을 줄 수 있다)의 영향력은 핵무기 증강을 반대하는 평화운동 단체보다 훨씬 크고 직접적이다.

3. 다원주의는 한 나라 정부의 정책과정에 초점을 두지만, 국가 활동의 바깥(특히 다국적기업과 국제기구)에서 작동하는 경제적 권력을 무시한다. 다국적기업은 국가의 경계를 넘나들며, 투자를 중단하겠다는 것을 결정적 무기로 삼아 각 나라 정부에 큰 압력을 가할 수 있다. 이 책의 뒷부분에서 담배와 주류를 생산하는 다국적기업이 동유럽 국가와 개발도상국의 건강정책에 어떤 영향을 미쳤는지 살펴볼 것이다. 여러 국제기구를 지배하는 것은 주로 강대국과 고소득국가들이다. 이들은 개발도상국에 불리하게 교역 조건을 결정하는 데 영향을 미칠 뿐 아니라, 일부 개발도상국이 국내 경제정책을 근본적으로 바꾸도록 압박한다. 많은 아프리카

나라의 보건부는 자국의 건강정책 의제를 결정하는 데 국제기구의 압력이 있었다고 증언했다. 유니세프는 1980년대 내내 열심히 고비GOBI 사업(성장 모니터링, 경구 수액 공급, 모유 수유, 예방접종)을 추진했고,[46] 일부 국가는 그 때문에 다른 사업을 포기해야 했다.

엘리트주의 관점에 대해서도 반론이 많다. 정책이 만들어지는 과정을 분석할 때 소수 엘리트가 행사하는 권력을 지나치게 높게 평가한다는 것이다. 현실에서는 비非엘리트가 엘리트에 도전하며, 정책은 워낙 광범위하고 많은 영역을 다루기 때문에 한 가지 사안을 두고 여러 집단이 사회적 관심을 끌려고 경쟁하는 것을 흔히 볼 수 있다. 개발도상국에서는 이익집단이 잘 조직되어 있지 않고 정부 공무원을 효과적으로 압박하기도 어렵지만, 그런 상황에서도 어떤 집단은 전문가 단체나 교회를 활용해 정부에 다가간다. 이 때문에 홀Phoebe Hall 등 일부 학자는 권력에 대한 절충적 이론인 **제한된 다원주의**bounded pluralism를 제안했다(Hall et al., 1975). 이 이론은 정책의 수준을 둘로 나누어야 한다고 주장한다. 주로 경제문제를 중심으로 한 상위 정치는 엘리트주의의 틀로 설명해야 하지만 보건, 교육, 교통, 주거 등 대부분의 국내 정책은 여러 집단이 정책 결정의 다양한 수준에서 참여하는 다원주의의 틀로 이해할 수 있다. 논쟁이 없는 사안에 대해서는 정책과정에 개입할 여지가 있으므로, 정부는 정당성이 있다고 판단하는 범위 안에서는 통로를 열어 놓고 여러 다른 의견을 듣는다. 물론, 국내 정책도 경제정책의 영향을 받으므로 궁극적으로는 모든 정책이 지배 엘리트의 손에서 결정된다는 주장도 있다. 그러나 이런 관점은 국민이 정책을

---

46   GOBI는 성장 모니터링Growth monitoring, 경구용 수액공급Oral rehydration, 모유 수유Breast feeding, 예방접종Immunization 의 영어 첫머리를 따서 만든 약자다. 유니세프가 저소득국가의 어린이 사망률을 줄이기 위해 일부 유력한 보건사업을 선택해 집중적으로 투자했다.

바꿀 능력이 있다는 것을 인정하지 않는 것으로, 필자는 이에 동의하지 않는다. 대부분의 자유민주주의 체제에서는 정책에 도전하고 정책을 변화시킬 수 있으며, 이는 개입할 여지가 있는 다른 정치체제에서도 마찬가지다. 필자는 제한되지만 정책 공간이 있다는 주장을 지지한다.

미국 정치학자인 린드블럼Charles E. Lindblom도 같은 문제를 제기했다. 그는 정책의제를 두 가지 범주로 나누었는데, 하나는 정책의 일반적 질문이고, 다른 한 가지는 정치와 경제활동의 근본구조에 관련된 거시적 주제다(Lindblom, 1979). 그가 주장한 바에 따르면, 첫 번째 주제는 적극적으로 참여하는 사람이 많지만 두 번째 질문, 즉 거시적 주제는 참여가 약하거나 거의 없다.

거시적 주제를 정치적으로 어떻게 다룰 것인가 하는 문제에 대해서는 이견이 별로 없다. 덧붙이자면, 이 의견은 거의 대부분 주입된 것이다.

이에 해당하는 주제 대부분은 제6장에서 더 자세하게 다룬다.

과정: 정책은 무엇이며 어떻게 만들어지는가?

지금까지는 의사결정과 정책결정을 일부러 같은 뜻으로 사용했다. 어떤 전문가는 '정책'과 '의사결정decision'을 구분하는데, 이때는 정책이 의사결정보다 더 큰 개념이라 할 수 있다.[47] 정책은 연속해서 일어나는 일련의 구체적인 의사결정으로, 때로 합리적 순서를 거친다(Hogwood and Gunn, 1984). 영국 정치

---

47 정책과 정책결정policy-making, 의사decision 와 의사결정decision-making 을 명확하게 구분하고 일관되게 옮기기는 매우 어렵다. 여기서는 원문의 decision을 의사결정으로 옮겼다.

학자 해럽Martin Harrop에 따르면, 의사결정은 "대체로 명시적인 방법으로 여러 대안 중에서 어떤 것을 선택하는 것"을 의미한다. 이에 비해 정책은 "일련의 의사결정과 그것을 어떻게 실행할 것인가"를 다루는 것이다(Harrop, 1992: 1).

일상에서 정책과 의사결정을 명확하게 구분하기는 어렵다. 현실을 단순히 미시(의사결정)와 거시 수준(정책)으로 나누는 것이라 할 수 없다. 정책 담당자는 무한한 가능성을 가진 백지에서 출발하는 것이 아니라 과거의 결정에 영향을 받는다. 정부가 사안별로 내린 결정(모성휴가, 보육시설, 학교운영 시간)이 합해져서 암묵적으로 하나의 강력한 정책(여성의 노동시장 참여 억제)을 구성할 수 있다. 이런 이유로 이 책에서는 의사결정과 정책결정을 명확하게 구분하지 않았다.

정책이 뜻하는 것 그리고 정책이라는 말이 쓰이는 맥락에 대해서도 혼란이 있다. 불확실한 시기에 영국 경제를 전망하던 한 평론가가 신랄하게 말한 내용이다.

정부가 즉흥적으로 내놓은 막바지 경제 대책을 두고 재미있는 말이 쓰인다. 바로 '정책'이라는 단어다. … 무슨 정책? 정책이란 전기충격 반응 이상의 그 어떤 것이다. '급속한 성장'이 함축하는 것보다는 더 멀리 볼 수 있는 긴 안목을 가져야 한다. 다음 달 내내 정부가 골머리를 앓을 것이라는 예상보다는 더 넓은 관점에 기초한 목표도 필요하다(Ignatieff, 1992: 25).

같은 사람이 주장하는 것을 더 들어보자.

정책은 금요일까지 살아남는 기술이 아니다. 크리스마스까지 버티는 전략 같은 것과도 혼동하지 말아야 한다. 정책은 중·장기간에 걸쳐 서로 모순되지 않는 목표를 달성하기 위해 서로 모순되지 않는 수단을 선택하는 것이다. 정부가 수많은 사건의 늪에 빠지지 않게 하는 확신의 단서 같은 것이 바로 정책이다(Ignatieff, 1992).

정책이라는 단어는 **활동영역**(정부의 경제정책 또는 사회정책)을 표시할 때, 일반 **목적**이나 바람직한 상태("정부 정책은 착취 없는 새로운 사회를 건설하는 것")를 표현할 때, 또는 **구체적인 제안**("대학의 정책은 내년부터 대학 내 모든 의사결정기구에 학생이 참여할 권리를 부여하는 것")을 의미하는 말로 쓴다(Hogwood and Gunn, 1984). 어떤 때는 **프로그램**(사업)을 뜻하기도 한다. 예를 들어 정부가 학교보건 프로그램이라고 말할 때는, 입법(백신으로 예방하는 주요 질환을 줄이기 위해 모든 예방접종을 마쳐야 학교에 입학할 수 있게 의무화), 학생의 의학적 관리, 학교급식 보조, 교과과정 개편(보건교육을 필수로 하는 것) 등을 모두 포함한다. 이때 프로그램은 학생에 대한 정책을 구체화한 것으로 볼 수 있다.

이 책에서 정책은 분리된 의사결정이라기보다는 일련의 서로 연관된 활동, 그리고 그 활동이 관련자들에게 의도적, 비의도적으로 초래한 결과를 의미한다. 통상적으로 정책은 어떤 목표나 목적을 이루려는 것으로, 다음과 같이 정의할 수 있다.

> 문제나 관심사를 다루기 위해 개인이나 집단적 주체가 목적을 가지고 택하는 일련의 행동(Anderson 1975: 3).

공공정책은 정부기구와 공무원이 만든 정책으로,[48] 정부가 하거나 정부를

---

[48] 한국어로 '정책'이라고 하면 주로 국가와 정부에 의한 행동이라는 의미가 강하다. 그에 비해 영어 'policy'는 개인이나 집단, 민간부문의 방침을 나타내는 데도 흔히 쓰인다. 'policy'라 하지 않고 'public policy'로 쓰는 것은 이런 사정을 반영한다. 한국어는 '공공정책'으로 번역할 수 있지만, 대부분 맥락에서 '정책'으로 충분한 것으로 본다.

위해서 하는 합목적적 행동이다. 정책은 어떤 문제를 해결하기 위해 행동방침을 결정하는 행위이지만, 그 결정을 어떻게 실행하고 강제할지에 대한 결정도 포함한다. 어떤 것을 하고 싶다는 의도 또는 그 의도를 서술하는 것만으로는 정책이라 부르기 어렵다. 정책은 정부가 실제로 무엇을 하는지에 대한 것이기 때문이다. 물론, 정부가 무엇을 하지 않기로 선택하는 것도 정책이다. 미국을 예로 들면, 〔오바마 대통령 이전의〕 모든 정부는 보편적 의료보장제도를 도입하는 대신 시장 기전에 의존해 국민의 의료 필요를 충족하기로 선택했다. 정부가 앞으로 하겠다고 하는 것, 실제로 하는 것, 그리고 하지 않기로 한 것 모두가 정책에 포함된다. 정책을 분석할 때는 정부의 공식기구에 초점을 맞추어야 하는데, 그 구조 안에서 정책과정이 진행된다.

건강정책은 보건의료체제에 속하는 모든 기관, 조직, 서비스, 재정에 영향을 미치는 일련의 활동이다. 이는 의료서비스의 범위를 넘는 것으로, 건강에 영향을 미치는 공공, 민간, 자원自願 voluntary 조직의 행동 또는 의도한 행동 모두를 포함한다. 건강정책은 의료서비스 제공을 포함할 뿐 아니라, 환경과 사회경제적 요소가 건강에 미치는 영향에도 관심을 둔다. 그러나 아직까지 많은 건강정책 문헌이 좁은 의미의 의료체계에만 초점을 맞추는 것이 사실이다. 좁은 의미의 정책 개념과 구분하기 위해 **건강한 공공정책**이라는 말을 쓰는 사람도 있다(Milio, 1987).[49]

---

49 1980년대 이후 세계보건기구를 중심으로 다양한 환경과 사회경제적 조건이 건강에 영향을 미친다는 인식이 늘어났다. 따라서 건강 수준을 높이고 불평등을 줄이기 위해서는 보건의료정책뿐 아니라 여러 분야의 정책이 협력해야 한다. 여기에는 주거, 교육, 영양, 정보교환, 보육, 교통, 사회서비스, 보건의료를 위한 정책이 모두 포함된다. 이를 포괄하는 것이 '건강한 공공정책healthy public policy'이라는 개념이다. 다음을 함께 참고할 것. Milio, N. 2001. "Glossary: healthy public policy," *Journal of Epidemiology and Community Health,* 55, pp.622~623.

정책유형

정책은 다양하며, 정책유형은 정치 행위에 영향을 미칠 수 있다. 정책을 분류하는 간단한 방법 한 가지는 '상위 정치'와 '하위 정치'를 나누는 것이다. 이 용어는 국제관계학에서 온 것인데, 상위 정치는 국가를 보전하는 것을 포함한 핵심 가치와 국가의 장기목표를 유지하는 것으로 정의할 수 있다(Evans and Newham, 1992: 127). 국가 이익에 관련한 근본적이거나 핵심적인 질문이 아닌 것, 또는 국가의 중요하고 의미 있는 집단과는 관련 없는 주제를 다루는 것이 하위 정치다(Evans and Newham, 1992: 184).

중요한 경제정책(화폐의 평가절하)이나 안보위기(국경 분쟁)는 상위 정치에 해당하며, 지배계급이라 부르는 소수 권력집단이 큰 영향력을 행사한다. 이런 상황에서는 정부가 국가의 경제적·정치적 안위에 중요하다고 생각하는 집단 (금융과 군부 대표)과만 의견을 나누는 것이 보통이고, 따라서 정책결정 과정은 대체로 폐쇄적이다. 보건 분야에서는 보건의료 개혁 정도가 상위 정치로 다루어질 수 있는데, 정책 담당자가 위기를 얼마나 심각하게 인식하는가에 따라 달라진다. 소수 엘리트가 정책을 주도하는 상황이면, 필수의약품 정책을 도입하거나 쓸 수 있는 의약품 목록을 제한하는 것 역시 상위 정치가 될 수 있다(방글라데시에 관한 사례 8.1을 볼 것). 이 책에서는 상위 정치를 다루는 정책을 체계수준 정책 또는 거시정책이라 부를 것이다. 이들 정책은 흔히 정부영역에 속하는데, 정부가 정책을 만들고 입법부는 법을 통과시키는 역할을 한다.

하위 정치에 속하는 평범한 사안을 다룰 때는 전체 정책결정 과정이 훨씬 더 개방적이다. 특정 이익을 대변하는 집단이 정부에 가까이 접근할 수 있고 정책에 영향을 미칠 기회도 있다. 이런 일은 국가별로 매우 편차가 크고, 개발 도상국보다는 고소득국가에서 더 흔하게 일어난다. 물론, 개발도상국의 폐쇄적인 정책환경에서도 비정부기구, 교회, 전문가 집단은 하위 정치에 해당하는

표 3.1 정책유형과 수준

구분	상위 정치	하위 정치('일상으로서의 정치')
정책유형	거시정책 체계수준 정책	미시정책 부문별 정책
정책수준	중앙정부 주 정부 광역 당국	보건부 지역보건 당국 기관(클리닉, 병원 등)
정책사례	민간부문 규제 공무원의 급여와 근무 조건 개혁	유방암 검진 프로그램 도입 예방접종 정책 변경

정책에 영향을 미칠 수 있다. 건강 분야에서는 많은 정책이 하위 정치의 범주에 속한다. 하위 정치에 속하는 주제를 다루는 정책은 **부문별** 정책 또는 **미시정책**이라 부를 수 있다. 부문별 정책은 정부 전체가 아니라 부문을 책임지는 해당 부처나 지역 수준에서 추진하는 정책을 가리키며, 법보다는 회람이나 행정문서로 의사를 교환하는 것이 보통이다. 정책의 유형과 수준은 표 3.1에서 정리한 것과 같다.

이런 모식도가 유용하기는 하나 주변 여건에 따라 정책이 달라질 수 있다는 것도 기억해야 한다. 병원을 폐쇄하는 것은 하위 정치의 문제지만, 언론을 비롯한 다양한 이해관계가 작동하면 상위 정치로 바뀔 수 있다. 체계수준 정책은 어떤 시기에는 상위 정치로 인식하지 않다가 다른 시기에는 상위 정치로 받아들인다. 부문별 정책이나 미시정책이 오랜 시간 조금씩 변화하다가 결국 체계수준의 정책변화를 불러올 수도 있다.

정책유형을 나누는 또 다른 방법은 정책효과를 기준으로 하는 것이다. 이에 해당하는 한 가지 분류는 정책을 분배, 규제, 자율규제, 재분배정책으로 나누는 것인데(Lowi, 1964; Palmer and Short, 1989), 명확하게 구분할 수 없는 정책도 있다. **분배정책**은 다른 집단에 불이익을 주거나 혜택을 줄이지 않으면서 서비스나 편익을 특정 집단에 배분하는 정책이다. 특별한 논란이 벌어지지 않고, 정책결정 과정이 개방적이며, 관련된 이익집단의 저항이 크지 않다. 마을건강원 제도를 도입하는 것이 분배정책의 예이다.[50] 규제정책은 개인이나 집단의 행동에 한계를 두고 제한하는 정책으로, 간호사의 개인 진료행위를 금지하는 것이나 의사에게 면허를 부여하는 것이 여기에 속한다. 비교적 적은 수를 대상으로 하므로, 논란이 벌어지더라도 다른 이익집단은 무관심한 것이 보통이다. 자율규제 정책은 일반적으로 어떤 조직이 자기 이익을 통제하는 수단으로 쓰이며, [다른] 이익집단의 활동을 피할 목적으로 활용하기도 한다. 1980년대에 세계제약협회연맹The International Federation of Pharmaceutical Manufacturers Associations은 여러 외부 집단의 공격을 차단하기 위해 회원사를 대상으로 시장활동지침Code of Marketing Practices을 제정했다. 소비자단체가 강하게 비판하기 때문에 광고와 표시(라벨링)에 대한 새로운 절차를 만든 제약회사도 있다. 재분배정책은 정부가 소득과 재산의 분포를 바꿀 목적으로 시행하는 정책이다(누진세가 한 가지 수단이다). 이 정책은 큰 논란거리가 될 수 있고, 찬성과 반대 어느 쪽이든 이익집단의 활동이 분출할 공산이 크다.

  건강정책은 대체로 하위 정치, 분배정책, 또는 규제정책에 속하기 쉽고, 엘리트주의보다는 다원주의 관점에서 정책과정을 이해하는 편이 좀 더 적절할 것이다. 건강정책을 둘러싸고 매우 다양한 이해관계가 표출될 수 있는데, 의료전문직이나 제약회사와 같은 강력한 집단부터 특정 서비스의 소비자(당뇨병 환자나 신장투석이 필요한 환자)를 대표하는 단체에 이르기까지 그 폭은 대단히 넓

---

50 '마을건강원village health worker'은 비전문가 보건인력으로, 마을 주민 중 일부를 선발해 간단한 교육을 실시한 후 건강정보 수집과 전달, 보건교육, 응급처치 등을 하게 한다. 1970년대 말부터 추진한 일차보건의료 전략의 핵심 요소 가운데 하나였다. 최근에는 개발도상국을 중심으로 유급 '지역보건요원community health worker: CHW'을 양성·배치하려는 시도가 활발하다.

다. 정부는 정책과정의 어떤 시점에 이들 중 일부 집단에 주목할 수 있다(항상 그렇지는 않다). 이렇게 설명한다고 해서 건강정책이 항상 논란이 적고 하위 정치에 해당한다는 뜻은 아니다. 예를 들어, 보건의료체계의 재원조달 방식을 바꾸는 문제는 모든 나라에서 격렬한 논쟁을 불러일으키지만, 정부가 단호한 태도를 취하면 의료전문직을 비롯한 이익집단은 대체로 수세를 면치 못한다. 제6장에서 논의하겠지만, 1980년대 영국의 보건의료 개혁도 다원주의로 설명하기에는 한계가 있다.

정책결정의 네 단계

정책결정은 매우 복잡하고, 이론적 틀을 만들려는 시도도 그만큼 많았다. 혼란스럽고 우연성과 무작위성이 크며 체계적으로 분석하기 어려운 과정을 단순하게 설명하는 것이 핵심이다. 정책과정을 설명하는 가장 흔한 틀은 문제정의부터 정책평가까지 몇 가지 단계 또는 시기로 나누는 방법이다.

▎문제정의와 쟁점 인식
어떤 문제(쟁점)는 왜 정책의제로 옮겨가는가? 어떤 문제(쟁점)는 왜 논의 대상도 되지 못하는가?

▎정책형성
누가 정책을 고안하는가? 정책은 어떻게 만들어지는가? 누가 주도적 대안을 내는가?

▎정책집행
정책에서 가장 중요한 단계라는 주장도 있지만 대강 지나가는 때가 많다.

가용한 자원이 무엇인가? 누구를 참여시킬 것인가? 실행을 어떻게 강제할 것인가?

| 정책평가

정책을 일단 실행하고 나면 어떤 일이 벌어지는가? 모니터링은 되는가? 목표를 이루었는가? 의도하지 않은 결과가 생겼는가?

정책결정 단계를 설명하는 이론은 다양하다. 미국의 정책학자 킹던John W. Kingdon은 정책과정은 최소한 다음 요소를 포함해야 한다고 주장했다(Kingdon, 1984).

1. 의제 정하기.
2. 선택할 수 있는 여러 대안을 구체화하기.
3. 권위를 가지고 대안 선택하기.
4. 결정사항 실행하기.

과정을 더 자세하게 설명한 이론도 있다(Hogwood and Gunn, 1984).

1. 무엇을 결정해야 하는지를 결정하기(쟁점 탐색과 의제설정).
2. 어떻게 결정할지를 결정하기(쟁점 걸러내기).
3. 쟁점을 정의하기.
4. 예측하기.
5. 목표와 우선순위 정하기.
6. 선택 대안 분석.
7. 정책집행, 모니터링, 통제.

8. 평가와 검토.

9. 정책유지, 승계, 또는 중단.

정책전문가 사이에서 정책과정의 단계에 대해서는 별 이견이 없으나, 문제 정의부터 정책평가에 이르는 과정에서 정책이 얼마나 합리적 또는 논리적 절차를 따르는가는 견해차가 매우 크다. 앞서 제시한 모형에서는 문제정의 단계부터 문제해결을 위한 활동에 이르기까지 순차적 단계를 거쳐 정책이 결정되는 것처럼 파악한다. 이런 모형은 정책결정이 마치 직선적 과정을 따르는 것처럼 잘못된 인상을 주기 쉽다. 주로 결정 그 자체에만 관심을 두기 때문에 정책형성과 집행 사이에 보이지 않는 선을 그은 것 같을 때도 많다. 즉, 결정만 하면 집행은 저절로 되는 것처럼 가정하는 것이다.

이 모델에 대해서는 여러 가지 의문이 제기될 수밖에 없다. 정책은 한 번도 실행하지 못한 채 의도로만 남거나, 정책결정자의 본래 의도를 왜곡하는 방향으로 실행될 수 있다. 어떤 실행 수단을 염두에 두는가에 따라 정책이 달라지는 것도 당연하다. 1970년대 중반 인도 정부가 계획한 정책이 그 예다. 정부는 농촌에 일차보건의료를 확대한다는 목표를 세우고, 주민을 단기간 훈련한 후 그 지역의 다른 주민에게 기초의료서비스를 제공하는 계획을 수립했다. 그러나 주 정부 대부분이 그런 인력에 큰 의미를 두지 않고 있으며, 따라서 인력훈련에도 큰 관심이 없다는 것을 연방정부는 이미 파악한 상태였다. 핵심 문제는 〔연방정부가 아닌〕주 정부가 의료서비스에 대한 책임을 진다는 것이었다. 연방정부는, 주 정부가 훈련을 시작하고 마을건강요원을 고용하도록 추가 재원을 투입하는 유인책을 써야 했다.

정책결정은 합리적 과정인가?

지금까지 정부가 정책결정을 독점하는 것이 아니라는 사실을 설명했다. 다원주의 모형에 따라 건강정책을 결정하는 것이 맞는다면, 서로 갈등하는 여러 관점을 모두 고려하면서도 적절하고 합리적 정책을 산출하는 과정, 즉 합리주의적 정책과정이 정책 현실에 부합한다고 가정할 수 있을까? 지금까지는 주로 정책과정의 미시 수준에 초점을 두었고, 여기서 분석가들은 행위 주체이면서 조직환경 속에서 일하는 정책 담당자를 자세히 관찰했다. 이들은 정보를 축적하고 정책대안을 선택하며 '최선'의 결정을 내리고자 하는 정책 담당자의 행동이 얼마나 합리적인가를 묻는다. 정책결정의 합리성에 대해서는 세 가지 기본 모형이 있는데, 그것은 합리주의, 점증주의, 그리고 혼합주사走査, mixed scanning 모형이다.

합리모형

정책이나 의사는 합리적으로 결정된다고 믿는 사람이 많다. 정책을 결정하는 사람이 어떤 단계를 논리적으로 거쳐 최선의 정책에 도달한다는 뜻이다.

1. 정책결정자가 만나는 문제를 구체적으로 정의할 수 있고, 다른 문제와 구분할 수 있거나 다른 문제와 비교할 수 있다(예: 양질의 일차보건의료서비스를 제공하는 데 재원이 부족하다).

2. 정책결정자가 생각하는 목표, 가치, 목적은 명확하고 중요도에 따라 순서를 매길 수 있다(예: 최소 비용으로 서비스를 제공한다는 효율성 목표가 모든 사람에게 양질의 서비스를 제공한다는 형평성 목표보다 상위에 있다).

3. 문제를 해결하는 여러 대안을 함께 고려할 수 있다(예: 증세, 일차의료의

이용자 부담 도입,[51] 약가나 입원비 인상 등을 같이 고려한다).

4. 각 대안의 선택 결과(비용과 편익)를 분석할 수 있다(예: 이용자 부담금을 도입한 후의 수입 증가와 의료이용 감소를 비교한다).

5. 각 대안과 각각의 결과를 비교할 수 있다.

6. 정책결정자는 목표, 가치, 목적을 최대한 성취할 수 있는 대안(그리고 그 결과)을 선택할 수 있다.

이런 과정을 거쳐 합리적인 결정을 하며, 이는 주어진 목표를 가장 효과적으로 달성하는 방법이다.

합리모형은 정책을 어떻게 결정해야 하는지 처방을 내리는 것이나 마찬가지지만, 실제 얼마나 유용한지에 대해서는 의문을 가진 사람이 많다. 여러 가지 이유로 정책결정자가 합리적으로 행동하기 어렵다는 것이 비판의 핵심이다. 첫째, 정책을 결정하는 사람은 항상 구체적이고 명확한 문제를 다루지 않는다. 문제가 무엇인지 정의하고 파악하는 것부터 시작해야 할 때도 많다. 문제를 파악했다 하더라도(예를 들어 보건의료 재원 부족) 그 문제를 구체적으로 정의하는 것은 또 다른 과제다. 재원이 모자라는 것은 진료비를 내지 않거나 낼 능력이 없기 때문인가, 아니면 의료 수요가 너무 많아서인가? 정책결정자가 문제를 정의하는 단계부터 어려움을 겪기도 한다. 환경파괴와 지구 온난화는 범위가 매우 넓고 잘 모르는 것이 많으며 세계 전체가 연관된 문제다. 정책결정자는 바로 자기 지역에서 할 수 있는 일(예를 들어 소규모 태양광 발전을 장려하는 보조금 정책)이 아니면 어디서 분석을 시작해야 하는지 잘 알 수 없다. 신흥

---

51 공공부문의 일차의료를 이용할 때는 별도 부담이 없는 것이 개발도상국의 일반적 정책이었으나, 1980년대 이후 구조조정 프로그램을 시행하면서 많은 나라가 '이용자 부담 user charge'을 신설했다. 정부 재정이 부족한 가운데 의료서비스 제공을 위한 재원을 확충한다는 목적을 표방했다.

공업국이 당면한 문제는 더 크다. 환경오염 상태가 불편한 수준이긴 해도 위험할 정도는 아닌 나라에서, 국제적 흐름까지 고려하면서 정책을 만드는 일은 매우 복잡하다(그리고 갈등이 폭발할 수 있다). 문제를 정의하는 것이 간단하지 않다고 했지만, 목적과 목표를 명확하게 하는 것, 그리고 이를 실행할 수 있는 구체적 정책으로 바꾸는 것도 쉽지 않다.

둘째, 정책결정자는 다양한 모든 대안의 비용과 편익을 완전하게 추정할 정도로 시간과 상상력, 정보가 충분하지 않다. 어떤 과제가 너무 복잡하면, 의도하지 않은 결과 모두를 예측하는 것은 불가능하다.

셋째, 정책결정자 스스로 가치중립이 아니며 객관적이지 않다. 자신이 좋아하는 방식이 있고, 그 나름대로 문제를 이해하고 해석한다. 신자유주의자는 민영화 정책을 좋아하겠지만, 책이나 영화를 검열하는 것은 싫어할 가능성이 크다. 조직은 이질적이어서 구성원 개인별로 가치관이 서로 다르거나 조직이 지향하는 가치와 일치하지 않을 수 있다. 예를 들어, 영국 공무원은 정당에 가입할 수 있으나, 집권당의 생각이 다르면 자기 신념과 맞지 않은 정책을 수행해야 한다.

넷째, 과거의 정책이 현재 정책을 좌우한다. 이미 해놓은 일이나 약속, 투자 때문에 처음부터 제외해야 하는 것이 있으면, 고려할 수 있는 대안은 부분적이다.

합리모형은 이 모형이 어디까지나 이념적 모형이므로, 이를 두고 비현실적이고 비실용적이라고 비판하는 것은 부당하다고 주장한다.[52] 예를 들면, 합

---

52 이념적 모형ideal model은 막스 베버가 말한 '이념형ideal type'을 연상하게 한다. 이념형은 '이상형'이라고도 번역하는데, 이념형에서 ideal은 일상생활에서 쓰는 (바람직하다는 의미의) '이상적'이라는 규범적 가치 판단과는 무관하다. 베버는 이념형을 '순수 유형pure type'이라고도 불렀는데, 어떤 가치 판단도 담지 않고 논리적 합리성에 기초해 구성한 분석적 개념이다. 베버는 이념형을 "실재를 비교하고 측정하려는 개념적 도구"라고 정의

리모형은 조직의 결정이 어떻게 이루어지는지에 대해 의도적으로 이념적 관점을 취하며, 문제를 어떻게 풀어나가는지 이념적 경로를 제시한다는 것이다(Simon, 1957). 따라서 사이먼Herbert Simon은 현실에서 일어나는 정책결정 대부분 '제한적 합리성bounded rationality'이라는 과정을 따른다고 주장했다. 정책결정자는 지향하는 가치를 최대화하는 대안을 찾는 것이 아니라 만족스럽거나 충분히 좋은 정도의 대안 중에서 선택한다는 것이다. 그가 제시한 **만족화**satisficing 또는 **적정 만족**이라는 개념은 이 과정을 가리킨다. 이런 주장에 따르면, 정책결정자는 최대한 합리성을 추구하지만, 많은 행정적·관료적 한계(예를 들어 부적절한 정보) 때문에 항상 완전히 합리적으로 정책을 선택할 수 있는 것은 아니다.

요약하면, 정책결정의 합리모형은 규범적 성격이 강한 하나의 이념적 모형으로, 정책결정자가 어떻게 행동해야 하는지를 제시하는 이론이다. 다음에 설명하는 정책결정 모형은 기술적記述的 성격이 강한 것으로, 합리모형에 대한 반작용 성격도 포함한다.[53]

점증주의 모형

점증주의는 합리모형의 일부 문제점을 피하면서 정책을 결정하는 실제 과정을 기술하는 방식을 택한다. 이 이론의 요점은 다음과 같다.

했다. Zijderveld, Anton C. 2005. "Ideal type." George Ritzer(ed.). *Encyclopedia of Social Theory*, Vol.1. Thousand Oaks: Sage Publications, p.389. 원문이 말하는 이념적 모형이 베버적 의미라면, 좋고 나쁜 가치 판단과 무관하게 '합리적 정책결정의 이념형'과 '비합리적 정책결정의 이념형'이 모두 존재할 수 있다.

53 사회 이론을 분류하는 방식 가운데는 규범적prescriptive - 기술적descriptive이라는 기준도 있다.

1. 목표나 목적을 선택하는 것과 실행 수단은 긴밀하게 연결되어 있어 잘 구분할 수 없다. 현실에서 정책결정자는 정책의 목적을 깊게 생각하거나 상세하게 분석하지 않는 때가 많다. 그렇게 하는 것이 합의보다는 갈등을 일으킨다고 생각하기 때문이다.

2. 정책결정자는 어떤 문제를 다룰 때 소수의 대안만 생각하고, 기존 정책과 약간만 다른 대안을 선택하기 쉽다.

3. 대안별로 (모든 결과가 아니라) 가장 중요한 결과만 고려한다.

4. 최적의 대안은 존재하지 않는다. 좋은 결정이란 반드시 '최고'의 선택이 아니라 다수의 정책결정자가 서로 합의한 결과라고 생각한다.

5. 점증적 정책결정은 기본적으로 눈앞의 문제를 해결하려는 것으로, 미래의 큰 정책(예를 들어 국가 환경정책)을 생각하는 것이 아니라 기존 정책을 조금씩 바꾸는 데 초점을 둔다. 정책결정자는 한꺼번에 완전히 해결할 수 있는 문제가 거의 없다는 사실을 잘 안다. 정책결정은 연속해서 일어나며, 잘못을 고치고 새로운 해결 방법을 개발하면서 다시 문제로 돌아가는 과정을 계속해야 한다.

가장 유명한 점증주의자는 미국 정치학자 린드블럼인데, 그는 정책과정을 분절적disjointed 점증주의 또는 진흙탕 헤쳐 나가기muddling through로 표현했다(Lindblom, 1959). 이 이론은 그의 다원주의 정치이론에 바탕을 둔 것으로, 여기서는 당파적 상호 조정partisan mutual adjustment, 즉 여러 이익집단(또는 당파) 사이의 협상, 거래, 조정이 정책과정을 결정한다고 주장한다. 그가 주목했던 것은 (합리모형에서처럼) 정책결정은 이래야 한다는 것이 아니라 실제 정책과정이 어떤가 하는 점이었다.

린드블럼이 주장한 바에 따르면, (모든 정책이 그런 것은 아니지만) 정치적으로 실행할 수 있는 정책 대부분은 기존 정책이 조금 나아지거나 약간 달라진 것에 지나지 않는다. 근본적으로 차이가 나는 정책은 고려 대상이 되지 못한다. 그는 다음과 같은 이유를 들면서 이것이 꼭 나쁘지 않다고 주장했다.

- 정책결정자에게 친숙하고 그가 잘 아는 경험을 바탕으로 한다.
- 탐색해야 하는 대안의 수를 크게 줄일 수 있다.
- 정책결정자가 분석해야 하는 요인의 수와 복잡성을 줄인다.

그는 1979년에 쓴 「헤쳐 나가지만, 아직 끝나지 않은Still muddling, not yet through」이라는 글에서, 아주 작게 또는 약간 변화하는 형태로 정책을 결정한다는 사실이 교과서적 정설이 되었다고 말했다. 그다음 말이 더 중요하다.

정책전문가와 정책결정자를 비롯한 대부분의 사람은 '이래야 한다'와 '이렇다'를 구분하고 싶어 한다. 그들은 우리가 더 잘하려고 노력해야 한다고 생각한다. 나도 마찬가지다. 그렇다면 무슨 문제가 남아 있는가? … 많은 사람은 … 복잡한 문제를 해결하려면 좀 더 능숙하게 점증주의를 실천해야 하고 그 바깥으로 눈을 돌릴 일은 거의 없다고 믿는다(Lindblom, 1979: 517).

정치의 세계가 제약을 가하는 가운데서 정책을 결정해야 한다면, 의도적이고 의식적으로 분석이 불완전하다고 전제하는 점증주의가 타당하다는 것이 린드블럼이 변호하는 내용이다.

점증주의를 가장 강하게 비판한 학자는 드로어Yezekial Dror다. 그는 점증주의가 보수적이라고 비판하고, 작은 변화로는 관성을 키우고 현상을 유지할 뿐이라고 주장했다(Dror, 1989). 사회가 안정적이고 정책이 원활하게 돌아가는 환경에서는 점증주의도 무방하지만, 이런 환경이 갖춰져 있지 않거나 중대한 변화가 필요한 사회에서는 점증주의가 맞지 않는다는 것이다.

린드블럼은 혁명적인 정책은 거의 없으며 대부분 정책결정이 점증주의의 범주에 해당한다고 반박한다. 그는 링컨Abraham Lincoln과 제퍼슨Thomas Jefferson을 인용하면서 국민은 정부를 무너뜨릴 권리가 있으며 가끔 일어나는 혁명이 정치를 건강하게 한다는 것에 동의했다. 그러면서 다음과 같이 덧붙였다.

이는 '헤쳐 나가기'나 점증주의가 통상적인 정책결정의 현실과 당위를 설명한다는 그동안의 내 주장과 상충하지 않는다. 중요한 것은 혁명, 근본적 정책변화, 심지어 신중하게 추진하는 큰 변화조차 〔현실에서는〕 대부분 불가능하다는 점이다(McGrew and Wilson, 1982: 125).

점증주의는 작은 변화가 연속적으로 일어나면 큰 변화가 일어난다고 주장하지만, 많은 사람은 점증주의가 기본적으로 보수적 성격을 갖는다는 데 동의한다. 린드블럼은 이를 다음과 같이 설명했다.

크기가 작은 것 때문에 점증적 변화는 빠른 속도로 일어날 수 있다. 그런 변화는 배를 흔들지 않으며, 엄청난 반대를 몰고 오거나 큰 분란을 일으키지 않는다. 근본적 변화를 요구하는 정책과는 다르다(McGrew and Wilson, 1982: 131).

드로어는 정책결정자에게 이념형이 될 만한 모델을 제안하고, 초超합리성extra-rationality이라는 개념을 포함했다. 판단, 창의력, 브레인스토밍brainstorming, 목욕하다가 나온 좋은 아이디어 등이 초합리성에 해당하는 것이다. 그는 기술적記述的 이론으로 분류하는 점증주의 모형의 타당성을 인정하면서도, 정책결정 과정을 강화·개선할 수 있는 좀 더 규범적인 모형을 제시하고자 했다.

혼합주사 모형과 규범적 적정 모형

사회학자 에치오니Amitai Etzioni도 합리모형과 점증모형 사이에서 중간 이론을 찾았고, 정책과정을 잘 설명하는 동시에 정책과정의 원칙을 제시하는 혼합주사 모형을 제안했다. 이 모델에서는 정책결정을 크게 거시(근본적) 수준과 미시(작은) 수준으로 나눈다. 정책결정자는 합리모형에서 말하는 세세한 대안을 탐색하기 이전에 정책영역 전체를 살핀다. 이는 군대에서 아이디어를 얻은 것으로, 훈련 중인 군인이 앞에 적이 있는지를 찾기 위해 전방을 훑어보는 것과 비슷하다. 이때 모든 것을 자세하게 보는 것이 아니라 중요한 몇 가지를 알아차리는 것이 중요하다. 에치오니는 기상 위성을 이용해 국제 기상관측 시스템을 만드는 것을 예로 든다. 합리모형은 작은 것까지 상세하게 관찰할 수 있는 카메라를 사용해, 기상 상태를 완벽하게 파악하고 모든 곳을 최대한 자주 관측하는 것과 같다. 이렇게 수집한 엄청나게 상세한 자료를 모두 분석하기 위해서는 비용과 시간이 많이 들 수밖에 없다. 점증모형은 이와 반대다. 과거 경험을 기초로 하여 특정 지역에만 초점을 맞추고, 특별하게 주의를 기울일 만한 일이 없으면 나머지는 무시한다. 혼합주사 모형은 두 개의 카메라를 이용한다고 주장한다. 먼저 넓은 시각을 가진 카메라로 전체 하늘을 대강 살핀 후, 자세히 들여다볼 필요가 있는 영역이 나타나면 두 번째 카메라로 자세하게 조사한다(Etzioni, 1967).

인위적 논쟁인가?

정책결정의 여러 모형은 정말 차이가 있는 것일까? 인위적 논쟁에 지나지 않는다는 주장도 있다(McGrew and Wilson, 1982). 한편에서는, 합리모형이 원론적인 정책결정 과정(이라고 알려진 것)을 정확하게 묘사한다고 생각하는 사람이 많다. 비판의 핵심 내용은 합리모형이 경험적으로 부정확하고 비현실적이라는 것이다. "그런 현실은 없다."

다른 한편에서는, 경험적으로 점증모형이 정책결정을 더 타당하게 설명한다는 시각에 많은 사람이 공감한다. 비판의 초점은 **현상유지를 지향하는 보수적 성격을 보인다는 점이다. "현실은 마땅히 그래야 하는 당위를 충족하지 못한다."**

하나는 정책결정의 이념형(어떻게 결정해야 하는지)을 설명하고, 다른 하나는 정책과정에서 실제 어떤 일이 일어나는지(정책이 어떻게 만들어지는지)를 설명하고자 한다. 두 가지 모두 타당성이 있지만, 분리해서 이해해야 한다. 전자가 규범을 제시하고 처방을 내리는 모형이라면, 후자는 설명하고 기술하는 모형이다.

혼합주사 모형 또한 논란이 있지만, 규범(처방)과 기술 두 가지를 모두 포함할 수 있다. 문제는 합리모형과 혼합주사 모형 모두 정책결정을 조직의 일로 한정하고 정책결정자에게 미치는 외부 압력을 고려하지 않는다는 것이다. 이와 달리, 린드블럼은 다양한 참여자가 정책과정에 영향을 미치고 따라서 그 과정은 당파적이고 불완전한 것으로 파악했다.

결론

지금까지 정책결정을 둘러싼 권력과 과정을 설명했다. 우리는 여기서 두 가지 결론을 내릴 수 있다. 첫째, 정치체제의 성격에 따라 달라지기는 하지만, 어느 사회든 건강정책에 영향을 미칠 기회가 존재한다. 물론, 소수 엘리트집단이 지배하는 중대한 사안이나 상위 정치에서는 참여하기 어렵고, 어떤 때는 참여가 아예 불가능할 수도 있다. 이에 비해 하위 정치라 할 수 있는 일상적 정책영역에는 참여할 기회가 많다.

둘째, 합리적 과정과 현실에서 일어나는 일 사이에 큰 간격이 있다는 것을 잊지 않으면, 일정한 틀에 따라 정책결정 과정을 분석하는 것이 유용하다. 다만, 정부의 정책결정은 단지 분석하고 문제를 해결하는 과정이라기보다는 본질적으로 정치적 과정이라는 점을 이해해야 한다. 드로어와 에치오니 등의 합리주의 이론가는 주로 문제해결 과정의 역동에 초점을 맞추었지만, 린드블럼은 다양한 이해관계가 정책결정 과정에 어떤 영향을 미치는지 분석하기 위해 부심했다.

제 **4**장

정책의제 설정

누가 무엇에 영향을 미치나

이 장에서는 정책문제가 어떻게 정해지는지 살펴본다. 왜 어떤 문제는 정부의 관심을 끌게 되는가? 문제는 어떻게 정책의제로 바뀌고 법, 규제, 또는 정책방침으로 모양을 갖추게 되는가? 왜 다른 문제는 그냥 지나가는가? 여기서 일차 초점은 정부의 정책결정이며, 주된 관심은 정부가 왜 어떤 문제에는 대응하고 다른 문제는 무시하는 선택을 하는가 하는 점이다. 많은 사람이 언론매체가 의제설정의 역할을 한다고 생각하기 때문에, 특히 언론의 역할에 주목하고자 한다.

정책의제란 무엇인가

의제agenda라는 말은 여러 가지 뜻으로 쓰인다. 어떤 때는 위원회의 '안건'을, 다른 상황에서는 숨겨진 '의도' 또는 2000년대의 '과제'를 뜻한다. 이 책에서는 의제를 다음과 같이 정의한다.

정부 공무원 또는 그들과 긴밀한 관계를 맺는 외부 사람이 특정 시기에 큰 관심을 보이는 주제나 문제의 목록(Kingdon, 1984: 3).

예를 들어, 보건부는 전체 보건영역 안에서 시기에 따라 서로 다른 건강문제와 주제에 관심을 둘 수 있다. 병원서비스의 비효율성, 흡연 인구 증가, 의약품 배분, 팽창하는 민간부문을 규제하는 것 등이 그런 문제에 속한다. 생각할 수 있는 주제나 문제는 무수히 많지만, 한 시기에는 어떤 문제가 다른 문제보다 더 큰 주목을 받는다. 관심을 보일 만한 여러 주제 중에서 범위를 좁혀 실제로 초점을 명확하게 하는 것이 의제설정 과정이다.

정부부처와 부서별로 문제 목록이 다르고 차이가 나는 것은 당연하다. 대통령이나 총리는 국제 위기나 경제정책 등 핵심 안건에 관심을 둘 것이고, 보건부는 주로 세부의제를 다룰 것이다. 보건영역에는 보건의료 개혁(예를 들어, 영국 국가보건서비스의 시장적 개혁)과 같은 '상위 정치'도 있지만 주로 일상적인 '하위 정치', 즉 생의학 연구, 예방서비스, 병원비 등이 중요한 의제가 되기 쉽다.

문제에서 정책의제로

어떤 문제가 왜 정책의제가 되는지는 정책전문가를 성가시게 하는 질문이다. 정책 담당자가 행동을 취할 때 그 이유는 무엇인가? 위기에 대응하는 행동도 분명히 있지만(물론 무엇이 위기인지 기준을 정하는 것이 필요하다), 많은 정책결정은 '일상적 변화의 정치politics-as-usual changes', 즉 매일 비슷하게 일어나는 일상의 문제를 해결하는 과정이다(Grindle and Thomas, 1991). 그렇다면 위기가 아닐 때 변화나 개혁을 위한 동력은 어디에서 나오는가? 몇몇 학자는 눈에 보이는 위기가 없을 때 정부가 어떻게 그리고 왜 어떤 문제를 심각하게 받아들이는가를 설명하는 이론 모형을 제시했다. 홀Hall은 정부가 어떤 문제에 관심을 두거나 어떤 문제를 다른 문제보다 먼저 해결하겠다고 결정하는 데는 세 가지 조건이 작용한다고 주장한다(Hall et al., 1975). 킹던Kingdon은 '세 가지 흐름' 이론을 제안했는데, 복잡한 정책과정은 세 가지 분리된 흐름으로 이루어지고 세 흐름이 한꺼번에 만날 때만 문제가 정책의제로 변화한다고 주장했다(Kingdon, 1984). 두 모형 모두 나름대로 유용성이 있고, 사람에 따라 정책환경을 설명하는 방법이 달라질 수 있다는 것을 잘 보여준다.

일상 상황으로서의 정치와 의제설정

홀의 모형: 정당성, 실행 가능성, 그리고 지지

이 모형은 정당성, 실행 가능성, 지지 개념을 사용해 의제설정을 설명하는데, 이 세 가지 조건을 갖추어야 문제가 의제로 바뀔 수 있다고 주장한다(Hall et al., 1975). 이 모델을 사용하면 정부가 어떤 문제를 의제로 채택하는가에 대해 간단하고 신속하게 분석할 수 있다. 조금 더 복잡하지만 전체적으로는 크게 차이가 없는 다른 이론 모형도 있다(Cobb and Elder, 1983).

정당성은 정부가 마땅히 관심을 보여야 할 뿐 아니라 개입할 권한을 가졌다고 인식하는 것을 가리킨다. 즉, 국가가 개입하는 것을 국민 대부분이 당연하게 받아들인다고, 정부가 생각할 때 정당성이 있다고 한다. 정당성의 수준은 높은 것부터 낮은 것까지 차이가 크다. 예를 들어, 다수 시민은 정부가 법과 질서를 유지하고 외부 공격으로부터 국가를 방어할 것으로 기대한다. 이는 누구나 정당성이 높은 국가 활동으로 인정할 것이다. 쉽게 정당성을 인정하지 않는 영역도 여러 가지다. 예를 들어, 개인의 자유를 보장하는 것과 '이른바 자유라

는 것'을 억제하려는 국가의 권리 사이에는 오랜 기간 이념 논쟁이 벌어졌다.[54]

사정은 나라별로 크게 다르다. 중국에서 도시 지역주민 대부분이 30년 이상 한 아이 정책을 따랐던 것은 (전반적으로는) 이 정책이 정당성이 있었기 때문이다.[55] 중국에서는 권위주의 정치체제가 작동해 국민이 정책에 순응했겠지만, 부부가 몇 명의 자녀를 가질지 정부가 정하도록 인정하는 나라는 거의 없다.

실행 가능성은 정책을 집행할 수 있는 잠재력을 뜻한다. 쓸 수 있는 기술과 이론적 지식, 재정과 기타 자원, 숙련 인력의 유무, 행정구조의 역량, 필수 기반시설의 구비 등이 실행 가능성을 결정한다. 국가는 정책을 실행할 수 있을 정도로 충분한 역량을 가졌는가? 어떤 정책이 아무리 정당성이 높아 보여도 필요한 기술, 재정, 인력을 뒷받침하지 않으면 효과가 나타날 수 없다. 예를 들어 가족이 해체된 후 아버지가 자녀양육의 재정적 책임을 지도록 정책을 만들더라도, 이혼한 배우자를 추적하거나 정기적으로 양육비를 내게 하는 것이 불가능한 나라에서는 실행이 불가능하다. 가난한 나라에서 정부세입을 늘리려면 개인과 기업에 세금을 징수해야 하지만, 대다수 국민이 비공식 부문에서 일하는 나라에서는 이를 실행하기 어렵다.

지지 개념은 명확하게 규정하기 힘들지만, 대체로 정부에 대한 공적 지지 또는 정부에 대한 공적 '신뢰'를 의미한다. 지지는 중요한 이익집단의 강력한 지지일 수도 있고, 비교적 약한(때로는 수동적인) 정책 지지일 수도 있다. 지지가 없거나 오히려 불만이 크면 정부는 정책을 제대로 실행하기 어렵다. 1980년대

---

54 여기서 개인의 자유란 개인의 진정한 자유를, 그리고 '소위 자유'란 자유를 앞세운 모든 주장과 행동을 의미한다. 예를 들어 인종 차별을 개인의 사상이라고 주장하면서 차별할 자유('소위 자유')를 주장하면, 사상(차별)의 자유와 차별받지 않을 자유(권리)가 충돌한다.

55 중국의 한 아이 정책은 1980년대부터 시작했고, 인구감소를 예상하면서 2013년부터 완화했다.

아일랜드나 아르헨티나에서는 교회가 강력하게 반대하는 바람에 이혼법을 개혁하는 데 실패했다. 제8장에서 다시 검토하겠지만, 방글라데시는 1990년 에르샤드Hussain Muhammad Ershad 대통령 집권 시기에 급진적인 건강정책을 도입했으나 의료전문직의 강한 저항에 부딪혔다. 개혁 조치에는 전공의와 대학교수의 개인의료를 금지하는 것을 포함했는데, 이에 반대하는 방글라데시의사협회는 즉각 파업을 선언했다. 의사집단의 행동은 결과적으로 에르샤드 정부가 무너지는 한 가지 원인으로 작용했다.[56]

정부는 교회와 같은 중요한 이익집단과 대립할 수 있지만, 다른 곳에서 충분한 지지를 확보해야 정책을 추진할 수 있다. 1980년대 영국의 대처 정부는 특별히 강력한 위치를 차지했던 덕분에 의료전문가와 제약업계의 다수 의견을 무시하고 제한적 의약품 목록을 도입할 수 있었다.[57]

이상과 같은 세 가지 조건을 적용하면, 정부는 정책문제가 높낮이의 연속선에서 어디쯤 위치하는지 가늠할 수 있다. 정당성이 크고(정부가 개입할 권리를 가짐), 실행 가능성이 높으며(충분한 자원, 인력, 기반시설이 있음), 지지가 강력하면(가장 중요한 이익집단이 찬성하거나 최소한 반대하지는 않음), 해당 문제는 정책의제가 될 가능성이 크다. 이런 문제는 일단 정책이라는 이름이 붙으면 일사천

---

56 1990년 정권이 무너진 데는 계속된 정치 불안정, 반정부 운동, 민주화 시위 등이 함께 작용했다. 의사들의 조직적 반발도 원인의 하나였지만, 가장 중요하거나 결정적 요인이라고 하기는 어렵다. 1990년 10월 27일 다카 대학에서 의사 한 명이 숨졌고, 이를 계기로 언론인, 의사, 공무원, 사업가가 불복종 운동을 시작했다. 이후 군부가 대통령의 명령을 거부하면서 정권이 붕괴했다. Riaz, Ali and Mohammad Sajjadur Rahman(ed.). 2016. *Routledge Handbook of Contemporary Bangladesh*. New York: Routledge, p.22.

57 '제한적 의약품 목록restricted drug list'은 공적 건강보장의 적용을 받을 수 있는 약품을 미리 정해놓고 그 범위 안에서만 혜택을 주는 제도를 말한다. 범위를 벗어나면 환자가 전액을 부담하는 것이 보통이다. 미리 정해놓은 약품 중에서 처방해야 하는 '포지티브 리스트positive list' 제도도 비슷한 의미로 쓰인다.

리로 진행할 수 있다.

정부가 어떤 문제를 잘 안다는 것을 표시하기 위해 의견을 발표하고 의도적으로 정책의제로 만드는 예도 있다. 이런 문제는 대체로 지지가 약하고 실행 가능성이 낮으므로 정부도 정책이 실행될 것으로 기대하지 않는다. 정책은 실체가 없이 문서에만 남는다.

킹던 모형: 세 가지 흐름을 통한 의제설정

킹던의 세 가지 흐름 모델은 문제가 어떻게 정부의 정책의제에 도달하는지를 설명하는 훨씬 더 복잡한 모형이다(Kingdon, 1984). 그는 세 가지의 독립된 흐름, 즉 문제 흐름problem stream, 정치 흐름politics stream, 정책 흐름policy stream 이라는 과정을 통해 정책이 결정되는 것으로 파악했다. 정책은 세 가지 흐름이 만나면서 동시에 중요한 '기회의 창window of opportunity'이 열릴 때만 채택될 수 있다. 킹던은 비유를 즐겼는데, 정책결정이 원시 수프primordial soup 와 비슷하다고 표현했다.[58] 원시 수프에는 "많은 아이디어가 떠다니고, 서로 부딪치며, 새로운 아이디어를 만나고, 조합되고 재조합된다"(Kingdon, 1984: 209).

킹던은 문제 흐름을 설명하면서 왜 어떤 문제가 다른 문제보다 더 정부의 관심을 끄는지 묻는다. 답은 정부가 상황을 알게 되는 데 있고, 지표가 눈에 띄거나 사건과 피드백이 주의를 끄는 것이 이에 해당한다. 지표는 보건통계에서 나오는 정기적 정보를 포함하는데, 〔지표 변화를 통해〕 예를 들어 심장병이 증가한다거나 어떤 보건사업의 비용이 올라간다는 것을 알 수 있다. 관심을 끄는

---

58 '원시 수프'는 생명이 탄생한 원시 해양을 가리킨다. 유기분자가 농축된 뜨거운 바다가 묽은 수프와 비슷하다고 해서 원시 수프라고 한다. 그동안 생명 기원을 설명하는 가설로 통용되었으나, 최근에는 다른 이론도 등장했다.

사건은 위기일 수도 있고(예를 들어 콜레라 유행), 개인 경험일 수도 있다(사촌이 희귀질환에 걸리면 치료약 비용에 관심이 커진다). 피드백은 이미 시행하는 프로그램에서 나온다(직원이나 환자의 불만, 평가). 물론, 사람들이 수많은 상황을 모두 문제라고 생각하지는 않는다. 영양부족 상태에서 살아가는 것이 익숙한 지역사회는 소아영양실조증을 큰 문제로 인식하지 않는다. 정책 담당자는 무언가 변화해야 한다고 느낄 때(또는 다른 사람에게 설득당할 때) 비로소 현재 상황을 문제로 규정하게 된다.

정치 흐름에는 보이는 참여자와 숨어 있는 참여자가 있다. 전자는 주로 조직된 이익집단(린드블럼의 용어로는 '당파partisan')으로, 특정한 시각을 갖고, 특정한 문제를 강조해 드러내며, 관심을 끌기 위해 언론매체를 활용한다. 보이는 참여자는 정부 안팎에 존재한다. 예를 들어, 새로 취임한 대통령이나 총리는 새로운 일을 할 수 있는 여지가 크기 때문에 새로운 의제를 설정하는 데 큰 힘을 발휘한다. 이와 마찬가지로, 이익집단이 자신의 주장을 뒷받침하는 적절한 통계를 제시한다면 의제설정 과정에서 중요한 역할을 할 수 있다. 숨어 있는 참여자는 주로 전문가로, 학자, 연구자, 컨설턴트 등이 여기에 속한다. 문제를 의제로 바꾸는 것보다는 의제로 바뀐 문제를 해결하는 대안을 제시하는 것이 이들이 주로 하는 일이다. 물론 숨어 있는 참여자도 언론매체와 협조하는 등 문제에 대한 관심을 불러일으키는 데 적극적 역할을 할 가능성이 있다. 연구자가 흥미로운 연구결과를 가지고 있으면 언론에 정보를 '유출'하거나 논문으로 주목을 받을 수 있는데, 특히 현재 정책에 문제를 제기하는 것이면 가능성이 더 높다.

정책 흐름은 문제와 정치를 고려해 정책이 될 수 있는 대안을 골라낸다. 정책 담당자가 여러 문제와 정책대안 사이에서 특정 대안을 선택할 때는 몇 가지 기준을 적용한다. 기술적 가능성, 기존 가치와의 조화, 예상하는 제약 조건(재정 포함), 대중의 수용성, 정치인의 동의 등이 포함된다.

킹던이 제안한 모델의 요점은 문제, 정치, 정책 흐름이 따로 떨어져 자기 길을 간다는 것이다. 그러다가 세 흐름이 만나는 시점이 있고, 그때 정책변화가 일어난다. 킹던은 정책이 순서대로 단계와 시기를 거쳐 만들어지는 것이 아니라고 단언한다. 각각 독립된 흐름이 한꺼번에 체계를 통과하는데, 그 나름의 고유한 생애를 가지며 〔이들의 위상은〕서로 동등하다. 세 흐름이 모두 만나서 하나가 되면 창이 열리고, 그때 정책 담당자가 문제를 진지하게 받아들일 가능성이 커진다. 어떤 시점에 세 흐름이 하나로 만나게 되는 데는 하나 또는 여러 원인이 작용한다. 특정 개인의 역할, 언론매체의 관심, 위기, 연구결과의 전파 등이 그것이다. 따라서 정책과정에 참여하는 사람이 먼저 문제를 규정하고 그 다음에 대안을 찾는 것이 아니며, 정책의제가 먼저 정해지고 이어서 대안이 만들어지는 것도 아니다. 오래전 만들어져 지지를 받다가 어떤 기회에 비로소 선택의 기회를 잡는 대안도 있다.

두 모형(홀과 킹던) 중 어느 쪽으로 이해하든, 어떤 문제를 정책의제로 전환하는 데 영향을 미치는 조건은 상당히 복잡하다. 하지만, 일상적 정치에서는 겉으로는 사소해 보이는 노력만으로도 개혁을 시작할 수 있다. 말리의 보건의료 개혁이 대표적 사례다(Grindle and Thomas, 1991). 여기서는 특이한 사건이나 건강정책 담당자가 느낄 만한 긴박한 필요가 없었지만, 외부 자문관이 들어와 개혁을 시작했다. 말리 보건부는 사실상 아무것도 하지 않았으며, 미국 국제개발처USAID 직원과 자문관이 거의 2년에 걸쳐 개혁안을 설계하고 성안했다. 이를 분석한 연구에 따르면, 정책 담당자는 개혁에 따라 보건부와 직원에게 무슨 문제가 있고 어떤 혜택을 받을 수 있는가에만 관심을 기울였다.

관료의 방해(미국 국제개발처와 갈등을 빚었다), 변화에 반대하는 기술직의 저항, 프로젝트에서 나오는 자동차, 물품, 봉급 등에 대한 욕심 등이 정책결정에 큰 영향을 미쳤다(Grindle and Thomas, 1991: 112).

말리는 매우 가난한 나라이다. 열악한 경제환경에서 보건의료 개혁을 추진하면 보건부와 정책 담당자가 이런 행동을 보이는 것은 이상한 일이 아니다. 봉급이나 일당, 물품, 이동 수단을 지원받을 수 있었던 만큼, 원조가 일차적 관심이었고 보건의료 개혁은 이차적 관심에 지나지 않았다. 건강정책을 바꾸려는 보건부의 정당성을 의심하는 사람은 없었고, 지지는 개혁을 수행할 관료와 전문직의 동의 여부에 달려 있었다. 개혁을 실행할 가능성은 보건부로 얼마나 많은 돈이 들어오는가에 달려 있었으므로, 자원(이동 수단, 물품, 봉급)을 보장하기만 하면 개혁은 아무 문제가 없었다.

위기 상황에서의 정책변화

위기인가 아닌가는 중요 정책 담당자가 상황을 어떻게 생각하는가에 달려 있다. 지금이 위기 상황이고, 실재하는 위협이며, 대응에 실패하면 재앙이 닥친다고 인식하면, 그것이 위기다. 이 모든 특성을 갖추지 않으면 최악의 상황이 올 때까지 버틴다. 거리의 폭동, 원조를 중단하겠다는 국제기구의 위협, 수출 농산물의 가격폭락 등 정부 바깥에서 압력이 거세져야 상황이 달라진다. 기술 전문가나 자문관이 주는 정보도 위기 인식을 바꿀 수 있다. 정부가 문제를 위기로 규정하고 정책을 바꾸기 위해 행동에 나서는 것이 바로 기회다.

위기 때 바뀌는 정책의 대표적 예가 경제정책이다. 1971년 12월 가나 정부는 통화가치를 내렸는데, 정책결정자에게는 큰 이해관계가 걸린 정책이었다.

이 문제에는 미래의 국가발전은 물론, 경제 관리자이자 대중정당의 지도자로서 자신의 평판도 달려 있었다. 따라서 경제안정과 성장, 집권세력의 정당성과 정권 유지를 위한 근본적 조건이 모두 이와 무관하지 않았다(Grindle and Thomas,

1991: 112).

사태는 그들이 걱정하던 대로 흘러갔다. 통화가치를 내린 지 한 달도 되지 않아 군부가 정권을 무너뜨렸는데, 이유 가운데 하나가 통화가치를 내렸다는 것이다.

위기가 항상 급하게 오는 것만은 아니다. 1980년대 많은 국가는 만성적인 재정위기를 겪었지만, 더는 무시할 수 없을 때가 되어서야 위기임을 깨달았다. 정책을 부분적으로 바꾸는 가운데(일차보건의료 도입이 예다), 정책 담당자 쪽에서 급진적 변화, 즉 **정책개혁**policy reform을 거론하기 시작했다. 보건에서는 세계은행이 「**보건의료 재정조달: 개혁을 위한 의제**Financing for health care: an agenda for reform」라는 보고서를 발표하고, 어느 수준까지 변화해야 하는지에 대해 개념틀을 내놓았다. 각 나라가 경제위기가 심각하다는 것을 인정한 후, 각국의 정책 담당자는 국제금융기구의 조언을 듣고 기술 분석을 받으라는 요구를 받았다. 이 기간에 국제금융기구의 역할은 점점 더 커졌다. 개발도상국만 위기의식을 느낀 것은 아니었다. 고소득국가에서도 '개혁'은 새로운 정책의 대명사가 되었고, 변화를 기획하고 전략적 변화를 실행하는 데 관심을 집중했다. 1990년대 초 영국의 국가보건서비스는 연달은 개혁 조치(구매자와 공급자를 분리,[59] 기금보유 일반의 제도 창설,[60] 병원의 독립 법인화 등)를 거치면서 제도의 본질이

---

[59] 당시까지 국가보건서비스는 정부가 재정(구매자)과 서비스 공급(공급자) 모두를 담당했다. '개혁' 조치로 병원은 정부에서 분리해 독립 법인이 되었고, 정부가 서비스를 구매하는 구매자가 되었다. 이론적으로 정부는 어느 병원에서나 서비스를 구매할 수 있으므로, 여러 병원은 서로 질과 비용을 경쟁하고 효율성을 높여야 한다.

[60] 기금보유fundholding 란 일차진료 의사에게 등록한 환자가 특정 병원서비스, 약품, 지역서비스 등에 지출하는 비용을 해당 일차진료 의사(개인이자 집단)에게 '기금'으로 배분하는 방식을 말한다. 기금을 보유한 일차진료 의사는 지출을 줄이려고 하는 동기와 더 비용효과적인 병원, 약품, 지역서비스를 선택하려는 동기를 갖게 된다. 국가보건서비스의

변화했다. 그 이전까지 있었던 역사적인 큰 변화, 예를 들어 1974년의 조치(지역의 모든 보건서비스를 지역보건 당국이 관장하게 한 것)도 이때에 비하면 사소해 보일 정도였다.[61]

무無의사결정

위기와 '일상으로서의 정치' 모형은 문제가 어떻게 정책의제로 옮겨가고 실행되는지, 또는 왜 그렇게 되지 않는지(정당성, 실행 가능성, 지지가 없어서, 또는 세 가지 정책 흐름이 만나 '기회의 창'을 열지 못해서)를 설명하는 데 유용하지만, 이것만으로는 충분하지 않다. 눈에 보이는 행동만으로는 정책을 결정하는 과정을 완전하게 설명할 수 없다. 다시 말해 정책결정뿐 아니라 **무정책결정** non-policy making(학술적으로는 흔히 **무의사결정**non-decision making이라 부른다)을 생각할 필요가 있다.

무의사결정을 설명하기 위해서는, 이 말은 이런 뜻이 아니다라는 데서 출발하는 것이 가장 쉽다. 정책문제가 의제로 되지 않는다면, 정책 담당자가 문제를 인식하지 못했거나, 또는 앞의 두 가지 모형이 설명하는 여러 가지 이유로 행동을 하지 않기로 했기 때문일 것이다. 정책 담당자가 특정 문제를 〔일부러〕

구조를 유지하면서도 시장 기전을 도입한, 이른바 내부시장internal market에 해당하는 대표적 '개혁' 조치다. 1991년 처음 만들어진 후 여러 차례 변화를 겪었으나, 지금까지 기본 원리와 형태를 유지한다.

61 보건의료 '개혁', 그리고 정부 '개혁' 논의는 1980년대 이후 지금까지 지속하는 것으로, 목표와 양상은 다양하지만 모든 국가, 모든 분야에 나타나는 국제적 추세이다. 여러 모양과 갈래가 있는 가운데서도 이를 관통하는 한 가지 중심 원리는 '작은 정부'로 대표되는 신공공관리론New Public Management이라 할 수 있고, 범위를 더 넓히면 신자유주의적 국제 질서와 무관하지 않다.

결정하지 않고 늦출 수도 있다. 그러나 이런 것들을 무의사결정이라 하지는 않는다.

무의사결정은 이보다 좀 더 미묘한 것으로, 이 말은 다음과 같은 의미로 쓴다.

지배적 가치, 허용된 게임의 법칙, 집단 간에 존재하는 권력관계, 그리고 강제할 수단 등을 따로 또는 함께 동원해, 불만이 발전하여 결정이 필요한 완전한 문제가 되지 않도록 효과적으로 저지하는 것(Ham and Hill, 1986: 64).

문제는 **잠재적** 상태로 남고, 권력의 이해관계에 반하기 때문에 정책과정으로 진입하지 못한다. 무의사는 의사결정자의 이익과 대립할 만한 어떤 도전도 억제하고 좌절하게 하는 결과를 낳는다. 무의사결정은 다양한 형태로 나타날 수 있는데, 정치체제에 참여하려는 요구를 강압적으로 막는 것이 가장 기본적인 것이다. 남아공의 아파르트헤이트 체제는 정치적 권리를 보장하라는 흑인의 요구를 억압하기 위해 투옥, 추방, 검열, 고문을 피하지 않았다. 하지만, 무의사결정은 특정 문제나 집단을 내버려두거나 무시하는 방법으로 이뤄질 가능성이 더 크다. 예를 들어, 많은 사회에서 소수 인종의 필요는 주목받지 못하는데, 특히 그 문제가 소수 인종에만 나타나는 것이면 더욱 그렇다.

정치학 문헌에 등장하는 고전적인 사례가 보여주듯, 무의사결정은 매우 미묘하고 파악하기 어려울 때가 많다. 미국의 정치학자 크렌슨Matthew Crenson은 똑같이 대기오염 감축 정책을 추진한 미국 두 개 도시를 비교 연구했다(Crenson, 1971). 두 도시는 개리Gary와 이스트시카고East Chicago라는 서로 인접한 철강 도시였는데, 이스트시카고는 1949년 대기오염을 규제하는 법을 통과시켰지만 개리는 법을 만드는 데 14년이 더 걸렸다. 이스트시카고에는 많은 철강회사가 있었으나, 개리에는 유에스스틸US Steel이라는 하나의 회사가 모든 철강 생산을 담당했다. 크렌슨의 분석에 따르면, 이스트시카고에서는 여러 철강회사가 나뉘어 있어 정책 담당자가 (시민이 강력하게 요구했던) 대기오염을 규제하는 법률을 만드는 것이 비교적 쉬웠다. 이와 대조적으로 개리에서는 유에스스틸이 매우 강력한 경제적 지위를 가졌고, 지역정부는 이들이 모든 종류의 규제법을 반대하리라는 것을 잘 알았다. 정책 담당자는 이 문제를 정책의제로 만들 엄두도 내지 못했다.

한 도시 수준에서 나타난 간접적인 영향을 보여주는 이 사례는 다른 수준에서 정책을 결정할 때도 그대로 적용할 수 있다. 개발도상국 정부가 담배나 술회사와 새로운 계약을 진행할 때, 보건부가 국민건강에 나쁘다거나 의료비가 늘어난다는 것을 말도 꺼내지 않는 때가 있다. 다른 (힘 있는) 부처(산업부, 재정부 등)가 산업 역량을 키우고 세입을 늘릴 수 있다고 주장할 것을 뻔히 예상하기 때문이다.

누가 의제를 설정하는가?

지금까지 우리는 문제가 어떻게 정책의제로 바뀌는지, 그리고 (때로 아주 간접적인 이유를 포함해서) 왜 정책의제가 되지 못하는지를 살펴보았다. 이제 정책참여자를 설명할 차례다. 정책참여자가 곧 의제설정의 주체인 때도 많지만, 가장 중요한 정책참여자는 입법과 정책과정을 관장하는 정부다. 다른 참여자로는 세계은행이나 미국 국제개발처 등 국제기구와 경제계 같은 국내 이익집단이 있다. 1980년대 구조조정 정책은 국제기구와 원조국이 이익연합을 구성하고 일부 국가에 압력을 가해 경제개혁, 정부개혁, 정치개혁을 시도한 전형적인 예다. 1960년대 미국의 인구정책 지지자가 가족계획을 국제보건의 정책의제로 만들었던 것도 또 다른 사례다(글상자 4.1 참고).

'개발이 가장 좋은 피임법이다' 가족계획을 정책의제로 만들기

1960년대 초만 하더라도, 미국인을 중심으로 한 비교적 작은 정책 커뮤니티 정도만 인구증가를 걱정하는 상황이었다. 미국 정부는 1965년까지 인구정책 지지자 네트워크의 지도력을 구성하고, 인구증가 문제를 확실한 국제적 정책의제로 만들기로 결정했다. 그러나 20년이 지난 후 정책이 극적으로 바뀌면서 미국 정부는 조타수 역할에서 한발 뒤로 물러났다. 이와 같은 정책변동의 이면에는 어떤 일이 있었던 것일까?

1960년대 중반부터 미국 정부는 인구감소 정책을 적극 지원했다. 개발도상국이 인구감소 정책을 채택하도록 권고하고(특히 인구가 많고 빨리 증가했던 인도를 대상으로), 다른 서구 원조국의 동참을 유도했으며, 유엔UN이 가족계획을 지지하도록 지원했다(그 전까지 유엔은 인구문제를 신중하게 다루었다). 이때 인구정책은 대부분 가족계획 사업을 의미했다. 여러 개발도상국에서 경구피임약의 임상시험이 이루어졌고, 1965년까지 미국에서만 400만 명 이상의 여성이 이 약을 사용하게 되었다. 1960년대 중반 이후 미국은 가족계획사업에 대한 세계 최대의 원조국이 되었고 재정, 기술, 전문 지식을 지원했다. 국제적으로는 세계은행 총재가 나섰다. 1968년에 그는 행동하지 않고 가만히 있으면 "핵폭발처럼 인구가 급증"해서 "고통과 폭력, 비인간성이 폭발"할 것이라고 주장했다(McNamara, 1981: 35). 세계은행은 일 년 뒤에 인구사업국Population Projects Department을 신설했으며, 1970년대 초에는 인구사업용 차관을 새로 만들었다. 1969년에는 인구 사업에 더 많은 자원을 투입하기 위해 유엔인구기금UN Population Fund을 창설하기에 이른다.

문제가 의제로 되는 것은 첫 단계였을 뿐, 계속 정책의제로 유지하고 정책으로 바꾸는 것은 또 다른 과제였다. 미국은 인구문제가 더는 논란거리가 아니며 모두가 가족계획의 필요성을 인정했다고 생각했지만, 1974년 루마니아의 부쿠레슈티에서 열린 세계인구총회는 전혀 그렇지 않았다. 총회에서는 인구문제의 정치적 성격을 재확인했을 뿐 아니라, 개발도상국은 더 넓은 정치적·사회경제적 변화의 맥락에서 문제를 다시 규정했다. 인도의 보건부 장관인 싱Karan Singh은 "개발이 가장 좋은 피임법"이라고 표현했다(The Lancet, 1992: 1155). 그는 인구문제는 저개발의 증상일 뿐이며, 사실 저개발은 국제체제의 결과물이라고 주장했다. 즉,

인구정책이 필요한 것이 아니라 새로운 국제경제질서 New International Economic Order 가 필요하다는 것이었다.

의제가 정해지는 데는 언론매체도 한몫을 했다. 부쿠레슈티 인구총회에서 벌어진 논쟁은 중요한 뉴스로 다루어졌고 널리 알려졌다. 1970년대 중반에는 고소득 국가에서도 산아제한이 큰 논란거리였다. 1977년 영국 공영방송 BBC 텔레비전이 피임과 산아제한 방법에 대한 대중의 태도를 다룬 프로그램을 만들었지만, 시청자의 반발을 우려해 막판에 방영을 취소했다(Karpf, 1988: 165). 언론이 인구문제를 다루는 데 제약이 많았던 것은 이때만 해도 인구문제는 곧 산아 제한이었기 때문이다. 산아 제한은 공적 문제라기보다는 아직 사적 영역에 있는 문제였다.

1984년 멕시코 세계인구총회에서 정치와 이데올로기가 다시 한 번 정책과정을 바꾸었다. 개발도상국은 출산의 선택권을 강조하는 넓은 범위의 개발 프로그램을 지지했다. 그러나 미국의 레이건 정부는 시각을 완전히 바꾸어 인구증가를 '중립적 현상'으로 규정하고, 정부가 공공정책에 개입하지 않으면 경제가 성장하고 그 결과 출산율이 낮아질 것이라고 주장했다(Camp and Lasher, 1989). 미국 내에서 낙태 합법화에 반대하는 우익 세력이 커지고 개인 인권에 관한 관심이 증가하면서 인구문제에 대한 태도를 완전히 바꾼 것이다. "임신중절을 반대하는 로비는 강력했다. 레이건 Reagan 행정부는 여러 차례 인구 분야 원조를 줄여야 했고, 부시 Bush 행정부는 정책을 되돌리려는 의회의 모든 시도를 거부할 수밖에 없었다"(Camp, 1993). 대중이 '강제 임신중절'을 주목한 데는 언론매체가 또 한 번 중요한 역할을 했다. 1985년 1월, 미국의 유명 신문인 ≪워싱턴포스트≫에 연재기사가 실렸는데, 요지는 "중국 인구정책의 토대는 강제성과 원치 않는 낙태, 그리고 국가가 가장 내밀한 인간사에 침범하는 것"이라는 주장이었다(Crane and Finkel, 1989: 37).

미국은 국제가족계획연맹 International Planned Parenthood Federation 과 유엔인구기금에 대한 지지를 철회하고 인구 분야 원조를 크게 줄였다. 1992년 이후 클린턴 Clinton 행정부가 정책을 전환했으나(유엔인구기금에 대한 재정지원), 1990년대 미국의 재정지원 규모는 그 이전보다 훨씬 작았다. 물론, 1990년대에 이르기까지 인구문제에 대한 인식을 높이는 데 미국이 큰 역할을 했던 것은 분명하다. 1992년에 가족계획사업 40년을 검토하는 회의가 인도에서 열렸는데, 싱은 폐막 연설을 통해 "피임이 가장 좋은 개발"이라는 말로 자신의 부카레슈티 발언을 뒤집었다(The Lancet, 1992: 1155).

글상자 4.1의 예는 국제기구나 외국 정부가 문제를 제기한 사례지만, 이들이 정부의 정책의제 설정에 영향을 미치는 유일한 집단은 아니다. 국내의 이익집단 또한 자신이 중요하다고 생각하는 문제를 부각하려고 노력한다. 예를 들어 최근 환경문제가 크게 주목을 받게 된 것은 오랫동안 환경단체가 노력한 결과다. 언론매체 또한 그냥 문제로만 남아 있을 수도 있는 문제를 정책의제로 바꾸는 데 중요한 역할을 한다. 그러나 그 누구보다 정부가 핵심 행위자다. 정부는 어떤 문제를 정책의제로 할 것인가를 정하고, 어떤 문제는 받아들이고 어떤 것은 거부할 것인가를 결정한다.

정부의 의제설정 역할

어떤 정책을 바꿀지, 수정할지, 또는 새로 만들지 결정하는 것은 분명 정부다. 그런데 정부는 정책의제로 바뀔 수 있는 문제를 찾기 위해 얼마나 적극적이어야 할까? 일부 학자의 주장에 따르면, 정부는 위기가 발생하기 전에 문제와 그 파장을 예측하기 위해 문제를 찾는 프로그램을 적극적으로 운영해야 한다(Hogwood and Gunn, 1984). 고려할 것은 더 있다.

- 정보와 필요가 변화한다. 예를 들어, 거의 모든 나라에서 노인인구가 증가하고, 미래의 건강정책에 영향을 미친다. 그 범위는 만성질환 발생이 늘어나는 것부터 초고령 노인과 허약 노인을 관리하는 것까지 다양하다.
- 새로운 문제가 등장한다. 동부 유럽에서 유럽 다른 나라로, 아프리카에서 유럽으로 많은 사람이 이주한다.
- 새로운 해결 방법이 등장한다. 예를 들어, 신기술 도입으로 장기간 입원 대신 낮 수술이 늘어난다.
- 태도가 바뀐다. 지금은 공공장소에서 흡연하는 것을 금지하는 나라가 많

지만, 과거에는 이런 조치를 반대하는 이해당사자가 많았다.

따라서 정부는 일정한 단계를 거쳐 문제를 정의하고, 그 문제가 정책의제가 되어야 하는지 결정해야 한다(Hogwood and Gunn, 1984). 이렇게 하려면, 정부는 '문제 찾기'의 체계를 갖추고 그 작업의 효과를 기대할 수 있는 조건을 미리 정하는 것이 필요하다. 정부는 자신이 이런 일을 해야 한다고 주장하면서 **규범적** 접근을 하게 된다.

문제를 찾을 때 정부가 고려할 요소는 다음과 같다.

1. 바로 이것이 문제라고 말한 사람이 누구인가? 그 이유는? 무엇 때문에 주도권을 가지게 되었는가?

2. 정부가 해결할 수 있는 '진짜' 문제인가?(정부가 이 문제에 개입하는 것이 정당한가? 예를 들어, 국가(경찰, 사법부, 사회복지사)가 언제 가정폭력에 개입해야 하는지를 정하는 것은 매우 어렵다. 국가는 사생활 침해로 비판받을 수 있는 법을 새로 만들기를 꺼린다.)

3. 문제에 대한 의견은 일치할 수 있는가?(지지는 얼마나 큰가, 그리고 누가 지지하는가?)

4. 정책결정은 시기상조인가? 행동하기에 너무 이른가? 지지를 키우기 위해 더 크게 논쟁을 해야 하는가? 예를 들어, 영국에서는 안전띠를 의무적으로 착용하게 하는 시도가 여러 번 있었지만 1980년대 중반이 되어서야 법이 통과되었다. 입법이 미루어진 이유 중 하나는 먼저 충분하게 교육을 해야 법 시행 후 대다수가 법을 잘 지킬 수 있다는 것이었다. 경찰은 많은 사람이 이 법을 지지하지 않을 때에는 법을 강제할(즉, 시행할) 방법이 없다고 주장했다. 결과적으로 안전띠 착용률은 법 통과 전 32%에서 시행 후 95%로 상승했다(Leichter, 1986).

5. 정책의 맥락이나 정책의 틀은 정확한가? 다른 측면, 예를 들어 형평성은 무시하고 효율성 관점에서만 문제를 보지는 않는가? 대안적 관점을 찾을 수 있는가? 다른 사람(예를 들면 수혜자)은 이 문제를 어떻게 볼 가능성이 있는가?

6. 문제의 크기는 적절한 수준에서 나누어져 있는가? 지나치게 종합적(집합적)이고 큰 문제는 손에 잘 잡히지 않고 실천에 옮기기도 어려우므로 구호나 다짐을 벗어나기 힘들다. 예를 들어, 지구 온난화를 정책의제와 실천 대상으로 삼기 위해서는 좀 더 작은 여러 문제로 분리해야 한다.

7. 문제의 인과구조를 아는가? 정부는 어떤 문제를 만드는 원인 문제(근본원인, 원인의 원인) 또는 어떤 문제에 선행하는 문제를 알 수도 있고 모를 수도 있다(예를 들어 공공기물을 파괴하는 행위가 왜 일어나는지, 어린이가 왜 본드를 흡입하는지). 원인을 안다고 해도, 근본 원인을 해결하고 싶지 않거나 해결할 수 없을 때도 있다. 세계 어느 나라 대도시든, 대기오염을 줄이기 위해서는 자가용 자동차를 제한하고 공장의 오염물질 배출을 줄이는 등 종합적인 교통정책, 산업정책을 시행해야 한다. 그러나 대부분의 국가에서는 문제를 더 세부적으로 나누어 자동차 배기장치나 무연 휘발유 같은 문제를 정책의제로 설정한다. 핵심 원인을 건드리면 중요한 이익집단(자동차산업과 석유산업)을 위협하는 결과가 빚어지기 때문이다. 공장과 자동차가 배출하는 오염물질 때문에 건강문제가 생기는 많은 나라에서 실제 이런 일이 벌어졌다.

8. 문제에 어떤 의미가 있는지 구체적으로 나타낼 수 있고 수치로 표현할 수 있는가? 문제의 범위나 강도를 적시할 수 있는가? 발생률은 얼마인가? 얼마나 빨리 문제가 변하는가? 불확실성은 어느 정도인가? 1980년대 에이즈 정책을 둘러싸고 모든 정부가 이런 질문에 제대로 답하지 못했다. 결국, 정책은 지리멸렬하게 되고 문제의 중요성에 값하지 못했다.

물론, 우리는 정책결정이 합리적인 직선모델을 따라 진행하는 일이 드물다는 것을 이미 잘 안다. 위기가 생겼거나 국민의 필요needs가 바뀌었다고 인식하면, 정부가 먼저 문제를 찾아서 정책의제로 추진하기도 한다. 그러나 이것은 매우 복잡한 과정을 단순화한 것이다. 예를 들어, 새로운 정부는 정권 초창기의 우호적 분위기를 업고 의제를 만드는 **동시에** 정책을 빠르게 실행할 기회를 잡을 수 있다. 1982년에 시행된 방글라데시의 의약품정책이 이에 해당하는 것으로, 제8장 글상자 8.1에서 자세하게 설명했다.

무시하던 문제를 정부가 다시 주목하는 데는 언론매체가 중요한 촉매 노릇을 할 수 있다. 물론, 언론매체는 정부가 이미 의제로 설정해놓은 문제를 정당화하거나 비판하는 역할도 한다. 이 장의 나머지 부분에서는 정책의제에 올라 있는 것처럼 보이는 문제에 언론매체가 얼마나 크게 영향을 미칠 수 있는지 분석한다. 많은 자유민주주의 체제에서 언론매체는 문제에 관한 관심을 끌어내고 정치인이 행동하게 하는 강력한 힘이다.

언론매체(미디어)의 의제설정

신문, 텔레비전, 잡지, 라디오는 우리가 어떤 문제를 주목하는 데 어느 정도나 역할을 하고, 또 우리 생각에는 얼마나 영향을 미치는가? 정책 담당자가 정치적으로 관심을 가지고 행동할 문제를 고를 때, 언론매체는 얼마나 큰 역할을 하는가? 이 장에서 특히 언론에 주목하는 이유는 그동안 정책과정의 행위자인 언론을 과소평가하는 일이 많았기 때문이다.

언론매체는 인쇄와 전자매체의 두 가지 유형이 있다. 인쇄 매체는 잡지와 신문이고 전자매체는 텔레비전과 라디오, 영화 등이다.[62] 이들을 대중매체mass

---

62 이 책이 쓰인 시기는 인터넷이 막 시작된 시기이다. 인터넷을 언론으로 볼 것인가는 논

media라고도 부르는 것은 도달하는 지역이 아주 넓고 때로는 전체 사회를 포함하기 때문이다(개발도상국은 그렇지 않다). 언론은 몇 가지 중요한 기능을 하는데, 사회화의 통로(사회의 가치와 규범을 가르치고 문화를 전파한다), 정보의 원천, 선전도구(특정 정책을 지지하거나 특정 상품을 사도록 대중을 설득한다), 정당성 확보의 수단(지배적인 정치, 경제제도를 신뢰하고 수용하게 한다) 등을 포함한다(Marger, 1993).

언론매체가 하는 역할은 정치체제에 따라 다르다. 많은 나라에서 국가가 언론매체를 직접 소유하는데, 여기서는 부적절한 문제를 보도하면 정부의 보복이 따르기 때문에 알아서 기사를 넣고 빼는 자기검열이 심하다. 이런 언론은 당연히 공정성을 의심받는다. 대중에 영합하는 국가지도자가 신문을 지배하고, 신문은 권력에 굴복해 듣기 좋은 말만 하는 나라도 많다. 이런 데서는 언론에서 작은 비판의 목소리만 나와도 언론인이 곤욕을 치른다. 나이지리아의 소설가 아체베Chinua Achebe가 쓴 소설 『사바나의 개미 언덕Anthills of the Savannah』에는 정보부 장관이 한 일간지의 편집인에게 전화를 걸어 아바존Abazon이라는 곳에서 친선사절단이 오니 사진사를 보내라고 요구하는 장면이 나온다. 사실, 아바존의 친선사절단이란 불만에 가득 차 대통령에게 탄원서를 가져온 일군의 농부였다. 편집인은 소리쳤다.

"이건 새롭군요. 아바존의 친선대사라니! 가장 그럴듯한 이야기네요! 그다음은 무슨 이야기인지 말씀해주시겠어요?"

"기사를 보여줘야지."

"장관님께 감히 이런 질문을 해도 좋을지 모르지만, 왜 그래야 하죠?"

란이 있지만, 이 책의 맥락을 고려할 때 현재 시점에서는 언론매체로서의 인터넷이 어떤 다른 매체보다 더 중요한 역할을 한다.

"당신이 방금 말한 그대로요. 내가 정보부 장관이니까. 그게 이유요."

"글쎄요, 답이 모자라는데요, 장관님. 제게는 충분치 않아요. 뭔가 잊으신 것이 있는 모양인데, 우리 신문 16쪽 맨 아래에 인쇄하는 건 제 이름과 주소지, 이런 망할, 이 말은 죄송하지만, 장관님이 아니라고요. 필요한 때 샘소나이트 소령이 잡아 가두는 사람은 저 아닙니까, 당신이 아니라. 제가 장례를 치러야 한다고요."

"이켐, 그건 전혀 맞지 않은 소리야. 당신이 알아야 할 것은… 점점 힘들고 같은 말 하는 것도 지치는군. 마지막으로 말하지, 정말 마지막이야. '신문법' 개정령 제14조 제6항은 신문에 무엇을 인쇄할지 장관에게 일반, 특수 가릴 것 없이 모든 권한을 줬단 말이요"(Achebe, 1988: 26).

자유민주주의 체제에서는 언론의 독립성을 적극 보호할 것 같지만, 정부는 좀 더 교묘한 방법을 동원해 언론에 재갈을 물린다. 텔레비전 제작자와 신문사 편집인은 어떤 사건을 보도해야 할지 어떤 문제를 중요하게 부각할지 정하는 문지기 역할을 한다. 공산주의 정권에서 정부는 일반대중에게 성과를 선전하고 우선순위를 알리는 용도로 언론을 활용했다. 반대 시각은 극히 제한적으로만 허용했고, 많은 독자와 시청자는 정보의 질을 의심했다. 모스크바에서 발행하던 신문 ≪프라우다Pravda≫는 '진실'이라는 뜻이지만, 수십 년 동안 소련 국민 대부분은 이 신문이 전혀 진실을 말하지 않는다고 믿었다. 국가가 언론을 소유하는 대부분 정치체제에서는 언론이 비판 기능을 하면서도 살아남을 수 있다고 믿는 사람이 별로 없다. 구식 검열은 오래전 없어진 데가 많지만, 알게 모르게 '내면화된 검열'이 늘어나는 추세다.

가난한 나라의 언론은 발전 수준이 낮고, 글을 읽을 줄 알고 라디오와 텔레비전이 있는 도시 사람들에게 초점을 맞춘다. 언론매체 사이의 경쟁은 미미하다. 1990년대 여러 아프리카 국가가 다당제 민주주의를 받아들이고 독립적 언론매체를 육성하려 했지만 여러 장애물이 있었다. 자본이 부족하고 문맹률이 높았으며, 광고를 판매할 여건이 되지 않고 전문가가 부족했다.

언론이 얼마나 독립적이며 대중의 생각에 어떤 영향을 미치는지는 자유민주주의 체제에서도 계속되는 논쟁이다. 의제를 설정하는 언론의 역할이 '기대에 미치지 못하는' 데는 두 가지 이유가 있다. 첫째, 언론매체가 보기보다 자유롭지 않고, 둘째, 다른 정보원을 많이 가진 정책 담당자에게 언론이 〔단독으로〕 강한 영향력을 갖기는 어렵다.

| 언론의 자율성

언론은 독립적이며 진실을 찾고 알릴 의무가 있다는 것이 민주주의의 원리다. 그러나 많은 사람이 이런 관점에 동의하지 않는다. 허먼Edward Herman과 촘스키Noam Chomsky가 주장한 것에 따르면, 언론을 통제하는 기본적인 이유는 국가와 중요 이익집단을 보호(옹호)하는 정보만 전달하려는 것이다(Herman and Chomsky, 1988). 언론을 통제하기 위해서는 체계적인 선전이 필요한데, 이들이 개발한 '선전 모형propaganda model'은 이를 설명하려는 것이다. 이 이론은 미국의 언론 상황을 바탕으로 했지만, 대체적으로는 다른 나라에도 그대로(점점 더 잘) 적용할 수 있다. 선전 모형은 국가와 강력한 이익집단의 이해관계에 따라 뉴스가 어떻게 걸러지고 전파되는지 몇 가지 방법(예를 들어, 언론의 규모, 소유, 이윤 구조, 광고, 정보원 등)을 보여준다. 뉴스가 보도하는 범위는 언론이 권력관계에 어떻게 봉사하는가에 따라 구조적으로 결정된다. 이 모형은 특히 '거대' 이론이나 '상위 정치'에 해당하는 문제를 잘 설명하지만, 논란이 많은 건강정책 문제를 언론이 어떻게 이해하고 왜 어떤 특정 관점을 나타내는지 생각할 때도 유용하다. 모든 사람이 선전 모형에 동의하는 것은 아니다. 언론이 내놓는 정보가 특정한 이념, 즉 사회통념과 강자의 시각을 그대로 반영한다는 데 동의하면서도, 정보를 의도적으로 거른다는 것은 받아들이지 않는 사람이 많다.[63]

▮ 언론이 힘없는 집단에 반응하는 방식

앞에서 본 것처럼 국가와 주요 이익집단이 언론을 장악한다는 지적이 있지만, 많은 사람은 언론이 일반대중과 정책결정자를 만나는 통로라고 이해한다. 압력단체는 내세우는 명분을 널리 알리고 정치적 위상을 확보하기 위해 언론의 주목을 받는 것이 필요하다. 이들은 흔히 전문가를 활용해 언론의 관심을 끌려고 한다(제6장에서 자세하게 다룬다). 언론에 노출됨으로써 어떤 집단은 정책을 반대하는(또는 정책이 없다고 문제를 제기하는) 진영의 중심이 되기도 하고, 어떤 집단은 믿을 만한 정보의 원천이 되기도 한다. 소아 집중치료서비스 실태를 조사하고 발표한 영국의 한 단체가 좋은 예다. 당시 언론이 뽑은 기사 제목은 "국가보건서비스 부실로 연간 신생아 1000명 사망"이었다(Guardian, 1993). 언론이 정책을 바꾸거나 문제를 의제로 바꿔놓은 사례도 여럿이다. 예를 들어, 1978년 영국에서는 환경단체인 그린피스Greenpeace가 어떤 지역의 바다표범 도태사업을 문제로 삼았다. 언론은 사건을 보도하면서 촉촉한 눈을 가진 천진난만한 새끼 바다표범의 멋진 사진을 내보냈고, 담당 장관은 결국 이 사업을 중단할 수밖에 없었다(Negrine, 1989: 164).

환경문제가 언론의 관심을 자주 받는 데 비해, 많은 정치적 사안은 그렇지 않다. 장애인, 에이즈 환자, 마약중독자, 학대받는 여성을 위해 일하는 단체는 언론의 관심을 끌고 그것을 계속 유지하기 어렵다. 언론은 모든 사람을 동등하고 공정하게 대하지 않는다. 재난보도만큼 언론의 속성을 분명히 드러내는 뉴스도 없을 것이다. 엄청난 재난을 잘 보도하지 않는 이유는 간단하다. 취재팀이 없거나, '보도할 가치'가 모자라거나, 또는 최근 여러 차례 재난이 있었기 때

---

63   이 책에서는 국가권력이나 정부가 언론에 미치는 영향은 비교적 상세하게 설명한 데 비해, 기업이나 자본의 역할에 대해서는 상대적으로 관심이 적다. 특히 언론의 이익구조가 주로 광고에 의존하면, 언론에 미치는 기업과 자본의 영향력은 절대적이라 할 정도로 강력하다.

문이다. 1991년 유고슬라비아에서 시작된 내전 때문에 그다음 해 소말리아를 휩쓸었던 심각한 기근은 영국 언론의 주목을 받지 못했다. 나아가, 언론의 관심은 비현실적이고 일시적일 수 있으며, 언론 기사는 복잡할 수밖에 없는 사건과 그 해결 방법을 단순화하고 왜곡할 가능성이 크다.

언론은 연구자나 이익집단 등 다른 집단과 협력하면서 의제를 설정하는 역할을 한다. 물론, 언론이 얼마나 오랫동안 어떤 문제에 관심을 가지고 그 문제를 정책의제로 만들어낼 수 있는지는 확실치 않다. 미국 경제학자인 다운스 Anthony Downs는 이슈 관심 주기 issue-attention cycle라는 개념을 제안했는데, 사회를 크게 바꾸거나 부를 재분배해야 문제를 해결할 수 있다는 말이 나오면 언론(그리고 대중)의 관심이 줄어든다고 예측했다. 적어도 미국의 상황에서는 정부가 해결책을 찾을 수 있다는 믿음이 있어야 어떤 문제가 관심을 끌고 반응도 나타날 수 있다는 것이 다운스의 주장이다. 그다음 단계에서 사회구조를 크게 고쳐야 해결할 수 있을 정도로 문제가 어렵다는 것이 밝혀지면, 이제 그 사안은 '일상적 업무'로 바뀌고 언론과 대중은 더 흥미롭고 새로운 것을 찾아 나선다. 1993년 여름 몇 주 동안, 영국 언론은 병들거나 다친 보스니아 어린이를 유럽으로 데려와 치료해야 한다는 것을 집중 보도했다. 하지만 도움이 필요한 어린이가 줄지 않으면서 그 이야기는 신문 1면에서 사라졌다.

사라지지 않는 문제도 있으며, 이때 언론의 관심은 장기간에 걸쳐 정점과 저점 사이를 오간다. 영국 언론에서 오르내리기를 되풀이했던 아동학대 보도가 좋은 예이다(Nelson, 1990). 이 문제가 최초로 신문에 보도된 것은 1874년으로, 아동학대예방협회 Society for the Prevention of Cruelty to Children가 만들어진 계기가 되었다. 그 후 한참 동안 관심에서 멀어졌다가, 1962년 한 소아과 의사가 '매 맞는 아이 증후군 battered child syndrome'에 대한 논문을 발표하고 의학적으로 중요한 문제임을 주장하면서 다시 사회적 관심사가 되었다. 이 사례는 전문가가 언론의 관심을 끄는 상당한 힘을 가졌다는 사실을 보여주며, 언론이 늘 학술지를 뒤지면서 새로운 이야깃거리를 찾는 것이 힘으로 작용한다. 이 문제에서는 선구자 노릇을 한 일부 연구자가 연구결과와 대중적 뉴스 사이에 놓인 다리를 건넜기 때문에 정책의제가 될 수 있었다. 대중이 사회문제에 관심을 가지면 법을 실행하는 것은 그만큼 빨라진다. 그렇다면, 언론은 얼마나 자주 정책 담당자에게 영향을 미치는가?

▎언론이 정책결정자에게 미치는 영향

언론이 어떤 방향으로 행동을 유도하거나 주의를 끄는 방식으로 정책 담당자에게 영향을 미치는 것은 분명하다. 압력단체처럼 언론이 아예 캠페인을 벌일 때도 있다. 영국 신문 ≪선데이타임스≫가 좋은 사례다. 이 신문은 임신부가 복용하면 기형아를 유발하는 탈리도마이드thalidomide라는 약의 피해에 주목하고, 피해자 가족이 변호사가 얻어낼 수 있는 수준보다 더 많은 보상을 받도록 조직적으로 활동했다. 1972년 신문은 기사와 사설을 내보냈는데, 머리기사가 "탈리도마이드 아이는 국가적 수치"였다. 선천기형을 예측할 수 없었다는 당시의 과학적 정설을 반박하는 작업도 했다. 4개월간 연구원을 고용해 진정제와 다른 약물, 그리고 실험이 태아에 어떤 영향을 미치는지 연구결과를 분석한 것이다(Karpf, 1988).

이런 사례가 있지만, 언론이 어느 정도나 정책결정자에 영향을 미칠 수 있는지는 여전히 확실하지 않다. 첫째, 정책 담당자는 언론 말고도 많은 다른 정보원과 접촉하기 때문이다. 또한 여러 신문이나 텔레비전은 서로 다른 시각으로 문제를 보도할 수 있고, 정책 담당자는 어느 매체가 그 문제를 보도하는가에 따라 '편향된' 생각을 할 수도 있다. 그렇지만 언론은 정책 커뮤니티 내에서 전달자 구실을 하고, 정책 담당자는 유력한 언론이 전달하는 기사나 사설을 주목할 가능성이 크다.

둘째, 언론의 영향을 분리해서 생각하기 어렵다. 언론은 정치과정에 개입하는 외부 주체가 아니라, 과정 그 자체에 속한다. 의제를 설정하고 사건에 의미를 부여하는 과정 안에 있으나 혼자 그 역할을 하는 것은 아니다. 다른 곳에서 시작한 움직임을 증폭하는 것이 주된 역할이다. 문제가 모양을 갖추게 하는 역할을 하지만, 문제를 만들어내지는 못한다. 앞서 인용한 허먼과 촘스키의 '선전 모형'이 말한 대로, 언론은 국가와 중요 이익집단의 관점과 가치를 비추는 거울일 뿐이다.

셋째, 한 언론이 한 번 떠든다고 해서 정책 담당자가 일을 추진할 가능성은 적다. 여러 언론이 한꺼번에 나서야 효과가 있고, 경쟁 속에 있는 언론(좌우 모두의 시각을 반영하는)이 정치적 사안을 한쪽 관점으로만 보도하기는 어렵다. 결국 언론이 정말 어느 정도 경쟁적인지, 그리고 일반 여론에 얼마나 영향을 미칠 수 있는지는 명확하지 않다. 이 문제는 간단하게 답하기 어려운 질문이다.

개발도상국에서는 언론이 정책 담당자에게 어떤 영향을 미치는지 잘 드러나지 않는 때가 많다. 기자, 편집인, 라디오 진행자, 텔레비전의 연출자는 도시 엘리트에 속하면서 정부의 정책 담당자와 긴밀한 관계를 유지한다. 정부가 언론매체를 소유한 곳이라면, 정책 담당자는 정부를 심하게 비판하거나 적극적으로 정책대안을 토론하는 언론을 반기지 않는다. 그런 종류의 말은 모두 막으려고 할 것이다. 많은 개발도상국에서는 정책에 관여하는 사람이 적고, 어떤 기자가 정권을 비판한다는 소문이 나면 탄압을 시작할 때 제일 먼저 구속 대상이 된다. 사정이 나아지고는 있지만 정치적 불안정과 허약한 자본이 언론과 텔레비전의 독립성을 위협한다.

다시 말하지만, 언론이 정책 담당자에게 영향이 없다는 뜻은 아니다. 센 Amartya Sen은 기근 사태를 보도한 중국과 인도 두 나라 언론의 역할을 비교했다 (Sen, 1983). 곡물 수확이 형편없었던 1959년과 1961년 사이에 중국은 수백만 명이 사망하는 엄청난 기근을 겪었다. 언론은 이 사태에 침묵했고, 이 기간에 평시보다 1400만에서 1600만 명에 이르는 사람이 더 사망했다는 사실은 나중에야 밝혀졌다. 한편 인도에서는 독립 이후 기근을 겪지 않았다. 센의 주장을 요약하면, 인도는 식량 확보가 어려울 때도 기근을 피할 수 있었고, 이는 이 나라 민주주의의 특성과 언론의 역할 때문이었다.

> 대규모 기아가 닥치면 정부는 신속한 조처를 취하지 않을 수 없다. 이 과정에서 신문이 중요한 역할을 하는데, 사실을 알리고 문제를 해결하도록 압박한다. 야당이 하는 역할도 비슷하다(Sen, 1983: 55).

언론이 자유롭지 않은 중국에서 정부를 비판하는 수단은 완전히 은폐되어 있고 분명하지도 않으며, 정부는 참사를 피하기 위한 행동에 나서지 않는다. 인도는 중국과 다르다고 했지만, 센은 여기에도 역설적 상황이 벌어진다고 말한다. 갑자기 기근이 닥쳤을 때, 식량을 구할 수 없어 굶주림과 질병으로 죽어가는 피해자를 구하라고 정부를 압박하는 것은 언론의 중요한 역할이다. 인도에서는 중국과 달리 만성적·정기적으로 닥치는 기근이 극심한데, 이 문제는 신문이 거들떠보지도 않는다.

> 이 체제는 식량 전쟁에서 패배한 피해자를 막는 데는 강력하게 작동한다. 그러나 엄청난 수의 평상시 피해자가 있다는 것, 이 말 없는 진실은 마음 편하게 인정하고 당연한 일로 받아들인다. 이들 패배자는 늘 식량이 부족해서 더 잘 먹는 동족에 비해 쉽게 병에 걸리고 빨리 죽는다.

중국은 모든 사람에게 어느 정도 식량이 돌아갈 수 있도록 배급 시스템을 만들었고, 그 덕분에 인도와 달리 평상시에는 광범위한 영양실조와 만성적인 기아를 피할 수 있었다. 중국의 건강 지표가 좋아진 것은 이 때문일 것이다.

1000명당 영아사망률은 1950년 50명에서 1991년 30명으로 줄어들었다.

결론

정책결정의 모든 측면이 그런 것처럼, 정책과정에는 여러 참여자가 있을 수 있고 정부 이외의 참여자도 의제설정에 관여한다. 정책변화나 개혁은 위기나 일상의 정치를 통해서 일어나지만, 두 가지 상황 모두에서 구체적으로 어떤 요인이 작용했는지가 중요하다. 위기에서는 가장 중요한 정책 엘리트가 그것을 위기로 인식해야 하며, 제대로 대응하지 못하면 실제로 상황이 더 나빠진다고 믿어야 한다. 일상의 정치에서는 여러 개혁과 변화에 대한 구상이 정책 담당자의 주목을 받기 위해 서로 경쟁하는 때가 많다. 어떤 것이 실제로 중요한 고려 대상이 될지는 변화가 일어나면 누가 손해를 보고 누가 이익을 보는가를 비롯해 몇 가지 사정에 따라 달라진다. 시점이 언제인가도 중요하며, 어떤 사안은 오랜 기간을 거쳐 모든 '흐름'이 하나로 만나야 비로소 의제로 등장한다.

언론은 문제를 주목하게 하고 정부가 행동하도록 압박하는 데 중요한 역할을 하는데, 주로 '하위 정치'에 해당하는 문제에서 역할이 두드러진다. 적과 대치하거나 국가안보가 위협받는 것과 같은 중대한 문제 또는 '상위 정치'에 해당하는 문제는 이와 다르다. 정부가 정당성이 있는 한, 언론은 기본적으로 정부 정책을 뒷받침할 가능성이 크다.

제 **5** 장

정부
정책형성의 중심

일단 문제를 인식하고 나면 정부는 어떻게 행동할 것인지 결정한다. 이것이 정책형성의 첫 단계이다. 앞에서 살펴본 것처럼, 정책결정은 단순히 분석적으로 문제를 해결하는 과정이 아니라 정치적 과정이다. 협상과 흥정, 집권권력의 이데올로기를 반영하는 여러 이해관계를 조율해야 한다. 정책형성은 이런 이해관계뿐 아니라, 선례나 관련 정책, 재원을 비롯한 가용 자원, 그리고 예상하는 저항이나 지지를 함께 고려한다. 따라서 정책형성은 참여자가 누군가에 따라 직접 영향을 받는다.

이 장에서는 정책형성에 관여하는 정부구조와 기관을 다룬다. 여기에는 정당(엄밀히 말하면 정부기구라 하기 어렵지만, 선거를 앞두고 정부의 정책의제를 정할 수 있다), 입법부, 행정관,[64] 관료를 포함한다. 보건부, 정부의 연방·지방·지역

---

[64] 행정관은 'executive'를 번역한 것으로, 총리, 대통령, 장차관 등 정치적으로 임명된 고위 관료를 (각 개인이 아니라) 집합적으로 지칭하는 것이다. 따라서 행정부는 행정관과 (직업) 관료로 구성된다. 의원내각제에서 행정관은 대체로 의원으로 구성하고 이들은 의회의 신임을 받아야 행정부에서 일할 수 있다.

구조는 물론,[65] 사법부나 군대 등 다른 정치기구의 역할도 살펴볼 것이다. 우리의 주된 관심은 각 기구가 정책형성에서 어떤 역할을 하는가에 있다. 누가 결정을 내리는가? 누가 정책형성과 집행에 영향을 미치나? 각각 어떤 강점과 약점이 있는가? 지금부터 각 주제를 간략하게 살펴본다.

정당: 약속 그리고 실천

둘 이상의 정당이 정권을 잡기 위해 경쟁하는 자유민주주의 체제에서는 정당이 선거를 앞두고 정책문서나 강령을 만든다. 선거를 통해 집권한 후 실천할 정책을 설명하려는 것이다. 이런 정책은 보통 전당대회에서 논의하고, 지역 선거구 당원들은 이 기회에 정책을 수정하거나 바꾸자고 제안할 수 있다. 물론, 일단 집권한 이후에는 정책강령에 얽매이거나 정해진 경로를 따르지 않는 사례도 나타난다. 하지만 정당은 무엇을 하겠다는 것을 밝혀서 지지를 받고, 목표로 제시한 것을 실행하지 않으면 지지를 잃는다. 정당은 선거구에서 당비와 기부금 등을 통해 재정을 마련할 뿐 아니라 선거구민의 정치적 지지도 필요로 한다. 다양한 유권자의 견해를 모두 반영하기 위해 정당의 정책은 아주 포괄적인 언어로 표현하는 수가 많다.

다당제에서 정당은 흔히 정책을 규정하는 첫 단계에 관여한다. 어떤 변화를 꾀하는지, 또는 정책의제에 어떤 새로운 사안을 보태고 싶은지 등을 표명하는 것에서 시작한다. 정권을 잡은 후에야 실제 정책을 만들 수 있다는 것이

---

65 어떤 국가가 연방체제 federal system 인가 아닌가는 이어서 설명하는 정당, 입법부, 행정관, 행정부 등에 모두 영향을 미치는 중요한 체계 구분이다. 예를 들어, 미국의 연방 보건부가 하는(할 수 있는) 역할은 한국의 보건복지부가 할 수 있는 역할과 크게 다르다.

중요하다. 정당은 정권이 출범하는 때(정권 연장과 교체에 무관하게)가 되어야 구체적인 사정에 맞닥뜨리고 정책변화가 이해관계를 어떻게 바꿀지 인식하게 된다.

정당은 개혁을 약속할 수 있지만 집권 중에 그것을 실현하지 못할 수도 있다. 1993년 오스트레일리아 정부가 핵심 선거공약 중 하나였던 병상 확충을 포기하자, ≪영국의학회지British Medical Journal≫는 기사에 "오스트레일리아 정부, 보건공약 철회"라는 제목을 달았다.[66] 1977년 인도에서 여러 군소 정당이 통합해서 인도인민당Janata Party을 창당했는데, 처음에는 당의 여러 그룹과 당원이 모두 지지하는 정책을 내놓을 수 있었다(Curtis, 1990). 당시에는 〔집권당 소속의〕 간디Indira Gandhi 총리가 추진하는 비상통치에 반대하는 것이 가장 중요한 과제였다. 비상통치는 사법권 제한, 시민권 유예, 언론 탄압, 강제 불임시술 등을 포함했다. 〔야당 시절〕 인도인민당은 이에 반대해 자립, 빈곤 감소, 부의 재분배를 촉진하는 정책을 시행하겠다고 약속했으나, 집권 후 불안하게 통합되어 있던 연립정부가 무너지면서 정당이 내세운 공약을 지킬 수 없었다.

일부 지도자들은 빠른 경제발전을 추진하기를 원했고, 일부는 근대화가 영적靈的 부패를 나타내는 것으로 간주해 가내공업과 농업에서 길을 찾으려고 했다. 한 그룹은 서구의 과학과 기술을 융합하려 했고, 다른 그룹은 서구 물질주의를 거부하고 힌두 문명을 되살리고 지켜내겠다고 다짐했다(Curtis, 1990: 493).

다당제 체제라고 해서 어디서나 선거 전에 정책을 토론할 기회가 있는 것은

---

[66] 원문에 있는 참고문헌 표시는 오류다(책 뒤의 참고문헌 목록에도 빠져 있다). 정확한 인용은 다음과 같다. John, Danny. 1993. "Australian government retreats from health promises." *British Medical Journal,* 306(6893), pp.1634~1635.

아니다. 다당제 국가인 보츠와나에서는 정책 이슈를 제기하고 토론하는 데, 또는 대안적인 정책의제를 제시하는 데 선거를 활용하지 못한다(Holm, 1988).

유일 정당 체제에서는 정당이 모든 정책을 만들고, 정부가 해야 할 일은 그 것을 가장 잘 집행하는 방법을 찾는 것이다. 의회가 토론의 장이 되긴 하지만 정책을 만드는 최고·최종 기구는 당이다. 유일 정당 체제인 국가, 특히 아프리카의 선거에서는 선택할 기회나 정책대안을 토론하는 기회가 없으며, 집권당을 비판하는 목소리는 묻히고 탄압받기 일쑤다. 모잠비크에서 다수당 체제가 출발하기(1994년) 이전에는 행정부가 정치노선을 벗어난다고 판단할 때마다 당이 정책결정에 직접 개입했다. 이 나라에서는 대통령이 1976년과 1979년 두 번에 걸쳐 의료서비스를 비판했고, 연설을 통해 특히 의료의 질이 낮다는 문제를 강조했다. 첫 번째 연설은 독립 직후에 있었는데, 수도인 마푸토에 있는 중앙병원에 대한 대중의 불만이 높아진 것이 원인이었다. 의료서비스를 받으려는 사람은 세 배로 늘었는데, 자원 확충이 뒤따르지 못하고 훈련받은 인력도 부족했다. 하지만, 공격은 〔근본적인 문제가 아닌〕 관리부실과 태도에 집중되었다. 당의 비판을 받은 보건부는 병원을 좀 더 민주적으로 재조직하고 의료인력이 책임감을 느끼도록 조처를 취했다.

대통령은 1979년의 두 번째 연설에서 당이 여전히 의료서비스 체계와 제공을 불만스러워한다고 말했다. 다른 분야를 포함해 전체적인 상황을 언급하면서 비판한 것인데, 정부 전반의 리더십 부재, 무사안일, 부패를 겨냥한 것이었다. 당이 비판하자 정부는 보건부 장관을 해임하고 새로운 업무방식을 도입하는 것으로 대응했다. 〔이번에도 근본적 처방보다는〕 분권화를 추진하고 의사결정 권한과 책임을 이양했다(Walt and Cliff, 1986).

유일 정당 국가에서 당과 정부를 분리하는 것은 간단하지 않다. 양쪽 모두에서 요직을 차지한 사람이 많고, 당은 넓은 범위에서 정책지침을 만들어 정부를 통제한다. 앞의 모잠비크 사례처럼, 당은 정부가 선을 넘거나 기준에 미달한다고 판단하면 직접 개입한다. 자유민주주의 체제에서는 정당이 권력을 잡더라도 정부가 정책을 책임진다. 정부가 정당의 정책을 무시할 수 없지만, 정부가 자기 관점에서 당을 설득하면 정당이 과거의 판단을 바꾸어야 할 수도 있다. 정당은 입법부와 행정관을 통해 새로운 정책을 도입하기도 한다. 입법부와 행정관의 역할을 좀 더 자세히 살펴보자.

입법부의 역할: 짖지만 물지 않는다?

대부분 국가가 헌법으로 규정해놓은 입법부는 국민주권의 표현이며 국가의 최고 의사결정기구다. 단원제를 채택한 국가가 75%에 이르는데, 입법회의(엘살바도르), 전국인민대표자회의(중국), 국회(이집트, 탄자니아) 등 다양한 이름이 붙어 있다.[67] 영국, 미국, 인도, 멕시코, 베네수엘라,[68] 프랑스, 일본 등은 양원제이며 여러 가지 이름을 가진 상원과 하원으로 나뉜다(Danziger, 1991). 대부분의 입법부는 세 가지 역할을 하는데, 국민을 대표하고, 법을 제정하며, 행정관(최고 지도력)을 감시한다. 입법부는 선출된 대표자(명칭은 다양하다)가 헌법이 정한 책임을 수행하는 곳으로, 언론매체와 공공의 관심 대상이 된다. 정부 정책을 법에 담고 조문화하는 기관이며, 행정관의 성과를 평가하고 계획과 정책집행을 따지는 곳이다.

입법부는 이런 이상대로 운영될까? 국가에 따라 헌법체제가 다양하고 입법부와 행정관 사이의 권력관계도 제각각이지만, 다른 데서 결정하면 도장만 찍

---

67 원문에는 칠레가 단원제를 채택한 것으로 분류했으나, 오류로 보인다. 과거부터 현재까지 양원제를 운용한다.

68 베네수엘라는 1999년 헌법을 개정해 단원제로 바뀌었다.

어 통과시키는 데가 입법부라고 생각하는 사람이 점점 많아진다. 아프리카의 선거와 입법부에 대한 논문을 종합한 한 연구에 따르면, 선출된 의원은 정책과 정에서 중요한 역할을 하는 일이 거의 없고, 일부 국가에서는 정부 정책을 비판했다는 이유로 재판도 없이 구금되었다(Healey and Robinson, 1992). 프랑스 어권 아프리카 지역에서 입법부는 지배 엘리트의 또 다른(없어도 되는) 도구에 지나지 않는 것으로 보인다(Le Vine, 1979). 유럽의 어떤 평론가는 유럽 국가의 의회 대부분이 의례에 지나지 않는 일을 한다면서, "남자다움이나 뽐내고, 형식적인 토론에 몰두하며, 중학생 애들 같은 행동에 시시콜콜 하찮은 내용에 집착한다"고 비난했다(Keane, 1988).

이렇게 된 데는 다섯 가지 중요한 이유가 있는데, 일부는 입법부의 다른 특성에도 그대로 적용된다. 첫째, 정당구조와 당직자가 모든 일 진행을 장악하기 때문에 평의원은 중요한 정책결정에 관여할 수 없다. 어떤 때는 정책 내용도 잘 알지 못한다. 둘째, 행정관이 의원을 후원하고 당의 규율 시스템을 활용해 지배력을 강화한다. 셋째, 국회 회의실에서 이루어지던 토론은 라디오와 텔레비전 때문에 방송국 스튜디오, 비공개 브리핑, 편집회의로 넘어갔다. 넷째, 많은 의사결정이 의회 밖에서 이루어지게 되어 관료 권력이 커졌다. 마지막으로, 세계화가 진행됨에 따라 유럽연합이나 국제통화기금〔또는 세계무역기구WTO〕같은 초국적 기구들이 국회의 정책선택권을 축소하거나 없앴다. 고소득국가에서는 주로 투자와 국방정책에서 이런 일이 일어나지만, 많은 개발도상국에서는 건강 분야 정책도 외국의 영향을 받는다.

입법부의 역할과 세 가지 핵심 기능을 얼마나 잘 수행하는지에 대해서는 비관적 견해가 강하지만, 그래도 입법부는 없어지지 않는다. 대의민주주의를 지탱한다는 상징적 가치가 크기 때문이다. 물론, 모든 입법부가 똑같지는 않다. 어떤 국가의 입법부는 비교적 체제 순응적인 데 비해, 미국(그리고 몇몇 라틴아메리카 국가) 등 일부 국가의 입법부는 진정한 정책결정자는 아니어도 그 역할이 크다. 행정부를 감독하거나 법안 통과를 지연시킴으로써, 또는 정책안을 거부함으로써 힘을 발휘할 수 있다. 일부 의원들은 매우 활동적이고 입법부에 넘어온 정책에 영향을 미치려고 노력하는데, 이유는 단순하지 않다. 한 인도 정치인은 몇몇 클리닉과 병원 의사의 태도를 빌미로 삼아 의료예산을 삭감하는 안을 제출했다. 이는 의회가 가진 권한을 이용해 '앙갚음'을 한 것으로(Jeffery, 1988: 172), 정부를 괴롭히고 또 당황하게 했다. 입법부가 가진 힘은 법적 지위뿐 아니라 대중성을 확보하는 능력, 그리고 여러 군데서 나와 의회로 모이는 풍부한 정보를 종합하는 데서도 나온다. 기자, 압력단체, 학자, 관료가 모두 정보의 원천이다.

정책을 만들 때 의회가 별 발언권이 없다면 누가 중요한 역할을 하는가? 정부를 구성하는 정치인과 그들을 돕는 공무원을 살펴보자. 권력은 과연 거기에 있을까?

행정관을 통제하기

대부분 다당제 국가에서 정책결정 권한은 주로 행정관에게 있다. 여기서 행정관이란, 총리나 대통령, 정부 부문별 각료(구체적 명칭은 매우 다양하다) 등 선출직 공무원을 말한다.[69]

행정부의 행정관이 정책결정을 주도한다고 믿는 주장과 실제로는 공무원, 관료가 정책과정을 지배한다는 주장을 두고 논쟁을 계속했지만, 아직 확실한

---

[69] 한국 상황에서는 '정무직' 공무원이 행정관에 비교적 가깝다. 그러나 정무직 공무원은 법에 정해진 대로 "선거에 의해 취임하거나 임명에 국회의 동의를 필요로 하는 특수 경력직"뿐 아니라 넓은 의미에서 '정치적'으로 임명된 모든 공무원을 의미한다.

답은 없다. 나라에 따라, 또 시기에 따라 큰 차이가 있다.

미국에서는 의회가 대통령 집무실로부터 비교적 멀리 떨어져 있다. 행정관은 대통령과 참모(백악관 참모 포함), 그리고 대통령이 임명한 고위 정부 관료로 구성된다. 미국은 전형적인 대통령제로, 대통령이 국가수반이자 최고행정관이다. 상당한 권력을 갖지만 정책이 통과되기 위해서는 의회를 설득해야 하고, 선거에서 지면 물러나야 한다. 대통령 중심제인 멕시코에서도 대통령이 정책 결정의 핵심이다. 모든 정부활동을 추진하고, 동기를 부여하며, 강도를 조절하는 역할을 한다. 각료 임명이라는 직접적인 방법을 통해, 그리고 특정 직위에 개인을 임명하는 간접적 방법을 통해 권력을 행사한다.

> 멕시코에서 새로운 대통령이 취임하면, 정부는 대대적인 물갈이가 일어난다. 대통령이 속한 집권당은 바뀌지 않았다거나, 또는 새 대통령이 직전 대통령이 고른 후계자라든가 하는 것은 크게 상관없다. 전임 대통령이 지명해서 대통령이 된 때는 오히려 자신이 꼭두각시가 아니라는 것을 보이려는 심리적 압박을 받는 것처럼 보인다. 게다가 신임 대통령은 전임자의 잘못을 되풀이하지 않는다는 것을 보여주고 싶어 한다. 겉으로는 인사나 정책방향을 요란하게 바꾸는 것처럼 보이지만, 정권이 달라져도 도저히 없앨 수 없는 과거의 것과 뒤섞이게 된다(Curtis, 1990: 553).

중국의 덩샤오핑鄧小平 주석은 공산당의 수뇌이자 황제와 같았다. 프랑스의 대통령제에서는 대통령과 총리가 권력을 나눠 갖고, 그 때문에 자주 힘겨루기가 일어난다.

의원이 각료를 겸하는 영국식의 의원내각제에서는 행정관과 입법부가 밀접하게 연결되어 있다. 영국과 인도에서 행정관은 총리와 내각 각료로 구성하는데, 보건부 장관도 여기에 속한다. 이들 국가에서는 총리가 부처 공무원을 정치적으로 임명하지 않고, 고위공무원을 포함해 정권교체와 무관한 직업 공무원이 부처를 〔실무적으로〕 운영한다. 총리가 참모를 데리고 올 수는 있지만, 그들은 정부에 있는 것이 아니라 총리실 소속의 별도 부서에서 일한다.

이런 모든 체제에는 행정관과 집권당의 권력을 견제하는 장치가 있다. 독립된 사법부가 이에 해당하는데, 입법부가 만든 법이 위헌이라고 판단하면 법을 무효로 할 수 있는 것이 가장 중요하다.

행정부 수장의 역할

정치학에서 격렬한 논쟁이 벌어지는 한 가지 문제는 행정관 내에서 총리와 다른 구성원(내각의 각료 등) 사이의 권력 균형이 어떤가 하는 것이다.[70] 행정관은 어느 정도나 집단적 결정을 하는가? 총리의 의견을 다른 각료들에게 얼마나 강제할 수 있는가? 개발도상국에서는 흔히 한 개인이 정치 지도력을 독점하고 책임정치를 제대로 구현하지 않는다. 헌법에 따른 지배가 확립되어 있지 않으므로, 이를 지키는 것은 정상이 아니라 오히려 예외 상황이다. 중요한 정책결정은 대체로 수석행정관(대통령이나 총리)의 손에 달려 있다.

행정관을 총리 주위의 내부 정치인 집단으로만 구성하면 크기가 매우 작을 때도 있다. 이때는 내각의 구성원이나 각료회의(이름을 뭐라고 부르든)를 구성하는 사람이 실제로 정책을 결정한다. 이들 핵심 권력이 얼마나 권위주의적인가 하는 것은 중요한 관심사인데, 1980년대 영국의 대처 총리 집권 기간이 좋은 예다. 이 시기 여러 각료를 교체했다는 사실에서도 알 수 있듯이, 이른바

---

70 앞서 이미 설명한 것처럼 여기서 '행정관'은 단어의 어감과 무관하게 개인이 아니라 집합적 개념으로 쓰인다. '직업 관료를 제외한 행정부'와 사실상 같은 뜻이다. 이 때문에 행정관의 구성원, 행정관의 크기와 같은 표현을 할 수 있다. 주 64 참조.

'신념 정치conviction politics'에 적극 찬성하지 않는 사람은 옴짝달싹하기 어려웠다.[71] 정치평론가가 볼 때는 총리가 핵심 정책결정자였고, 설령 같은 당 소속이어도 반대하는 사람은 그냥 두지 않았다. 1977년의 인도의 간디 총리와 1980년대 후반 대처 총리는 민주주의의 탈을 쓴 사실상의 독재자라 부를 만했다. 일반적으로는 각료보다 총리의 힘이 점점 커지는 것으로 보인다.

수석행정관(총리, 대통령 등)은 중요한 정책결정자일 뿐 아니라 의제설정에도 핵심 역할을 한다. 대처 총리가 집권한 시기에는 '정치과정의 결핍'이 나타났는데, 국가보건서비스 개혁은 그중에서도 부실한 의제설정의 한 가지 예라 할 수 있다.

1987년 후반 정부는 대중으로부터 국가보건서비스에 대한 강한 압력을 받았다. 이런 분위기 속에서 대처 총리는 '부메랑'을 날렸다. 그는 1988년 7월 딤블비 Jonathan Dimbleby 와의 텔레비전 인터뷰에서 국가보건서비스 제도를 근본부터 다시 검토할 예정이라고 선언했다. 국가보건서비스 당국과 보건부는 처음 듣는 말이었고, 심지어 최고위 인사도 미리 알지 못했다(Rosenhead, 1992: 17).

이런 상황에서 공무원은 기정사실과 마주해야 했고, 특정 이념에 정확하게 맞추어 새로운 정책을 검토하고 개발해야 했다. 영국에서 공무원이 정책에 대한 의견을 표명하는 일은 매우 드물다. 그런데 1991년 중반 국가보건서비스의 수장인 맥닐Duncan McNeil은 보수당 정권의 의료개혁은 보건의료를 민영화하는 것이 아니라고 주장했고, 유력 신문이 이를 크게 보도했다. 정부는 공무원 '뒤에 숨어서' 또는 공무원을 '동원해' 정부 입장을 주장하는 불법을 저지른다고

---

71 '신념 정치'는 정치인이 여론이나 합의가 아니라 자신의 기본적 가치나 이념에 기초해 정치적 실천을 하는 것을 가리킨다.

비난받았다. 영국 시스템에서는 어떤 당이 집권해도 공무원은 가능한 한 불편부당해야 한다는 것이 중요한 원칙이다.

공무원이 주인인 정부?

정치인과 총리는 오고 가지만 공무원은 그 자리에 계속 있다는 것이 논쟁의 또 다른 측면이다. 행정이나 관료제와 같은 정부 메커니즘이 없으면 정치체제는 제대로 기능할 수 없다. 관료제는 국가 기능을 집행하는 제도이다. 관료체제는 정부부처와 조직, 공공기관, 기구에서 일하는 공무원 또는 관료로 구성된다. 이들은 정보와 기록을 수집하고, 정책의 전파, 입법, 모니터링, 해석에 대해 계획을 세운다. 공공 재화와 서비스 공급 정책을 수립하는 것도 이들이 해야 할 일이다. 이와 함께 규제하고 강제하며 세금을 걷고 재정을 조달한다. 관료는 정치적 주인에게 종속된 것처럼 보이지만[72] 전문성, 지식, 능력을 갖추어 큰 권력을 행사할 수 있다. 행정관이나 입법부가 제대로 돌아가지 않을 때는 관료제가 정치체제를 유지해왔다고 해도 크게 틀리지 않는다.

정치인에 비해 관료권력이 얼마나 강한가는 국가에 따라 분명한 차이를 보인다. 영국에서는 1979년 총선에서 보수당이 이긴 후 1980년대를 거쳐 1997년까지 계속 정권을 유지했다. 이 기간에 보수당은 정부에 대한 많은 경험과 지식을 쌓아 공무원과 비슷한 수준이 되었다. 미국과 일부 라틴아메리카 국가에서는 정부가 바뀔 때마다 고위공무원도 바뀐다. 공무원은 '중립'이라기보다는 한쪽 당이나 이념을 '지원'하는 역할을 한다. 이런 방식의 정치후원자 체제에

---

[72] 영어의 'civil servant'나 이를 번역한 한자말 공복公僕은 주인에게 복종하는 '종'이라는 의미를 담고 있다.

서는 공무원과 정치인이 촘촘하게 정책서클을 만들고 정책을 주도한다. 미국 레이건 행정부가 전형적인 예인데, 긴밀하게 연결된 정책서클은 불법적인 일까지 저질렀다. 이란에 대한 정부의 무기금수禁輸 정책을 스스로 깨고, 무기를 수출해 번 돈으로 당시 니카라과 좌익 정부와 싸우던 콘트라 반군을 지원하려고 했다.

정치인이 바뀌어도 공무원은 그대로 남아 있는 체제에서는 정치인이 공무원에 크게 의존하는 경우가 많다. 공무원은 장관의 명을 따르고 정책에 대해 조언을 하는 것이 일반적이지만, 정책을 시작하고 안을 만드는 데는 핵심 역할을 하기도 한다. 정부부처에 처음 온 장관이 백지를 마주하는 일은 있을 수 없다. 전임 장관(또는 그 전 장관)이 이미 여러 정책을 착수했고, 그 정책들은 지금 진행되는 중이다. 새로 부임한 장관이 명확한 의견을 갖고 어떤 정책을 새로 하겠다고 하거나 정책을 바꾸겠다고 해도, 공무원이 문제가 있다고 하면 자기 의견을 접어야 한다. 많은 장관이 결국은 공무원의 의견을 받아들이는 것은 이 때문이다. 영국에서 이루어진 한 연구는 지도자로서 장관의 업무 성과가 왜 다르고 그 결과가 어떤지를 조사했다(Heady, 1974). 장관의 역할을 유형별로 나누어본 결과, 정책을 시작하는 유형은 많지 않았고 대부분은 다음 유형 가운데 하나에 속했다.

- 최소주의자
- 정책선택자
- 정책집행자
- 정책 대사

최소주의자는 부처의 기본 역할만 수행한다. 정책선택자는 똑똑한 일반인처럼 행동하면서 여러 정책대안 중 하나를 선택하는 정도에 만족한다. 정책집행자는 관리자로서 해야 할 역할과 효율성에 모든 관심을 쏟고, **정책 대사**policy ambassador는 일반대중과 만나 부처의 정책과 업무를 홍보하는 것을 주로 한다. 1970년대 영국 노동당 정권에서 장관을 지낸 한 정치인은 영국 공무원이 엄청난 권력을 가졌다고 주장했다(Meacher, 1980). 공무원이 정보를 장악해 장관을 불리한 처지에 몰아넣은 다음, 정책을 좌지우지할 수 있다는 것이다. 이때 사용하는 몇 가지 전략이 있다.

▮게임의 규칙 전술

공무원은 이 방법을 써서 일상을 정교하게 강제한다. 장관의 발언을 통제하고, 무엇을 말해야 하는지 무엇을 말하지 않아야 하는지 결정한다. 앞서 예로 들었던 것, 즉 대처 총리가 텔레비전 인터뷰에서 보건의료 개혁을 선언하는 것은 보통은 있을 수 없는 일이다.

▮기정사실화 전술

장관이 새로 부임하면 많은 것이 이미 결정된 상태다. 장관이 바꾸려고 하면, 공무원은 때가 늦었다고 말한다. 양식은 인쇄가 끝나 배포했고, 훈련도 이미 시작했다는 것이다.

▮전문가(전문성) 전술

장관은 공무원의 조언에 의지해야 하는데, 전문적·기술적 조언은 자신이 알수 없는 수준이어서 공무원의 판단을 이기기 어렵다고 느낄 수 있다. 특히 보건부에서 이런 점이 두드러지는데, 의사 출신이 아닌 장관이 의사 공무원의 조언을 들어야 할 때다.

▎보고 타이밍 전술

중요한 정책에 대한 자세한 보고(서)는 시기가 중요하다. 결정하는 회의를 불과 몇 시간 앞두고 보고하면 공무원은 장관을 곤경에 빠뜨릴 수 있다.

이 모든 전술은 문제를 단순하게 표현했고 반쯤은 농담이지만, 그 속에 어느 정도 진실이 있는 것도 사실이다. 정책을 결정할 때 고위공무원은 전혀 중립적이지 않으며, 자신의 '주인'인 정치인에게 상당한 영향력을 미칠 수 있다. 특히 새로 선출된 정부, 그중에서도 처음 집권한 정부나 장기간 집권하지 못했던 정부라면 더욱 그렇다.

일부 국가(예를 들어 공산국가)에서는 처음부터 공정한 관료체제라는 개념이 성립할 수 없다. 모든 관료는 당의 지침에 따라야 하고 고위공무원은 당원으로 가입해야 한다. 또 어떤 국가에서는 공무수행에 대한 고전적 모형으로 국가에 대한 충성을 내세우는데, 이 역시 상황에 따라 크게 다르다. 오랜 기간 파벌연합을 유지해온 아프리카의 차드에서는 개인과 정치적 동지에게 충성하는 것이 먼저고 정부에 충성하는 것이 그다음이다. 정부와 정치적 동맹을 맺는다면 정책을 추진할 수 있지만, 그게 아니라면 관료는 자신이 일하는 부처의 이익을 거스를 수도 있다(Foltz and Foltz, 1991).

많은 식민지체제는 미숙한 관료제를 유산으로 남겼는데, 독립 후 그것을 그대로 유지하고 전문성을 키운 덕분에 정치적 격변기를 거치면서 국가의 중심축으로 진화했다. 영국식 행정모델을 받아들였던 나이지리아에서는 최고위 공무원들이 정책과 계획을 다듬어 개선하고 최선의 실행 수단을 결정하도록 지원하는 역할을 맡는다. 실제로는 많은 고위공무원이 〔지원이 아니라〕 정책을 만드는 것 자체에 핵심 역할을 하는 것으로 보인다. 이는 몇 가지 요인이 작용한 결과로, 여기에는 정치적 불안(장관 교체), 폭넓은 결정권한 이양, 정치인보다 더 많은 지식과 전문성을 가진 공무원 조직 등이 포함된다(Koehn, 1983).

1975년 쿠데타 이후에는 이러한 공무원의 힘이 문제가 되었고, 연방과 지방정부, 공공기관이 모든 직급의 공직자를 숙청하고 1만 명 이상을 해임하는 전례 없는 사건이 벌어졌다. 그렇지만, 독립 이후 30년 이상 관료가 정치의 핵심 행위자였고, 심지어 군사정권에서도 공무원이 정부 정책에 끊임없이 영향력을 미쳤다는 것이 객관적인 평가다.

네팔에서는 민주주의 개혁을 시작한 1990년까지 왕이 크고 작은 모든 일을 결정했다. 공식적으로는 공무원이 각료회의에서 발언할 수 있었지만 실제로는 그렇지 못했다.

> 왕궁 사무국과의 관계가 더 중요했는데, 정책과 개발사업의 장래뿐 아니라 관료 개인(장관)의 운명도 이들이 결정했다(Panday, 1989: 319).[73]

결국, 공무원의 업무는 중립적이기 어렵고 고위 관료가 정책결정에서 중요한 역할을 할 수 있다. 이렇게 할 수 있는 힘은 장관과의 가까운 거리와 그들 자신이 가진 전문성이나 능력에서 나온다. 이와 함께, 관료가 다른 정부부처나 외부 이익집단과 아주 중요한 관계를 유지한다는 점도 영향력을 키우는 요인이다.

마지막으로 유념할 것이 남아 있다. 정치체제가 잘 작동하지 않는 작은 국가에서 핵심 정책(예를 들어 경제정책)을 다룰 때, 관료가 정책과정에 미치는 영

---

73 본문에 나오는 '개발'의 개념에 유의할 필요가 있다. 모든 상황에 들어맞지는 않지만, 개발은 주로 2차 세계대전 이후 개발도상국의 경제·사회발전을 촉진하는 실천을 뜻한다. 좁은 의미에서는 개발도상국의 개발을 지원하는 국제적 실천(원조와 관련된 활동)을 가리키는 때도 있다. '공적개발원조Official Development Aid: ODA'가 그런 의미의 용어다. 내용으로 보면, 과거에는 주로 경제성장에 초점이 있었으나, 최근에는 교육, 환경, 문화, 젠더, 인권 등 모든 측면의 포괄적인 발전을 의미한다. 그러나 발전의 방향과 목표, 방법을 두고 논란이 많으며, 서구 중심의 가치이자 지향이라는 비판도 제기되었다.

'무엇이든 원조하는 사람 마음대로' 정책에 대한 국제적 영향

1971년 아민Idi Amin이 군사 쿠데타를 통해 정권을 잡은 이후, 1986년 무세베니 Yoweri Museveni 대통령의 국가저항군National Resistance Army: NRA 정권이 들어설 때까지 우간다는 서로 쪼개져 정치 폭력, 전쟁, 경제 혼란으로 고통을 겪었다. 1965년부터 1989년 사이 일인당 국내총생산은 반으로 줄어들었다(Save the Children Fund, 1993). 서방에서 우간다를 지원하던 원조는 없어지거나 상당 부분 줄었고, 무세베니 정권이 들어선 후에야 회복하기 시작했다. 많은 지역에서 1990년대 초반까지 내전을 지속했지만, 1986년부터 '분쟁 후post-conflict' 시기가 되면서 국가 재건을 시작했다. '분쟁 후'는 1986년 이후에도 오랜 기간 인용부호를 달았는데, 여전히 평화와 안정이 정착되지 않았기 때문이다.

국내 기관과 국제기구가 마련한 '분쟁 후' 재건의 방향에는 명확한 국가 보건전략을 포함할 수 없었다. 국제기구는 자체 목표에 따라 신속하게 계획을 수립하고 재정을 마련해 사업을 실행했으나, 정부는 이를 조정할 효과적인 체계를 갖추지 못했다. 여러 정책은 점차 따로 돌아갔다. "원조하는 쪽은 '분쟁 후' 기간에 원하는 것이면 무엇이든 할 수 있었다. 정부는 예방접종 사업, 병원 재건, 설사병 사업을 가리지 않고 받아들였다. 국가 건강정책이 없는 상황에서 사업을 재조정하려는 시도를 할 수 없었다."

이 시기의 정책은 자유낙하로 표현할 수 있을 것이다. 재미있는 일은 이 시기에는 세계은행 등 주요 원조기구가 건강정책 안정화를 위해 원조에 조건을 다는 일을 하지 않았다는 것이다. 담당자의 말로는 '분쟁 후' 시기 직후 세계은행은 도움을 줄 방법을 먼저 찾고 차관에 조건을 붙여 부담을 주고 싶어 하지 않았다. 정부는 많은 자금이 바로 필요했고, 보건과 교육을 포함한 기본서비스를 제공하기 위해 물리적 기반시설을 재건하는 것이 절실했다.

정책이 명확하지 않고 원조에 의존하는 상황이었기 때문에, 원조기구가 우선순위 결정과 자금 배분에 막강한 영향력을 발휘했다. 이에 비해 정부는 원조국의 제안을 함부로 반대할 수 없는 약자의 입장이었다. 어떤 종류든 절대적으로 도움이 필요했고, 한편으로는 원조를 통제하고 조정할 정부의 능력이 미흡했기 때문이다.

원조에 참여한 여러 당사자는 각자 자신의 영역을 찾았다. 유니세프는 모든 어린
이에게 백신접종을 하는 사업을 시작했고, 덴마크 개발협력청은 의료기관에 필
수의약품을 지원했으며, 비정부기구는 알아서 지역을 정해 자기 사업을 수행했
다. 국제기구, 원조기구, 비정부기구의 대표는 핵심 부처와 긴밀한 관계를 맺었
지만, 사업개발에만 관심을 두었을 뿐 핵심 건강정책을 수립하는 데는 역할을 하
지 못했다.

일관된 정책구조 없이 수많은 사업을 진행하면서, 사업계획과 관리를 결정하는
외국 원조기구의 힘은 더 커졌다. 또한, 원조기구는 사업의 위험을 줄이기 위해
자신의 전문성에 맞추어 신중하게 정한 경계를 벗어나지 않았고, 잘할 수 없을 것
같은 일은 건드리지 않았다. 예를 들어 사망과 발병의 핵심 원인인 말라리아는
손을 대지 않았다. 사업은 건강상의 필요보다는 원조기구의 전문성에 맞추어 정
해졌다. 또한, 이들은 운영비보다는 개발(자본) 비용을 지원하는 쪽을 선호했는
데, 특히 보건의료 기반시설, 그중에서도 병원투자의 우선순위가 높았다. 보건의
료체계와 보건개발과 같은 근본 구조를 지원하는 것보다는 측정할 수 있는 성과
에 초점을 맞추는 경향이 강했다.

우간다의 '분쟁 후' 상황을 연구한 결과, 일관된 건강정책을 개발하려고 노력한
것보다는 원조기구가 자금을 가지고 들이닥친 때가 더 많았다. 공여국과 수원국
모두 바로 눈에 보이는 효과가 나타나기를 기대한다는 것은 이해할 수 있지만, 좀
더 장기적으로 봤을 때는 정책이 제약을 받거나 왜곡될 수 있다. 1980년대 중반
우간다의 재건과정에서 배울 수 있는 교훈은 무엇인가? 한 평론가의 말에 따르
면, "적절한 수준의 목표를 정하고, 필요에 따라 우선순위를 정하는 것"이 필요하
다. 공여국과 원조기구는 포괄적인 건강정책을 수립할 기회를 놓친 것 같다. 혹
시라도 그런 정책이 만들어졌다면, 지속할 수 있고 공정한 보건발전의 토대가 되
었을 것이다(Macrae et al., 1993).

향은 크지 않다. 특히 '상위' 정치에 해당하는 문제일수록 더 어렵다. 이런 나
라가 세계은행이나 국제통화기금 등의 국제기구와 협상할 때는 장관이 직접
상대해야 한다. 관료와 장관이 밀고 당기는 것이 아니라, 장관은 다른 장관, 그
리고 외국인과 협상하게 된다. 이런 역할은 갈등을 불러일으킬 수밖에 없다.

중부 아프리카의 작은 국가인 적도 기니의 재정부 장관이 겪었던 어려움이 그 예다. 그 자신이 훈련받은 경제학자였는데도 그랬다.

재정부 장관은 중간에 끼었다. 채권자와 원조자와 협상할 때 그는 자국 정부를 대표해 모든 비판을 막고 유리한 조건을 얻어내야 했다. 그와 반대로, 정부에 가면 협상을 보고하고 채권자와 원조자가 주장하는 것을 어느 정도 대변해야 한다. 양쪽에 나쁜 소식을 전하고 양측 모두로부터 마치 적군인 것처럼 취급받았다(Klitgaard, 1991: 281).

체제 전체와 관련한 것이 아니라 부문별 또는 미시정책이라 할 수 있는 건강정책을 협상할 때도 마찬가지다. 장관과 공무원은 외부 원조기구가 무엇을 원하는가에 따라 크게 달라질 수밖에 없다. 모잠비크 보건부는 원조국의 요구에 맞추어 일부 건강정책을 바꾸어야 했는데, 그 결과로 국가가 아니라 외국 비정부기구가 일부 지역의 보건의료서비스를 관장하게 되었다(Cliff, 1993).

글상자 5.1에 소개하는 사례는 1980년대 중반 우간다 정부를 지원하는 외국 원조기구가 여러 건강정책을 사실상 결정했다는 것을 보여준다.

보건부의 위상

지금까지 정부 전반을 살펴보았지만, 사실 정부는 단일 집단이 아니다. 각 부처는 자기 이익을 좇고, 정책은 흔히 해당 분야의 좁고 특수한 집단(공동체)에서 나온다. 이런 정책 공동체는 보통 비공식적이고 폐쇄된 구조로 되어 있으며, 다른 분야나 다른 부처와는 거의 연결되지 않는다. 그렇다면 보건부는 전체 구조에서 어느 위치에 있는가?

다른 부처들은 보건부를 흔히 신데렐라로 표현한다. 정부 부처의 위계로 보면 재경, 국방, 외교, 산업, 교육보다 보건이 뒤에 있는 나라가 많다. 지출 규모는 교육부와 비슷해도 돈은 주로 인건비로 쓰이고, 대체로 낮은 위상을 벗어나지 못한다.

서구에서 훈련받은 경제학자들이 가득 자리를 채운 재정기획부의 경제학적 시각으로 보면, 개발에는 경제적 후생이 앞서야 하고 사회적 후생은 까마득히 순서가 처진다. '투자'가 우선이며, 특히 기반시설과 산업투자가 중요하다. '소비'는 가능한 한 뒤로 미루어야 하는데, 건강도 소비로 봐야 한다(Gerein, 1986: 262).

장관이 행정관에 속하든 속하지 않든, 비교적 위상이 낮은 보건부는 좀처럼 정치인의 관심을 끌기 힘들다.

건강이 정책의제로 얼마나 큰 주목을 받을지는 상당 부분 장관의 기술에 달려 있다. 다른 영역과 경쟁하면서 주장해 예산을 따내고, 새로운 정책방향의 필요성과 의미를 잘 제시하는 것이 기술의 핵심이다. 그렇지만 위기 때를 제외하면 건강문제가 국무회의나 각료회의의 의제로 오르는 일은 매우 드물다. 심지어 콜레라나 에이즈 유행과 같은 위기 상황에서도 마찬가지다. 〔건강문제 자체보다는〕 경제위기 때문에 약품과 첨단기술에 필요한 재정을 어떻게 조달할지, 또는 그전까지 무료였던 일차진료에 본인부담을 도입할 것인가 등의 문제를 논의할 가능성이 크다.

예를 들어, 1989년과 1990년 케냐에서는 경기침체 때문에 앞으로 보건의료 재정을 어떻게 할 것인지를 둘러싸고 활발한 논의가 벌어졌다. 보건부, 세계은행, 미국 국제개발처가 핵심 정책결정자였고 스웨덴 개발협력청이 자문을 맡았다. 1989년 8월 이 토론의 결과를 전달받은 내각은 공공부문의 보건의료 재정계획을 기본적으로 승인하면서도 입원환자의 부담을 다소 줄였고(보건부 공무원은 입원비가 너무 비싸다고 주장했으나 세계은행이 강력히 밀어붙였다), 진료소 외래환자의 본인부담은 없었다. 정부는 12월부터 새로운 비용체계를 적용했으나 몇 개월 지나지 않아 대통령이 개입해 진료비를 더 낮추었고, 케냐국립병원의 하루 입원비 부담은 100실링(케냐)에서 20실링으로 줄었다(Dahlgren, 1990). 지나치게 많은 사람이 새로 책정한 요금을 낼 수 없으며 병원 이용이 급격히 떨어졌다는 것이 이유였다. 당시 대통령과 정치인은 유력 언론, 소비자, 전문가 그룹으로부터 비용을 낮추라는 상당한 압력을 받았다. 정부 또한 외부, 내부에서 모두 비난을 받았고(인권문제와 부패 혐의로), 여론에 특히 민감해져 있는 상태였다. 정부로서는 진료비 수입의 감소를 감수할 수밖에 없었다. 이로부터 약 2년 후 외래 서비스에 대한 진료비 부담을 부활했는데, 당초 안을 수정해 진료비를 낼 수 없는 사람에게는 진료비를 면제하거나 탕감했다(Mbiti et al., 1993). 갑작스러운 비용 부담과 대중과 전문가 모두에게 정보와 교육이 부족했던 것이 정책이 바뀌게 된 이유 중 하나였다(Mwabo, 1993).

보건부의 위상이 비교적 낮은 것은 건강 관련 정책을 담당하는 다른 부처와의 관계에도 영향을 미친다. 각부 장관은 대체로 정부 전체의 집단적 의사결정에 적극 참여하기보다는 각 부처의 정책에 파묻히거나 묶여 있다. 수자원, 농업, 교육 부처는 각각 고유한 목표를 가지며, 건강문제에 관심이 있는 경우라도〔보건부처럼〕적극적으로 보건계획이나 정책에 개입하기는 어렵다. 1970년대에 많은 국가가 건강을 다루는 범부처 기구를 만들었지만(예를 들어, 스리랑카의 국가건강위원회National Health Council나 태국의 국가농촌개발위원회National Rural Development Committee), 10년이 지나도록 이런 시도가 건강에 어떤 영향을 미쳤는지 각국 정부가 체계적으로 평가했다는 소리를 듣지 못했다. 이런 구조에서는 경제적 목표 또는 부문별 목표에 따라 추진한 정책이 대부분이었다. 농업부는 재정 수입과 외화 수지에만 모든 관심을 쏟았고, 건강과 영양에 악영향을 미친다는 말을 들으면서도 담배를 대체하고 농작물을 다양화하는 정책은 거의 지원하지 않았다(Gunailleke, 1984).

부처가 각자 자기 목적과 영역을 추구한다는 것은 보건부와 해외 원조를 담당하는 부처가 서로 다른 목표를 내거는 데서도 볼 수 있다. 스웨덴은 보건부와 개발협력청이 동시에 세계보건기구 세계에이즈프로그램Global Programme on AIDS 에 대표를 보냈는데,[74] 보건부는 동유럽에서 예방활동을 강화해야 한다고 생각했고, 개발협력청은 자원을 개발도상국, 특히 아프리카로 배분해야 한다고 주장했다. 여러 부처 사이에 경쟁의식과 영역 다툼이 있으면 정책조정은 더 어려워진다. 결국, 각 부처는 전체 정부예산을 두고 자기 몫을 차지하기 위해 다른 부처와 다투게 되어 있다.

조언자의 위상

보건부는 그 자체로 복잡한 조직이며, 전문가가 높은 위상을 차지한다는 특징이 있다. 그러나 다른 중앙정부 부처, 지역 당국, 외부 이해관계자와 관계를 맺어야 하는 것은 다른 부처와 크게 다르지 않다. 이와 같은 여러 부문과 구조가 모여 건강정책 집단(공동체, 커뮤니티)을 구성하는데, 보건부는 이들과 어떤 관계를 맺는지 살펴보자.

의료, 치과, 간호, 약품 분야의 전문가는 보건부에서 공식 직위를 차지하며, 행정관료에게 기술적인 조언을 한다. 많은 국가에서 보건의료 전문가가 각 부서의 장 역할을 하면서 보건부를 장악한다. 고위직 보건전문가와 다른 관료 사

---

74 세계보건기구는 1987년 에이즈 관련 활동을 위해 특별에이즈프로그램Special AIDS Programme on AIDS을 창설했고, 1988년 이를 세계에이즈프로그램(국내에서는 '에이즈를 위한 범세계 계획'이라고 번역하는 때도 있다)으로 바꾸었다. 이후 세계보건기구의 범위를 넘어 다른 유엔 조직과 협력할 필요성이 제기되어 1996년 유엔 산하의 유엔에이즈UNAIDS로 확대·개편했다.

이에는 당연히 갈등이 생길 수 있다. 만약 의사가 장관이면 정치적 목표와 전문가적 목표 사이에 불협화음이 생길 가능성도 있다. 예를 들어, 콜롬비아와 이란을 대상으로 한 연구에 따르면, 의사 직종이 보건부를 지배하고(콜롬비아가 이란보다 공중보건 전공자가 더 많지만), 집행을 포함한 정책의 모든 단계에 전문가적 가치, 의료 중심적 가치가 스며들어 강한 영향을 미친다(Ugalde, 1978). 의료전문가는 정책형성뿐 아니라 서비스 제공에도 관여하기 때문에 정책에 미치는 영향이 더 크다.[75] 의료전문주의의 가치가 우세하면 건강과 의료를 같은 것으로 보는 경향이 나타난다. 보건부의 자원이 일차보건의료 시설을 짓는 것보다 병원 건설, 장비, 시설관리에 몰리면서 의사에게 유리하게 작용할 때 특히 이해관계가 명확하게 나누어진다. 이는 의사들이 공공병원(최신 의료기술을 갖춘) 시설을 활용해 개인 환자를 진료하는 것과 관련이 있다.[76] 1980년대 재건 시기 우간다에서는 의사들이 몇 년간의 정치투쟁을 통해 정부 내외에 상당한 힘을 가진 정치적 압력집단을 형성했다. 여러 의사가 정부의 요직을 장악했고, 마케레레Makerere 국립 의과대학은 중요하고 영향력 있는 위상을 차지했다. 의사들은 일차의료의 원칙을 지지했지만, 동시에 많은 의사가 병원시설을 재건하기 위해 강력한 로비를 펼친 것도 사실이다(Macrae et al., 1993, 글상자

---

75 많은 개발도상국에서 보건부의 의사는 행정·진료·연구 분야를 옮겨 다니며 일한다. 보건부의 의료보험 담당자가 국립병원의 병원장이나 산하 연구기관의 책임자로 가는 식이다. 본문 중에 정책형성과 집행에 동시에 관여한다는 것은 이런 맥락에서 이해해야 한다.

76 개발도상국을 포함한 상당수 국가에서 공공병원 의사가 개인(자비) 환자를 보는 것을 허용한다. 정부예산만으로는 의사의 수입을 보장할 수 없다는 것이 가장 중요한 이유이다. 이와는 조금 다르지만, 공공병원 의사가 병원 바깥에서 진료하고 수익을 올리는 것을 공식적으로 허용하거나 비공식적으로 용인하는 국가도 있다. 어느 쪽이든 다양한 방식으로 공공 자원이 민간으로 빠져나갈 수 있고, 상대적으로 (모든 면에서) 불리한 공공부문 환자가 유리한 민간부문 환자를 돕는 일도 발생한다(이때 '역로빈후드Reverse Robin Hood' 효과가 있다고 말한다).

5.1 참조).

한편, 비록 의료전문직의 지위가 높아도 관료가 가진 힘이 더 클 때도 많다. 인도에서 시행한 한 연구에 따르면, 조사 대상자 대부분이 최종적으로는 관료가 정책결정을 지배한다는 데 동의했는데, 관료들이 장관에게 접근하는 길을 장악하기 때문이라고 답했다(Jeffery, 1988). 또한, 관료는 다른 부처 장관에게 동료로 말할 수 있다. 일반적으로 의사의 관료 경력은 한 부처 안으로 한정된다. 정책결정에 전문 지식이 필요하다는 것을 강조하면서 의학기술을 정치적 무기로 활용할 수 있지만, 부처 내 행정 관료와 비교하면 힘이 약하다.

일부 국가에는 외국 출신 자문관이 존재한다. 1980년대에는 아프리카에서만 40개 국가에서 약 10만 명 정도가 활동했으며, 원조로 충당한 비용만 미화 40억 달러에 이르렀다(Cohen, 1992). 이들은 주로 기획전문가나 경제학자로, 정책과정에서 중요하면서도 이해관계와 무관하지 않은 임무를 수행한다. 차드 보건부가 행정개혁을 추진할 때는 중요한 기획자 중 두 명이 프랑스 사람이었고, 이들은 상당한 시간과 에너지를 쓰면서 특정 방향으로 부처를 개혁하자고 주장했다(Foltz and Foltz, 1991). 또한 그들은 세계보건기구가 만든 보건부 조직 구성의 가이드라인을 부처 내 정책 담당자에게 제시하고 주의를 촉구했다.

정책자문의 효과가 분명하지 않은 경우도 많다. 자문관은 해당 국가의 고유한 시스템을 배울 기회가 적고, 문화를 이해하고 언어를 익힐 필요성을 인식하지 못한다. 자문은 "대체로 단편적인 업무에 머무르며 비인격적인" 관계가 되기 쉽다(Justice, 1986: 42). 자문관은 몇 가지 역할을 할 수 있는데, 고위직으로 중립적인 자문을 하는 역할, 전문가로서 틈을 메우거나 문지기 노릇을 하는 역할, 또는 원조기관이 투입한 행정관리자로서 제대로 사업을 수행하게 하는 역할(흔히 이런 자문관을 두는 것이 원조 조건이다) 등이다(Klitgaard, 1991). 일부는 '역량 강화'에 도움이 될 수 있지만, 대부분은 거의 효과가 없다.

전문가 자문

자문은 여러 통로를 통해 이루어진다. 이미 있는 자문위원회(외부 전문가를 포함할 수 있다)를 통하거나 임시회의 또는 특별한 문제를 자문하는 실무 팀을 만들기도 한다. 예를 들어 영국 보건부에서 약품정책은 대체로 위원회의 자문 과정을 통해 결정된다. 첫 번째 위원회는 약품위원회Medicines Commission로, 약품정책의 모든 문제에 대해 조언할 책임이 있다. 다른 정책결정기구는 보건부 내의 약품과Medicines Division로, 여기서는 새로운 약을 허가하고 약물의 사용과 편익을 감독·검토하는 일상 업무를 담당한다. 약물의 여러 측면을 검토하는 다섯 개의 위원회가 있고, 그중 가장 중요한 것은 약물안전위원회Committee on the Safety of Medicines이다. 위원회의 위원(전원 외부인이다)은 보건부 장관이 임명하는데, 그중 상당수는 제약회사의 컨설턴트거나 제약기업의 주식을 가진 사람이다. 1987년에 구성한 약품위원회는 위원 20명 중 다섯 명이 제약사 출신이었다. 위원회에 관여하는 의사 중 많은 수는 제약회사가 주는 연구비를 받았고(Collier, 1989), 그 영향 때문에 제약회사에 유리한 판단을 했을 수 있다.

위원으로 임명되는 사람 일부는 영국제약협회Association of the British Pharmaceutical Industry: ABPI에 속해 있을 수 있다. 게다가 보건부를 중심으로 들어가고 나오는 회전문 인사도 일어난다. 영국에서는 고위 관료가 공직을 퇴직한 후 공무원일 때 맡았던 관련 회사나 산업체의 이사로 옮기는 사례가 점점 더 늘어난다. 1984년에는 국가보건서비스의 약품업무를 맡았던 보건부 공무원이 영국제약협회의 사무총장으로 자리를 옮긴 일도 있었다. 공무원이 은퇴한 다음이나 중간에 민간으로 옮기는 데는 법적 제한이 없지만, 퇴직 후 2년 이내에 옮길 때는 내각 사무국의 허가를 받아야 한다. 업계가 공무원을 채용하면 분명히 유용한 점이 있는데, 현직에 있는 사람이 공무나 정부에 대한 가치 있는 내부정보를 가지고 오기 때문이다. 특히 국방부에서 방위산업체로 옮기면 업체가 얻는 이익은 더욱 확실하다(Pallister and Norton-Taylor, 1992). 다음 장에서는 산업체의 역할을 이익집단의 하나로 다룰 것이다. 영국의 사례만은 아니겠지만, 제약산업은 약품정책의 여러 결정단계에서 자신의 이해관계를 반영하는 것이 분명하다.

앞서 살펴본 대로, 영국이 1984년 국가보건서비스의 일차진료 의사가 처방할 수 있는 약품 목록을 제한하기로 했을 때, 대처 정부는 산업체에 자문하지 않고 신속하게 행동했다. 제약산업(그리고 일부 의사)이 틀림없이 반대할 것을 알았기 때문이다. 이 사례가 주는 교훈은 명확하다. 정부가 정책을 추진하면으레 관련 단체와 협의하지만, 지금이 위기라는 것이 명백하고[1974~1984년 10년 만에 약품비 청구는 실질가격 기준으로 79% 증가했다(Bateman, 1993)] 일부 집단이 정책을 반대할 것이 분명하면, 때로 위험을 감수하고 압력집단을 무시하면서 원하는 정책을 밀어붙이기도 한다. 정부는 제한된 약품 리스트를 도입하기로 결정했지만, 전문가들과 협의하는 과정에서 약품 목록이 늘어났다. 당초에는 일곱 개 치료범주 30개 품목이었으나, 최종적으로 129개 품목으로 늘어난 후 1985년 법이 통과되었다.

자문을 둘러싼 긴장은 부처와 외부인 사이에서만 존재하는 것이 아니다. 한 부처 안에서도 서로 다른 부서 사이에 경쟁과 긴장이 생기는 일이 잦다. 많은 개발도상국의 보건부는 다양한 질병과 대상 집단에 대해 많은 '수직적vertical' 프로그램을 시행한다.[77] 설사, 백신으로 예방할 수 있는 소아질환, 에이즈, 모

---

[77] 영역이나 목적별로 따로 사업을 추진하는 것은 수직적 접근(또는 프로그램)이라고 부른다. 협력과 조정이 부진하고, 중복과 낭비, 비효율을 초래하는 때가 많아서 바람직하지 않다는 의견이 대부분이다. 그러나 범위가 명확하고 사업수행과 평가가 쉬워 공여국이나 원조기구가 선호하는 경향이 있다. 한국에서는 과거의 가족계획사업이나 결핵관리가 대표적인 수직적 보건사업에 속한다. 이와 대조적인 접근 방법이 '수평적horizontal' 프로그램으로, 통합과 조정, 전체 관리체계를 개선·강화하는 데 관심을 둔다. 최근에는 공여국과 원조기구도 수평적 접근과 연관된 보건체계강화health system strengthening를 강조

자보건 등이 주요 대상이다. 가나에서는 이런 방식으로 보건사업을 추진한 결과 보건부 조직도 이에 맞춘 부서체계가 되었다. 각 부서는 자기 사업을 관장하고 재정, 교통, 감독, 직무훈련 등도 각자 관리한다(Cassels and Janovsky, 1992). 이런 상황에서는 각 사업이 외부 자금을 끌어오면 자원을 지키기 위해 상당한 경쟁이 생긴다. 자원을 공유하기보다는 자기 것을 지키려고 하고, 성과를 내는 것도 자기 사업이 우선이다. 심지어 통합서비스를 제공한다는 보건부 차원의 목표와 직접 충돌하기도 한다.

부처 내에서 자율성과 독립성을 추구하는 경향이 강하게 나타날 때도 있다. 아프가니스탄에서는 각 부서 간부들이 기획 부서와 협력해야 한다는 데 반발했다.

그것은 각 부서가 나름 자율성을 누리다가 권력을 뺏긴다는 의미였다. 그들은 각자 따로 일하고 정치적 재주로 해결하는 것을 더 좋아했는데, 각 부서가 알아서 일을 처리하는 데서는 이런 방식이 통했다. 정책을 합리화하기 쉬웠고 형식만 갖춘 평가과정을 문제없이 빠져나갈 수 있었기 때문이다(O'Connor, 1980: 289).

지방조직

건강정책을 정하고 만드는 과정에서 보건부가 핵심 역할을 하지만, 정책을 집행하는 데는 다른 조직도 책임을 진다. 보건부 이외의 조직도 어떤 문제를 정책의제로 만들 기회가 있고, 정책집행을 평가하고 그 결과를 알려서 현재의 정책을 개혁하는 데도 당연히 참여할 수 있다. 물론, 경험적으로 그런 일은 자주 일어나지 않는다. 대부분 국가에서 보건부는 강력한 중앙집권체계로 되어

하는 경향을 보인다.

있고, 수직적 위계 때문에 일선 당국이 정책형성에 참여할 기회는 거의 없다.

정책집행은 사정이 달라서, 중앙정부 보건부가 광역정부와 지역정부의 힘을 빌려야 한다. 사실 모든 정부는 기획과 관리 기능의 일부를 국가에서 지방으로 또는 상위에서 하위 수준으로 넘기고 있다(Mills et al., 1990). 행정체계의 단계는 나라마다 다르지만, 상위 지방조직은 주state, 지방region, 성省, 도道, province, 현縣, prefecture 등이고, 그 아래로 지역district, 구역block, 시municipality, 군 등이 있다.

분권화의 범위는 정부 종류에 따라, 그리고 시간에 따라 변화한다. 중앙정부가 보건업무를 주도하는 아프리카와 동남아시아의 개발도상국에서는 지방정부의 역할이 비교적 작다. 이런 중앙집권적 보건서비스는 1980년대 이후 지역 수준을 강화하는 방향으로 변화했다. 이와 대조적으로, 고소득국가의 보건서비스는 지난 50년간 상당 부분 중앙정부로 통합하는 경향을 보인다.

분권화는 여러 형태가 있으며, 다양한 의미로 느슨하게 쓰이는 말이다(Mills et al., 1990). 흔히 예상하는 것과는 달리 분권화가 정책형성과 집행의 지배력을 강화하는 결과를 초래할 때도 있는데, 라틴아메리카에서 특히 그렇다(Collins, 1989). 분권화는 보통 네 가지 유형, 즉 권한 분산deconcentration, 이양devolution, 위임delegation, 민영화privatization로 나누어진다(Rondinelli, 1983). 이는 분권화의 다양한 수준과 접근법을 반영하는 것으로, 지방이 얼마나 큰 재량권을 가질 수 있는가에 영향을 미친다. 지방정부가 얼마나 큰 권력을 갖는가에 따라 이들이 정책결정과 집행에 미치는 영향력도 달라진다. 지방정부의 자원조달 능력과 통제권한, 정치적 지지와 동원, 유능한 지방 공무원의 채용과 유지, 집행을 뒷받침하는 규칙과 규제의 법률체계 등이 영향력을 결정하는 요인들이다.

대부분 보건부가 정책형성, 보건계획 수립, 자원의 배분 기능 등을 주된 기능으로 하는 데 비해, 지방정부의 기능은 나라마다 큰 차이를 보인다. 어떤 나라(예를 들어 인도)에서는 보건부 기능과 비슷하고, 어떤 곳에서는 단순히 행정체계의 중간 단계에 지나지 않는다. 특히, 인력과 재정에 대한 권한은 거의 없는 수준부터 강력한 권한을 가진 경우까지 그 범위가 넓다. 일반적으로 광역 보건 당국은 지역의 보건계획과 사업 모니터링, 지역보건활동의 조정, 예산과 회계, 보건인력(전부 또는 일부) 채용과 관리 등의 기능을 수행한다. 가장 기초 수준의 행정단위는 많은 나라에서 흔히 지역district으로 불리는데, 이 수준의 보건 당국은 보건부에 속할 수도 있고 지방정부 산하일 수도 있다.[78] 지역보건 당국은 주로 지역병원과 일차의료를 조직·운영하며, 지역의 보건의료 예산을 관리하고 통제한다.

정책실행에서 다시 설명하겠지만, 보건부가 정책·입법·예산에 대한 권한을 모두 가진 국가가 많다. 지방정부는 지방세로 재정을 조달해 어느 정도 원하는 곳에 쓸 수 있지만, 대체로 많은 국가에서는(특히 가난한 나라에서는) 중앙정부가 보건부문에 배분한 예산에 의존한다. 보건부는 지방정부가 특정 서비스를 제공하도록 의무화해놓고, 목표를 정하거나 다른 용도로 재정을 전용하지 못하게 통제한다. 지방정부가 지역의 필요와 문제에 더 민감하게 반응할 수 있는 조건을 갖추고 있지만 정책을 주도할 기회는 드물다.

정치적 목적을 달성하려 할 때는 여러 가지 시나리오로 분권화가 진행된다 (Collins, 1989). 정부의 기능을 포기하거나(칠레의 피노체트Pinochet 정권은 중앙정부 기능을 지방정부로 이전하고 바로 이어서 민영화를 추진했다), 중앙정부 예산을 줄이는 것도 목적이 될 수 있다. 사회와 정치혼란을 분산·완화하기 위해 분권화를 이용하기도 한다. 콜롬비아의 도시지역에서는 1970년대와 1980년대에 걸쳐 물과 위생 등 공공재와 공공서비스 부족을 둘러싼 시위가 일어났는데, 정

---

[78] 많은 나라가 보건행정(정책) 조직과 일반 행정조직의 분리와 통합 문제를 안고 있다. 한국을 예로 들면, 지방의 보건행정 조직(주로 보건소)은 지방자체단체(중앙정부는 행정자치부)의 지휘를 받지만, 동시에 중앙정부(보건복지부)로부터 지도감독을 받는다.

부는 관련 기능과 자원을 지방정부로 이관해 불만을 분산시켰다. 또한 분권화는 지역의 권력집단이 지역의 의사결정 구조에 접근할 기회를 키우는 쪽으로도 작용한다. 많은 농촌지역에서 지주는 자신의 이익을 보호하기 위해 정치에 개입한다. 지역에서 집권당과 중앙정부의 권력을 강화하는 것 이상의 의미를 찾기 어려운 분권화도 있다.

파푸아뉴기니에서는 정치인이 관료에 대한 정치적 권력을 강화하는 수단으로 분권화를 활용했다(Thomason et al., 1991). 1975년 오스트레일리아가 파푸아뉴기니에 공식적으로 권력을 이양할 당시, 관료는 잘 확립한 관례에 따라 정책결정에 참여했고 기존 행정구조를 통해 권한을 행사했다. 정치인은 새로 만들어진 생소한 정치구조 안에서 자신의 위상을 제대로 찾지 못했고, 좋은 교육을 받은 행정관료와 비교해 경험이나 기술 수준이 떨어졌다. 정치인은 분권화를 통해 지역에서 자신의 정치적 위상을 올리려고 했으나, 보건부는 자신의 권한과 권위가 축소된다는 것 때문에 분권화에 저항했다. 보건 분야는 오랫동안 '복잡하고 고통스러운' 분권화 과정을 거쳤지만, 〔연구의 시점인〕 1991년 현재 완성될 전망이 보이지 않는다(Thomason et al., 1991: 152).

많은 국가에서 지역 당국 외에도 **준정부기관**이 있는데, 이들은 국가조직이지만 행정구조의 주류에서 벗어나 있다. 이들은 일상적 의사결정에서 큰 자율성을 누린다. 주로 경제 활동에 종사하기 때문에 국민총생산에 기여하는 비중이 크면 비교적 강한 권력을 행사할 수 있다. 해외에서 재정을 조달하고 국내 민간은행의 중요 대출자가 될 수 있으면 이를 통한 권한도 상당하다. 국가의 통제는 비교적 약하고 정부 정책을 잘 따르려고 하지 않는 사례도 있다.

예를 들어, 탄자니아 보건부가 국가 약품정책을 수립할 때 각 부처가 다른 목표를 내놓는 바람에 큰 지장을 받았다. 명목상 통상산업부에 속한 준정부기관인 국립제약회사National Pharmaceutical Company는 상당한 자율성을 가지고 이윤원리에 따라 운영되었다. 이와 달리, 보건부 산하에 있는 중앙약국Central Medical

Stores은 싸고 안전하며 효과적인 제네릭generic 약을 공공부문에 공급하는 것을 목적으로 삼았다. 국립제약회사는 민간부문에 팔아 이윤을 낼 수 있는 약이면 무엇이든 수입했고, 약품정책을 합리화하려는 시도에 강력하게 저항했다(Kanji et al., 1989).

사법부와 군대

사법부와 군대는 대개 정부와는 떨어진 독립적 기구로(꼭 그렇지 않은 국가도 있다), 정부 정책에 직간접적으로 영향을 미칠 수 있다. 대부분의 사회는 전문화된 사법체계를 운영하며, 법원은 누가 사회의 규칙을 위반했는지 판단하고 위반한 사람을 어떻게 처벌할지 결정한다(Danziger, 1991). 법의 해석과 제정을 둘러싼 입법부와 사법부의 접점은 중요하다. 법으로 보장한 사법권은 세 가지 중요 영역에 걸쳐 있는데, 기본권을 둘러싼 국가와 시민의 갈등을 해결하고, 개별법이 헌법에 부합하는지 판단하며, 여러 기구 또는 정부기관 사이의 분쟁을 해결한다(Hague et al., 1992). 미국의 연방 대법원은 각 주의 법과 충돌하면서 여러 차례 주목할 만한 판결을 내렸다. 1950년대에는 '수정헌법' 14조를 적용해 흑인의 시민권을 강화하고 인종분리(예를 들어 학교) 정책을 불법화했다.[79] 물론, 법이 언제나 선을 위한 공평한 힘인 것만은 아니다. 일부 사회주의 국가(스탈린Joseph Stalin 치하의 소비에트연방 등)에서는 국가에 반대하는 세력을 막는 도구로 법을 악용했고, 많은 개발도상국에서는 사법부가 행정 권력에 속해 있다.

---

79 '수정헌법' 14조는 남북전쟁 후 수정한 세 개의 헌법 조항 중 하나로, 시민권과 법의 평등한 보호, 흑인 노예에 대한 처우 등을 포함했다.

군대 또한 정책에 중요한 역할을 한다. 일부 국가의 군부는 정부가 추진하는 정책에 맞서 거부 의사를 표현하거나 정권을 전복하는 등 여러 가지 형태로 개입한다. 군사정권은 대체로 강경하고 개방적이지 않으며, 권위주의적이고 강압적인 건강정책을 추진하기 쉽다. 자료가 없어 정확하게 입증하기 어렵다는 점을 고려해도, 아르헨티나의 건강 수준은 군사정권하에서 크게 나빠졌다 (Escudero, 1981). 1976년 쿠데타 이후 사라진 3만 명의 실종자desaperacidos 가운데 1만 1500명만 사망자로 포함했는데도 이 정도다. 노동조합이 운영하던 보건의료체계는 군사정부가 접수한 이후 무너졌고, 의료를 상품으로 취급하는 이데올로기가 영향을 미쳐 첨단 의료기술과 약품을 대량으로 수입했다.

군부가 가진 힘이 어느 정도인지 상관없이, 군 자체적으로 군인과 가족에게 보건의료서비스를 제공하는 것이 일반적이다. 일부 국가에서는 군 의료가 가장 선진적이고 높은 수준에 있으며, 군 병원에서 최신의 진단과 첨단 치료기술을 사용할 수 있다. 의료전문직이 이런 조건의 영향을 받으면, 의료환경을 개선하고 환자를 위한다는 명분 아래 사회 전체의 필요와 무관한 첨단기술과 장비를 요구하는 일도 생긴다.

이런 문제는 정책실행 단계에서 다시 살펴볼 것이다. 정부라는 장에서 진행되는 정책과정에 대해 어떤 결론을 내릴 수 있을까?

결론

입법부가 정책결정에 중요한 역할을 하는 국가가 대부분이지만, 입법부의 핵심 기능이 무엇인가에 대해서는 많은 논쟁과 분석이 있다. 현실에서 어떤 문제가 정치의제가 되고 정책으로 모양을 갖추는 데는 행정관이 중요한 역할을 하는데, 이들은 비교적 범위가 좁고 적은 수로 구성된다. 관료체제가 정책형성과 실행에서 상당한 권력을 갖게 되며, 특히 공무원이 정치적 변동과 관계없이 경력을 쌓고 자리를 지킬 때 더욱 그렇다.

보건부에서는 고위직 의료전문가나 간호전문가, 관료, 정치인 사이에 긴장이 있을 수 있다. 정책을 개발하는 과정에서 보건부는 흔히 여러 분야의 전문가 조직에 자문하는 구조를 갖춘다. 또한, 보건부는 실제 정책을 실행하는 지방정부(지방, 주, 기타)와도 협력해야 한다. 지방정부가 정책결정에 얼마나 영향력이 큰지는 정치체제가 얼마나 분권적인지에 따라 달라진다. 많은 나라에서 중앙에 권력이 집중되어 있지만, 지방정부는 정책을 실행하는 단계에서 저항하고, 봉쇄하며, 미루는 힘을 행사할 수 있다.

제6장

이익집단의 영향력

앞서 제5장에서 정책과정의 중심에 정부가 있다는 것, 그리고 정부 내 정책 과정에 대한 논쟁은 누가 결정을 하는가에 초점이 있다는 것을 살펴보았다. 정치인인가, 아니면 관료인가? 이 질문에 답하기 위해서는 정부를 넘어서 그리고 보건부 너머를 보아야 한다. 정치인도 공무원도 따로 떨어진 세계에서 행동하지 않는다. 그들은 의회 외부와 부처 외부에 있는 많은 사람을 만나며, 정부 바깥의 집단에도 의견을 묻는다. 대중이나 특정 집단이 매우 싫어할 정책을 만들면 반발이 생기고 실행도 되지 않는다는 것을 모르는 정치인이나 관료는 없다. 지지가 약한 정책을 두고 언론과 야당이 계속 문제 삼으면, 정부의 의지는 약해지기 마련이다. 도시 폭동이나 학생 시위가 일어날 수도 있다. 정반대로, 정부 바깥에는 정책에 대한 정부의 생각이나 서비스 제공에 영향을 미치려고 하는 집단, 즉 이익집단이나 압력단체가 다양하게 존재한다.[80] 이들은 자신의

---

80 여기서 이익집단은 시장의 이해관계를 대변하는 조직을 모두 포함한다. 최근에는 정책적 관점에서 이익집단이나 압력집단, 또는 비정부기구보다 '시민사회조직civil society

요구나 관점이 반영되도록 정부에 압력을 가하면서 여러 전략을 사용한다.

이들 집단이 정책에 영향을 미치는 정도는 사회가 얼마나 다원적인지에 따라 다르다. 다원성이란 여러 집단이 자신이 원하는 사항이 반영되도록 영향력을 높이기 위해 경쟁하는 것을 말한다. 이 관점에 동의하는 사람들은 권력의 원천인 정보, 전문성, 재정이 비非누적적으로(일부가 모두 또는 여러 가지를 한꺼번에 갖지 않게) 분포해 있고, 어느 한 집단이 모든 것을 지배할 수 없다고 주장한다. 소수의 지배 엘리트가 중요한 경제적 결정을 독점한다는 '제한된 다원주의' 개념이 있지만, 건강정책이 다루는 여러 일상적 과제는 다원주의 관점으로 더 잘 설명할 수 있을 것이다.

다원주의의 시각에 따르면, 이익집단은 대중과 정부 사이에서 건강한 전달자로 활동하면서 행정부를 견제하는 중요한 제동장치 역할을 한다. 이런 시스템이 이상적으로 돌아가면 대부분 정책이 '상식' 수준에서 정해질 것이다. 그러나 일부 연구자는 이익집단을 부정적인 시각으로도 볼 수 있다고 하고, 편협한 자기 이익 때문에 정책을 왜곡하고 정부 업무를 난관에 빠뜨릴 수 있다고 주장한다(Olson, 1982). 예를 들어, 긴축 상황에서 노동조합은 투자를 촉진하기 위해 노동자에게 보조금을 주어야 한다고 주장하겠지만, 이 정책을 채택하면 식품에 대한 보조금은 줄여야 할지도 모른다. 이익집단과 경제성장의 관계는 논쟁적 사안이다. 미국의 제도주의 경제학자인 올슨Mancur Olson의 주장에 따르면, 이익집단이 약하고 잘 조직되지 않은 나라(남한, 태국, 인도네시아)일수록 경

---

organization: CSO'이라는 용어와 개념이 널리 쓰인다. 세계보건기구가 정의한 것에 따르면, '시민사회'는 국가와 시장 모두로부터 분리된 사회적 영역이며, 시민사회조직은 사회적 영역에 속한 사람이 결성한 비국가, 비영리, 자발적 조직을 말한다. http://www.who. int/trade/glossary/story006/en/(검색일: 2016.3.25). 이론적으로 시민사회조직도 시장의 이해관계를 일부 포함할 수 있으나, 시민사회조직의 극히 일부만 이익집단으로 분류할 수 있다. 또한, 비정부기구를 목적, 인력, 재정, 활동 등의 측면에서 체계를 갖춘 조직이라고 좁게 정의하면, 시민사회조직의 일부만 비정부기구가 된다.

제성장이 더 빨랐으나, 이익관계 네트워크(노동조합, 산업계, 전문가 집단)가 강해지자 경제성장 추세는 바로 둔화했다. 각 집단이 좁은 범위의 부문별 이익을 추구하고 성장을 촉진하는 메커니즘을 방해하기 때문이라는 것이다. 이런 주장은 시장을 활용하고 정부가 직접 공급하는 비중을 줄이라는 요구와 잘 맞아떨어졌고, 1980년대 영국, 남한, 대만 등의 자유민주주의 국가에서 노동조합과 전문가 집단을 탄압하는 데 활용되었다.

국가와 시기에 따라 이익집단의 활동이 다르게 나타나는 것은 분명하다. 대부분 개발도상국에서는 정부에 압력을 가할 만한 국가 수준의 이익집단 활동이 거의 없다. 노동조합은 약하고, 상업이나 사업상의 이해관계는 정부 안의 해당 공무원과 연계되어 있다. 이런 국가에서는 가족과 친족의 유대관계가 공고하고 서로 돕는 호혜성의 전통이 강하며, 정치인이나 공무원은 지위를 이용해 가족 구성원의 형편을 살피는 것을 당연하게 생각한다. 보건부 장관이 쉴 새 없이 일가친척의 취업, 재정지원, 질병 상담 부탁을 받는 것은 놀랄 일이 아니다. 언젠가 짐바브웨의 한 지방을 맡은 의료책임자가 했던 말이 생각난다. 그는 고향에서 멀리 떨어진 지역에 근무해서 행복하다고 말했는데, 친척의 압력을 받지 않아도 된다는 것이 이유였다. 많은 저소득국가에서는 이익집단이 많지 않고, 정책결정 과정에서 정치체제의 독단적 특성이 더 강하게 나타난다. 이들은 정부 바깥에 있는 집단과 폭넓게 협의하지 않는다. 시민은 정책형성보다는 특히 정책실행 단계에서 불복종, 회피, 이탈(예를 들어, 이주, 밀수, 물물교환이나 암시장)을 통해 불만을 표출한다.

공식 기록에 압력집단의 활동이 많지 않다고 해서, 현실도 그렇다고 단정할 수는 없다. 과거 수십 년의 정치변화가 체제를 개방했고, 일부 국가에서는 시민단체, 지역 주민조직, 노동조합의 활동이 많이 증가했다. 활발하게 활동하는 기존 조직도 많다. 예를 들어 말레이시아의 페낭소비자협회 Consumers' Association of Penang 는 국내뿐 아니라 국제적으로도 중요한 이익집단이다.[81] 뭄바이를 기반으로 하는 안전보건소비자행동협회Association for Consumer Action on Safety and Health: ACASH는 또 다른 비정부기구인 메디코프렌즈서클Medico Friends Circle과 함께 환자권리장전Bill of Patients' Rights 을 만들었는데, 규제를 거의 받지 않는 의료 전문직으로부터 환자를 보호하려는 것이었다. 이들은 언론이 문제를 다루도록 노력했고, 궁극적으로는 의회에 법안을 제출하는 것을 추진했다(Sharma, 1993). 브라질 상파울루의 많은 지역조직과 전문가조직은 이 지역의 공중보건을 바꾸기 위해 압력집단을 동원하고 지지를 끌어내는 방법을 활용했다 (Pedalini et al., 1993).

이익집단 활동이 그리 활발하지 않은 곳이라 하더라도 비정부기구의 상황은 또 다를 수 있다. 오래전부터 개발도상국에서 활동한 수많은 지역 비정부기구와 국제 비정부기구가 있으며, 적어도 이 중 몇몇은 정책변화에 영향을 미쳤다. 이 장의 뒷부분에서 이런 조직을 좀 더 자세히 살펴볼 것이다.

고소득국가에서는 지난 수십 년간 이익집단의 수가 엄청나게 증가했고, 보기에 따라서는 제대로 무슨 결정을 할 수 없을 정도로 '초만원 상태의over-crowded 정책환경'으로 변했다(Richardson et al., 1982). 국가적으로 또 지역적으로 압력단체 활동이 성장한 대표적 예는 환경 분야다. 1975년 영국의 환경운동단체 회원은 약 200만 명이었고, 서독에서는 정당보다 환경단체의 회원이 더 많았다. 프랑스에서는 1967년에서 1976년 사이에 매년 평균 2만 5000개의 자발적 조직이 설립되었는데, 1차 세계대전과 2차 세계대전 사이에는 단체 수가 1000개에 지나지 않았다. 이처럼 비정부기구가 급증하면서 정책결정은 더욱 어려워졌다.

---

81 1970년 조직된 소비자단체이다. 식품, 주거, 보건의료, 위생시설, 교통, 교육, 환경 등을 다루며 연간 3000건 이상의 소비자 불만을 접수·처리한다고 한다. 홈페이지는 www.cap.org.my

예를 들어 도로 건설, 발전소, 비행장과 같은 큰 개발 프로젝트는 이들 집단의 요구에 맞추느라 일부는 늦추고 일부는 포기해야 했다. 1950년대에 도로 건설은 기술적 결정이었지만, 지금은 많은 당사자가 참여하고 사회의 새로운 가치가 개입하는 뜨거운 논쟁거리이다(Richardson et al., 1982: 7).

지금까지 이익집단의 일반적 사항을 논의했다. 이제 여러 집단을 자세히 살펴보고, 건강정책에 얼마나 영향을 미칠 수 있는지 평가해보자.

이익집단의 정의

이익(또는 압력)집단을 정의하면 대부분 다음과 같은 개념을 포함한다.

- 자발적 조직이다.
- 자신이 정한 바람직한 목표를 성취하고자 한다.
- 정책결정 과정에 참여하지만, 정부의 공식 역할에 이르지는 않는 수준으로 한정한다.

다르게 표현하면, 이익집단은 공식적인 정치권력을 획득하는 데는 관심이 없다. 만약 그런 단계에 이르면 이익집단은 본래 기능을 중단하고 정부 제도에 속하게 된다. 영국과 독일 녹색당이 제도에 속하게 된 예인데, 이들은 생태와 환경을 다루는 압력집단으로 출발해 나중에 정당을 만들고 공직선거에 후보를 냈다. 외부에서 영향을 미치고자 하는 범위를 넘어 내부 정책결정에 직접 참여하려고 한 것이다. 유일 정당 체제에서 다당제로 바뀐 많은 개발도상국에서는 정책에 영향을 미칠 목적으로 비정부조직을 설립하는 것이 일대 붐boom을 이루고 있다. 정당으로 시작하는 것보다는 비정부조직을 설립하는 것이 재정지원을 얻기 쉽다. 비정부조직이 장기적으로 정당으로 전환하는 것을 염두에 둘 수도 있지만, 현재는 관심이 없다고 부인해야 할 형편이다.

이익집단은 처음에는 별것 아닌 계기에서 출발할 수 있다. 어떤 문제에 관심을 가진 몇몇 사람이 작은 모임을 만들고, 이들 중 일부가 집단(연구자, 전문가, 문제를 가진 개인을 포함)을 형성하며, 다시 일부가 '사회운동'으로 발전한다. 사회운동이란 사회나 소속 집단의 변화를 촉진하거나 이에 저항하려는 여러 사람이 함께 모이는 것으로, 자발성과 변화라는 요소를 포착하려는 사회학적 개념이다. 예를 들어, 미국의 장애인 인권운동은 처음에는 장애를 가진 몇몇 개인이 장애 상태에 맞는 조치(주거 개선, 이동 수단 확보 등)를 요구하는 데서 시작했다. 이들은 정책 개선을 요구하는 몇 개 조직을 묶어 제도화하고 연계해 하나의 구조로 만들었다(Scotch, 1989). 사회운동이 제도가 되면서 이를 구성하는 많은 집단은 압력집단으로 바뀌었다.

한편, 린드블럼은 압력집단의 활동을 좀 더 넓게 정의한다.

> 압력집단의 활동이란 정부라는 권위를 갖지 않은 개인과 사적 집단이 정책에 영향을 미치고자 하는 모든 상호작용을 말한다. 또한 정부 관료가 정부권한을 직접 사용하는 것을 넘어 정책에 영향을 미치려고 하는 상호작용도 포함한다(Jordan and Richardson, 1987: 187).

정부기구가 이익집단으로 행동할 수 있다고 규정하면, 여기서 정의하는 이익집단의 범위는 매우 넓어진다. 담배정책에서 보건부가 통상산업부에 영향을 미치려 하는 것도 이익집단 활동에 포함되는데, 이런 정의는 통상적인 범위를 넘는 이익집단 이해라고 할 수 있다. 정부의 일부가 일시적으로 이익집단이 되어 정책에 영향을 미치려는 것을 설명하는 데는 유용하지만, 이익집단은 정부 외부에 있는 조직집단으로 생각하는 것이 일반적이다. 물론, 정부 외부에 있다 하더라도 이들은 정부와 매우 밀접한 관계를 맺고 있다.

이 책이 정한 범위로 한정해서 말하면, 이익집단의 핵심 특성은 정책에 영향을 미치려고 하지만 정치권력을 추구하지는 않는다고 요약할 수 있다.

이익집단의 종류

정치학 이론에서는 이익집단을 목표와 구성원에 따라 매우 다양하게 분류한다. 예를 들어, 프랑스의 사회학자이자 정치인인 듀베르제Maurice Duverger는 이익집단을 다음 두 가지로 분류했다(Jordan and Richardson, 1987).

- 부문 집단partial groups의 중요 목표는 구성원의 이익을 보호하는 것이며 정치적 압력을 행사하는 것은 이차적 목표이다(예를 들어 영국의 노동조합회의TUC, 영국산업연맹Confederation of British Industry).
- 전문적 집단exclusive groups은 기본적으로 특정 사안에 대해 압력을 행사하는 것을 목적으로 한다(평화, 낙태, 환경, 마을 도로의 화물차 통행금지 등).

표 6.1 목표와 이름에 따른 이익집단 유형

- 구성원의 이익보호가 중요한 목표 - 정치적 압력을 행사하는 것은 이차 목표 - 회원 자격이 제한적	부문(partial) **직능**(sectional) 이익 생산자
- 특정 쟁점이나 명분을 지지·옹호하는 것이 중요한 목표 - 지지자 누구에게나 회원 자격을 개방	전문적(exclusive) **명분**(cause) 소비자 옹호

기능과 구성원에 따라 집단을 구분할 때, 학자에 따라 같은 범주의 압력집단을 다르게 표현하기도 한다(표 6.1 참고). 필자는 이익집단을 보통 직능집단sectional group과 명분집단cause group의 둘로 나눈다. 뒤에서 설명하겠지만, 집단의 경계는 이 분류가 보여주는 것처럼 명확하지 않다.

I 직능집단

부문, 이익, 생산자, 직능으로 요약할 수 있는 첫 번째 집단은 사회에서 비슷한 종류의 생산 활동을 하는 개인의 집합이다. 이들은 지지와 반대를 조건으로 정부와 협상한다. 비교적 강력한 힘을 가지고 있고, 필요하면 정부가 하는 일을 반대하면서 정책에 대항한다. 예를 들어, 노동조합, 특히 공공부문 노동조합은 노조원을 움직여 일을 중단하고 경제에 타격을 줄 수 있다. 이런 일이 가능한가 하는 것은 노조의 힘에 따라 다른데, 많은 개발도상국에서 노동조합은 이념에 따라 나뉘어 특정 정당을 지지한다. 개발도상국의 노동조합은 힘이 약한 때가 많다. 조합비를 내는 조합원이 적고, 지도력을 훈련하거나 조합원과 의견을 나눌 수 있는 재정이 부족하기 때문이다. 따라서 사용자와 단체교섭(임금이나 경제정책에 대한)을 끌어낼 수 있는 능력은 비교적 약하다.

건강정책의 정책과정에 독특한 특성이 있다면, 상당 부분은 의료전문직이라는 흥미로운 직능집단 때문이다. 비교적 최근까지 공공보건정책에는 의료권력이 깊게 뿌리를 내렸다고 주장하는 사람이 많았다. 여러 유럽 국가에서 의사는 보건 분야를 지배하고 배타적이며 독점적 지위를 누리는 직종이었다. 상당한 정도의 자율성을 가지고 자기 직종을 훈련하고 규제할 수 있고, 다른 보건 직종을 자신의 영향 아래 둘 수 있었다. 간호직과 다른 보건인력은 '준'전문직 또는 '보조'전문직으로 불렸으며, 이들의 조직은 정책과정의 '조연'에 지나지 않았다. 대다수 정책결정자와 대중은 의사가 높은 위상을 지니는 것으로 인식했고, 국가가 보건의료의 중심 역할을 해야 한다는 사회적 합의가 강할수록 의사의 높은 위상이 정당한 것으로 인정되었다.

1980년대가 되면서 양상이 바뀐다. 기술 지식과 전문성에 바탕을 둔 의사의 특권적 지위는 중대한 도전을 받았고, 생물학적 원인으로 불,건강과 질병을 설명하는 '의학 모형medical model' 또한 마찬가지였다. 일차보건의료 전략은 건강정책을 혁명적으로 바꾸는 시도였고, 건강 수준 향상을 위해 비전문가의 돌봄care과 의료 외부요인을 관리할 것을 강조했다. 보건의료비가 증가함에 따라 의사는 자원을 비효율적으로 사용한다고 비판받았고, 여러 나라 정부는 1980년대 초반부터 의사의 권한을 줄이는 방법을 찾기 시작했다. 지난 장에서 예로 든 의약품 목록 제한은 1980년대 영국 정부가 힘을 과시한 여러 방법 가운데 하나에 지나지 않으며, 정부는 전투적 자세로 영국의사협회를 몰아붙였다. 국가보건서비스에 관리자general manager를 두는 것은 병원에 대한 의사들의 지배력을 줄이려는 또 다른 시도였다. 보건의료 제공을 둘러싼 국가의 역할에 대한 합의가 깨지면서, 의사는 정책결정의 중심에서 특권적 지위를 누리다가 주변적 지위로 밀려났다.

많은 개발도상국에서는 의료전문가 조직이 건강정책의 중심 역할을 하는 것 같지 않다. 예를 들어, 라틴아메리카와 인도에서는 개인 의사가 지역사회에서 높은 지위를 차지하고 보건부에서 정책을 결정할 때도 강한 발언권을 갖지만, 의료전문가 조직의 영향력은 미미한 것으로 보인다. 의료전문가 조직이 취약한 것은 의사가 새로 진입하는 것을 규제하지 않아 인력이 매우 많고, 교육훈련의 전반적인 질을 믿을 수 없다는 사실 때문이다. 일차보건의료 대부분을 간호사(의사보다 훨씬 수가 많다)가 담당하는 아시아와 아프리카 국가도 마찬가지다. 전문가조직은 여전히 취약한 상태이고, 지금까지는 정책과정에 미치는 영향력도 미미했다. 예를 들어, 여러 아프리카 국가에서 지역보건요원community health worker 제도를 도입하자는 결정을 한 사람은 거의 전부가 의사였다. 미래에 이 보건인력의 교육자, 관리자, 동료가 될 간호협회에는 거의 의견을 묻지 않았다.

| 명분집단

전문적, 명분, 소비자, 옹호 등으로 요약할 수 있다. 넓은 범위에서 구성원을 모으고, 어느 한 집단에 한정되지 않는 일반 관심사를 옹호하거나 추진하는 것을 목적으로 한다(꼭 그런 것은 아니다). 예를 들어, 장애인, 에이즈와 같은 특정 질병을 앓는 사람, 여성 등은 압력집단을 만들어 자신에게 관련된 정책에 직접 영향을 미치려 할 수 있다. 영국의 핵무기반대운동Campaign for Nuclear Disarmament: CND과 같은 압력단체는 특정 정당 지지자, 독실한 종교인, 무신론자 등 다양한 사람으로 구성된다. 회원은 핵무기 사용 금지라는 하나의 목적때문에 이 조직에 가입한다. 여러 종류의 소비자 이익을 보호하기 위해 결성한소비자협회Consumer Council는 의약품 라벨이나 식품안전과 같은 다양한 소비자운동을 전개한다. 필리핀의 의료행동그룹The Medical Action Group, 인도의 메디코프렌즈서클Medico Friends Circle, 과거 남아공의 전국의사치과의사협회는 공통적으로 빈곤과 건강에 대한 캠페인을 벌였다. 인도의 비정부기구인 지역자원증진센터협회The Society for the Promotion of Area Resource Centres: SPARC는 뭄바이의 도로거주민을 위한 쉼터 문제를 중심으로 활동한다.[82]

| 내부자와 외부자 집단

직능과 명분으로 구분하는 것은 압력집단의 영향력이 얼마나 큰지 평가할수 있을 때만 중요하다. 목표나 회원에 따라 정의하는 대신, 정부가 얼마나 관심을 두고 정당성을 평가하는가에 따라 압력집단을 나누는 것이 또 다른 분류

---

82 1984년 결성되어 뭄바이의 최빈곤층 문제를 해결하기 위해 활동하는 비정부기구다. 홈
    페이지는 http://www.sparcindia.org/

방법이다. 영국의 정치학자 그랜트Wyn Grant에 따르면, 압력집단은 내부자insider 와 외부자outsider 집단으로 명확하게 나눌 수 있다(Grant, 1984). 정부의 정책결 정자는 내부자 집단을 존중하며, 정부는 이들과 긴밀하게 협의한다. 정부는 정 보를 얻거나 정책 아이디어를 검증하기 위해 이들 집단에 도움을 요청할 때가 많다. 이들은 정부위원회에 참여할 수 있고, 정책결정에 깊게 관여하며, 비교 적 쉽게 자신의 의견을 정부에 전달할 수 있다. 지난 장에서 우리는 영국 제약 산업협회가 보건부 안에서 확실한 내부자 지위를 확보한 것을 확인했다. 정부 는 제약산업(영국의 가장 성공적 수출 분야 중 하나)을 진흥하는 데 큰 관심이 있 었고, 수익성이 있는 의약품이 계속해서 시장에 진입할 수 있도록 지원했다. 이와 동시에, 위험하고 효과가 없거나 비싼 의약품이 보건재정을 낭비하고 환 자에게 피해를 주지 않도록 하는 것도 보건부의 책임이다. 보건부가 제약산업 업계와 긴밀하게 협의할 수 있었기 때문에 상충하는 목표를 쉽게 해결할 수 있 었을 것이다.

제약산업협회는 은퇴 공무원을 협회의 고위직으로 채용하고 보건부 공무원 과 정기적으로 접촉하는 등 내부자 지위를 유지하는 데 상당한 시간과 에너지 를 쓰고 공을 들인다. 일 년에 한두 번은 장차관을 포함한 고위공무원과 만나 는 공식회의를 개최하고, 의회의 관련 위원회 위원과도 자주 만나 자신의 의견 을 전달한다.

옥스팜Oxfam이나 세이브더칠드런Save the Children Fund 같은 비정부기구는 정부 의 원조나 개발정책에 영향을 미치려 노력하고, 흔히 내부자 집단으로 인정받 는다. 예를 들어, 영국 정부는 비정부기구를 '상품평가단'처럼 또는 정보원情報 源으로 활용해 개발도상국 정부와 하는 일을 협의한다. 개발도상국에서 진행 하는 비정부기구 사업에 정부가 공동으로 재정을 지원하기 때문에 이들의 내 부자 지위는 더욱 공고해진다. 이런 기금은 1975년 100만 파운드에서 1992년 2800만 파운드로 증가했다.[83] 반대로, 옥스팜은 정부 정책에 동의하지 않으면 정부를 압박할 수도 있다. 예를 들어, 1992년 영국 정부는 해외 원조 규모를 최대 15%까지 삭감할 예정이라고 공표했다. 옥스팜과 다른 단체들은 즉각 반대운동을 조직하고 신문에 전면광고를 냈다. 광고에는 '또 봐요, 아프리카?'라는 역설적인 제목 밑에 손을 흔들며 활짝 웃는 총리 사진을 실었다. 독자투고와 사설이 뒤따랐고, 지역 옥스팜 조직은 보수당 전당대회에서 문제를 제기하는 한편, 다른 조직과 함께 버밍햄에서 열린 유럽연합 정상회의 참석자를 설득했다. 신뢰받는 내부자 집단이었던 옥스팜은 정부 안에서는 원조재정을 지키려는 외교부의 싸움을 지원했다. 비정부기구가 좋은 우군 노릇을 한 것이다. 옥스팜의 캠페인은 정부를 당황하게 했고(Oxfam, 1992), 그 효과 때문인지는 모르지만 1992년 원조예산은 줄어들지 않았다.

외부자 집단은 정부의 정책결정자가 정당성을 인정하지 않는 집단으로, 이들은 정책과정을 뚫고 들어가는 것이 쉽지 않다. 흔히 다른 전략을 쓰는데, 그린피스가 한 것처럼 포경선을 공격하고, 연구실 바깥에서 실험동물을 반대하는 시위를 하거나, 재활용할 수 없고 생분해되지 않는 병을 만드는 회사 앞에 수천 개의 병을 갖다 버리는 등, 직접 행동하는 방법을 활용한다. 낙태를 반대하는 운동단체는 원하지 않는 임신을 한 여성을 상담하는 진료소 밖에 서서 직원과 환자를 귀찮게 한다. 낙태를 유도하는 약품을 생산하는 제약회사에 대해 불매운동을 조직하고, 심하면 진료소 직원에게 폭력을 쓰는 예도 있다. 이들은 미국에서 RU486(자궁내막에 작용해 임신 초기에 낙태하게 하는 항프로게스테론제)의 임상시험을 일 년간 중단하게 하는 데 성공했다. 1988년 프랑스 정부가 이 약품을 허가했을 때는 제약회사가 낙태 반대 단체의 압력에 굴복해 시판을 연

---

83   영국원조 네트워크UK Aid Network가 분석한 것에 따르면, 2011/12 회계연도에 영국 정부가 비정부기구를 통해 지출한 해외 원조 자금은 양자 간 원조의 약 18%인 7억 4000만 파운드에 이른다. http://www.ukan.org.uk/aid-quantity/uk-aid-breakdown/(검색일: 2016.3.20). 참고로 1990년대 초반 영국의 해외 원조 총액은 약 20억 파운드였다.

기하는 일도 벌어졌다. 이틀 후 프랑스 보건부 장관은 "정부가 의약품을 승인하는 순간부터 RU486은 제약회사의 재산일 뿐 아니라 여성의 도덕적 재산이 되었다"고 하면서 판매를 재개하도록 지시했다(Woodroffe, 1992). 이런 단체는 언론의 주목을 받을 수 있고, 아무 일도 없었다면 그냥 수동적으로 가만히 있었을 대중의 반응도 끌어낼 수 있다.

모든 외부자 집단이 '선정적' 전략을 쓰는 것은 아니며, 이를 활용하는 집단도 가끔만 그렇게 한다. 법안을 발의하고 입법부가 자신의 주장을 받아들이도록 정치인을 설득하거나, 또는 토론회가 있으면 자신의 관심사를 다루도록 활동하는 것은 마찬가지다. 대부분 국가의 입법부에서는, 한정된 범위지만 보통의 평의원도 자신이나 지역구민의 이익에 대한 문제를 제기할 기회가 있다.

외부자 집단이 내부자 집단으로 바뀔 수도 있다. 영국에서 1936년 설립된 낙태법개혁협회Abortion Law Reform Association: ALRA는 '상식'을 벗어난 비주류였다. 이 조직은 1960년대 이후 몇 가지 정책 '흐름'이 만나면서 전에 없던 전문적 권위를 인정받게 되었고, 정부가 낙태법을 완전히 바꾸도록 영향력을 미칠 수 있었다(Simms, 1987). 영국의 에이즈 정책을 보면 초기에 외부의 동성애자 단체가 정책을 주도했다는 것을 잘 알 수 있다. 처음 문제가 생겼을 때 에이즈에 대한 정보와 지식이 부족했던 정부는 이들에게 도움을 구할 수밖에 없었다(Strong and Berridge, 1990). 다른 나라에서도 경과가 비슷한데, 출발 시점에서는 외부자 집단인 에이즈 활동가 조직과 동성애 조직이 중요한 역할을 했던 것이 분명하다. 짐바브웨가 그런 예에 속한다. 이 나라 보건부는 처음에 비밀주의를 고수했는데, 에이즈 바이러스 양성자와 발병자의 수를 감추고, 외부집단과 협의하는 것도 최소한에 그쳤다. 1990년 이후에는 에이즈 서비스 조직이 늘어나면서 정부에 압력을 행사하는 에이즈 피해자 조직까지 생겼고, 이에 따라 에이즈 문제를 좀 더 개방적으로 논의할 수 있게 되었다. 이들 조직은 바이러스 양성자 모두에게 신고를 의무화하려던 보건부 정책을 공개적으로 반대했고, 자신들의 권위와 압력을 활용해 보건부가 정책을 취소하도록 했다. 오늘날 많은 에이즈 단체는 내부자 조직이 되었으며, 보건부의 국가에이즈관리위원회에 대표로 참석해 정부의 정책 담당자와 직접 만난다.

외부자 집단은 서비스 제공에 참여함으로써 내부자 집단이 되기도 한다. 특정 분야에서 전문성을 키워가면서 정부의 정책결정자에게 도움을 줄 수 있으며, 특히 정부가 별로 지식이 없는 분야에서는 이를 통해 권위를 인정받을 수 있다. 많은 국가에서 가족계획협회는 수년간 외부자 집단이었다. 영국에서는 보건부 장관이 1960년대 중반이 되어서야 가족계획협회를 처음 방문했고, 이후 협회는 그전까지는 생각하지도 못했던 권위를 인정받았다. 현재 가족계획협회는 많은 나라에서 내부자 지위를 가지고 정당성이 있는 압력집단 구실을 하며, 생식보건정책에 대해 보건부와 긴밀하게 협의한다.[84] 방글라데시의 BRAC은 1972년 설립되어 건강·교육·개발 분야에서 농촌지역 역량강화를 목표로 활동하는 비정부기구다.[85] 이들은 일련의 사업을 성공적으로 수행해 방글라데시 정부의 중요한 내부자 지위를 획득했다. BRAC은 내부의 업무분석과 평가를 통해 사업지역에 대해 많은 정보를 얻게 되었고, 그 때문에 지위가 더욱 공고해졌다. 이들은 개발사업을 통해 큰 규모의 재정을 운영하는데, 상당 부분을 외국에서 지원받는다.[86] 이 또한 정책의 중요한 행위자가 되는 데 도움

---

84 비정부기구의 내부자 역할은 각 국가의 인구 상황과 관련 정책에 따라 변동하는 것이 당연하다. 예를 들어 한국의 '가족계획협회'나 '기생충박멸협회'는 한때 중요한 내부자 집단이었으나 현재는 과거의 지위를 잃었다.

85 BRAC은 'Bangladesh Rural Advancement Committee'의 약자지만, 현재는 거의 고유 명사처럼 쓰인다.

86 한 분석 논문에 따르면, BRAC의 재정은 초창기 미화 78만 달러(전액이 원조)에서 2008년 5억 3000만 달러(원조가 27%, 자체 재정이 70%)로 늘어났다. Srivastava, Lalima. 2010. "BRAC: A Pioneering Bangladesh Human Service Organization(1972-2009)." University of California, Berkeley. http://bit.ly/25eqak4 (검색일: 2016.3.10).

이 되며, 어떤 문제에 대해 정부를 압박하겠다고 나서면 정부는 이를 무시하기 어렵다.

집단 대부분은 외부자보다는 내부자 지위를 바란다고 해야 할 것이다. 정책 결정자를 설득하거나 비공식적으로 접촉하는 쪽을 선호하고 대립하는 것을 좋아하지 않는다. 게임의 규칙을 깨달아가고 대체로 그 규칙대로 행동하려고 한다. 물론, 조직에 따라서는, 특히 기본적인 사회가치에 도전하는 조직은 그렇게 행동하는 것이 쉽지 않다. 조직의 특성 때문에 가끔은 내부자가 되지만 주로 외부자에 머물러 있는 집단을 문지방threshholder 집단으로 부르기도 한다 (Stedward, 1987). 한 가지 예가 스코틀랜드에 만들어진 최초의 여성보호시설인데, 가정폭력 피해 여성을 보호할 곳이 필요하다는 인식이 늘어나면서 생긴 곳이다. 이 시설은 설립 후 2년도 되지 않아 공식조직으로 발전했고, 스코틀랜드 정부로부터 재정지원을 받았다.

처음에 위민스에이드Women's Aid는 압력집단(가정폭력, 여성과 어린이에게 관심을 보일 것을 대중에게 촉구하는 역할)인 동시에 서비스제공 조직(학대받는 여성과 자녀에게 피난처를 제공하는 역할)이었다. 이들은 한 가지 면에서는 확실한 내부자 지위를 얻었지만(특히 정부가 하지 않는 서비스를 제공하기 때문에), 다른 측면에서는 그렇지 못했다. 정부가 여성과 폭력에 대한 정책에 항상 의견을 묻는 것은 아니었다. 조직을 민주적으로 운영했기 때문에 협의는 어려운 과정을 거쳐야 했고 때로 긴 시간이 필요했다(Stedward, 1987). 대표를 맡은 사람은 조직 내부에 다시 보고해야 했고, 토론을 거쳐야 정책에 대한 의견을 정할 수 있었다. 더구나 이 조직의 여성주의적 관점은 그때까지 사회복지가 분석했던 내용과 상당히 달랐다. 전문 사회복지사, 경찰, 지역 당국 등으로 이루어진 정책 커뮤니티는 자신이 해오던 일이 옳다고 생각했고, 여성주의 관점에서 분석한 폭력의 원인을 받아들이지 않았다. 이들은 때로 내부자 집단으로(특히 서비스나 정책실행에서) 인정을 받았지만, 지나치게 급진적이라는 이유 때문에 대부분은 외부자 취급을 받았다. 그런 점에서 위민스에이드는 **문지방** 집단에 가깝다.

짐바브웨에도 비슷한 사례가 있는데, 주변적인 분야에서 일하는 집단은 항상 문지방 집단으로 인식될 수 있다. 수도인 하라레에서 진행한 무사사Musasa 프로젝트는 가정폭력과 강간 등 여성폭력 피해자에게 피난처를 지원하고 제공하는 사업으로, 그 분야 전문가들 사이에서 높은 평가를 받았다. 이들은 피난처 제공, 훈련, 상담서비스 외에도, 폭력 희생자를 어떻게 처우해야 할지 경찰과 협의하고 강간 범죄자의 형량을 늘리도록 요구했다. 정부가 관련 정책을 바꿀 때는 당연히 이런 조직과 협의해야 했지만, 정부는 국가개입과 개인영역을 구분하기 어렵다는 이유를 대면서 단체를 가까이 하지 않았다.

▎전문 로비스트

이익집단의 수가 늘어난 만큼 로비활동도 늘었다. 일반적으로 로비활동이라고 하면 비교적 좁은 의미로 쓰이는데, 전문 로비스트가 국회의원에게 영향을 미치기 위해 활동하는 것을 가리킨다. 사실 로비는 입법부 건물의 현관 로비에서 유래한 말이다.

로비스트는 상업적 로비스트도 있을 수 있고 '명분' 로비스트도 있을 수 있다. 서유럽에서 많아지는 상업적 로비스트가 주로 하는 일은 어떤 명분(상업용이든 홍보용이든)에 대해 아직 판단을 내리지 않은 정책결정자에게 그 명분을 설득하는 것이다. 이때 명분은 〔정치인이 혼자 결정하거나 실천하기 어렵고〕 전문가(명분집단 포함)의 도움이 필요하다. 상업적 로비스트는 로비에 대한 보수를 받는다. 이에 비해, 명분 로비스트는 돈을 받지 않고 일하는데, 〔목표를 달성하려는〕 신념과 열정이 강하므로 상업적 로비스트보다 로비 효과가 더 큰 때도 많다.

상업적 로비스트는 다수 고객을 가진 로비스트이거나 조직 내 로비스트다. 여러 고객을 가진 로비스트는 의회의 절차, 사람 접촉, 전략, 정보원에 대해 지원하는 역할을 한다. 어떤 조직이든 의회에서 캠페인을 하거나 논의 중인 정책에 관심을 촉구할 목적으로 로비스트를 고용할 수 있다. 비급여 수가를 규제하거나 신의료장비에 세금을 매기려는 정부 조치에 대응하는 민간병원도 마찬가지다. 민간병원이 입법부와 정치의 현실을 잘 모르면, 병원을 대신해 여러 국회의원에게 의견을 전달하는 로비스트를 고용할 수 있다.

어떤 한 조직이 고용하는 전문 로비스트도 있을 수 있다. 대기업은 흔히 대對정부 업무를 다루는 전담 부서를 두는데, 주로 다음과 같은 역할을 한다.

- 회사 운영에 영향을 미칠 수 있는 정치적 사안의 인지
- 정부와 상반되는 회사 정책 예방
- 회사 직원이 정부와 접촉한 사항에 대한 파악과 보고

이 부서 직원 중에는 사내 로비스트가 있을 수 있다. 예를 들어, 이들은 국회의원을 식사 자리에 초대해 회사의 목표와 현재 상황 등 회사를 알리는 일을 한다. 로비스트는 장기적인 전략을 추구하기도 하는데, 훗날 회사에 직접 영향을 미치는 정책이 등장할 때 이들에게 따로 부탁할 수 있도록 좋은 관계를 만들려고 노력한다. 또한 이들은 국회의원을 회사로 초청해 회사가 돌아가는 것을 보여주고 사교 행사에도 초대한다. 물론, 회사는 업계단체나 전문단체에 소속해 있고, 그 단체 차원에서 로비 부서를 운영하는 때도 있다. 어떤 회사는 특별 캠페인을 진행하기 위해 외부 컨설턴트를 부르기도 한다.

많은 회사가 전직 의원이나 고위공무원을 이사나 홍보(대정부) 부서의 장으로 채용해 그들이 가진 내부 지식과 인맥을 활용한다. 의회나 행정부의 공직에 있다가 회사, 노동조합, 기타 조직으로 옮겨가는 이른바 '회전문' 현상은 정책 과정에 영향을 미치는 메커니즘을 대표하는 현상이다.

명분집단은 어떤 이슈에 대한 확신 때문에 활동한다. 모든 활동은 명분을

얻으려는 것이며, 대가를 받기 위해서가 아니라 명분을 이루기 위해 움직인다. 이는 큰 차이를 만들 수 있다. 많은 명분 로비스트는 상업적 로비스트만큼 전문성을 갖추었다. 그만큼 부자는 아닐지 모르지만! 개발도상국 안에서도 지역을 기반으로 활동하는 명분 로비스트는 때로 전문 변호사, 기자, 사회복지사의 도움을 받아 자신이 대변하는 일을 언론에 내거나 의회 대표를 설득한다(Pedalini et al., 1993). 개발도상국에서 전문가가 직접 로비에 나서는 일은 드물다.

상업적 로비스트와 명분 로비스트는 정책에 영향을 미치기 위해 비슷한 방법을 쓴다. 영국 로비스트는 공무원과 친밀한 관계를 맺으려고 노력하는데, 정책에 대한 협의와 협상을 시작하는 곳이 바로 정부부처이기 때문이다. 정책이 입법부로 넘어가서 토론이 벌어질 즈음은 이미 많은 논의를 끝낸 상태라고 봐야 한다. 선거로 뽑힌 대표가 정책을 자세히 살피고 바꿀 수도 있지만, 입법부에서 논의하는 단계에서는 약간의 변화를 제외하면 큰 영향을 미치기 어렵다. 모든 로비스트가 공무원과 관계를 유지하려는 이유다.

이익집단의 로비가 성공할 수 있는지 여부는 (어느 정도까지는) 그들의 정당성을 얼마나 인정받는가, 즉 내부자 집단인가 외부자 집단인가 하는 것에 달렸다. 일부 명분집단은 공무원에게 접근하지 못할 수도 있는데, 이때는 의회에 노력을 집중하는 것이 보통이다. 앞서 살펴본 낙태법개혁협회처럼 시간이 가면서 외부자가 내부자 집단으로 바뀔 수도 있다. 여러 정책 '흐름'이 한꺼번에 만나면서 변화의 시기가 무르익고 조직의 역할도 정당성을 얻을 수 있다.

지금까지 살펴본 것과 같이, 이익집단은 영향력 네트워크의 일부분이다. 정부가 네트워크의 중심에 있으며, 서로 다른 수준의 권위와 권력을 지닌 많은 (때로는 서로 다른 목표를 가진) 이익집단이 존재한다. 이익집단은 거래와 권력이 서로 엇갈리는 네트워크의 한 부분이다.

영향력 네트워크와 정책 커뮤니티

정부는 지식을 제공하는 다양한 힘으로부터 영향을 받을 뿐 아니라, 오래된 문제에서 새로운 문제로 눈을 돌리게 하는 경향과 유행의 변화로부터도 영향을 받는다. 이 모두는 정책 커뮤니티(공동체)로부터 나오는 것으로, 정책 커뮤니티란 다양한 기관, 학문 분야, 전문 직종으로 구성된 여러 개인의 네트워크를 말한다. 보건에서는 의료인(의료전문직), 연구자(학술기관의 역학자나 기생충학자), 또는 평론가(의학전문기자)가 여기에 속한다. 건강정책 커뮤니티는 제약회사, 병원 행정가, 모든 이익집단, 정부 구성원을 포함할 수 있다. 구성은 나라마다 다르고 사안에 따라서도 차이가 난다. 가정폭력을 다루면 경찰을 포함해야 하고, 담배정책을 따질 때는 담배회사를 포함해야 할 것이다. 이때 경찰이나 담배회사는 건강정책에 관심이 없을 수도 있다.

정책 커뮤니티의 핵심은 활동과 생각에 대한 정보가 계속 교환되고 그중 몇 가지는 정부의 정책결정자에게 도달한다는 것이다. 특히 기존 정책에 비판적이면, 정책 커뮤니티는 전문가 사이에서 초보적인 의견을 모으고 합의를 이루는 다양한 토론장(학술 모임, 잡지, 신문) 구실을 할 수 있다. 물론, 이렇게 만들어진 생각이 널리 퍼지는 데는 몇 년이 걸릴 수도 있다. 정책 네트워크는 정부의 구상에 영향을 미치는 정부 내부와 외부의 다양한(겹칠 수도 있다) 정책 커뮤니티로 구성된다. 예를 들어, 1950년대 영국에서는 세 개의 주요 정책 네트워크가 사회정책이 발전하는 데 영향력을 발휘했다. 케임브리지의 케인스주의자 그룹, 티트머스Richard Titmuss를 중심으로 한 사회행정학파social administration school, 옥스퍼드 노사관계학파가 그것이다(Smith, 1991: 181-2). 1990년대 체코슬로바키아는 사회정책을 둘러싸고 정부 내의 새로운 정파들이 격렬한 논쟁을 벌였다. 어떤 정책을 유지해야 하는가, 그리고 정부의 역할은 무엇인가 하는 것이 쟁점이었다(Castle-Kanerova, 1992: 91). 국제 수준에서도 비슷한 예가 있다. 개발경제학자, 가족계획 지지자, 기존 정책에 환멸을 느낀 보건전문가로 구성된 정책 네트워크가 보건에 대한 생각이 근본적으로 바뀌는 데 영향을 미쳤고, 이는 일차보건의료를 추진하는 토대가 되었다(Walt, 1993b).

정책 커뮤니티가 동의에 기초한 네트워크가 아니라는 것을 보이기 위해, 미국의 정책학자인 사바티에Paul A. Sabatier는 네트워크 내에서 경쟁하는 여러 연합이 있다고 생각하고 이를 옹호연합advocacy coalition이라고 불렀다(Sabatier, 1991). 옹호연합은 일련의 기본 신념(특정 문제의 본질, 원인, 해결 방법 등에 대한 인식)을 공유한 여러 공공·민간조직의 행위자로 구성되고, 목표를 달성하기 위해 장기간에 걸쳐 다양한 정부기관의 규칙을 바꾸려고 노력한다. '정책중개인 policy broker'이 연합 사이의 갈등을 조정하는데, 이들은 정책목표를 달성하는 것보다 체제를 안정되게 만드는 데에 더 큰 관심을 둔다.

글상자 6.1에서 설명한 영국의 담배정책 네트워크 사례는 참고할 가치가 있다. 영국 정부의 금연정책을 이해하기 위해서는 대단히 복잡한 정책 커뮤니티를 분석해야 한다(Read, 1992). 이 사례는 중심과 주변부의 이해관계가 정부, 그리고 다른 조직과 어떻게 만나는지 그 상호작용을 추적하고 설명한다.

서로 다른 많은 정책 커뮤니티가 한 가지 사안을 중심으로 행동한 결과 정책변화가 일어날 수도 있다. 미리 연계가 있고 공통의 정체성과 이해관계가 있으며 특정 명분을 함께 추구하는 집단이 모여 사회운동을 시작하고, 시간이 지나면서 공식적인 압력집단으로 발전하는 형태다. 과학자, 언론, 일반대중, 정치적 대표자가 함께 모여 연합하기도 한다. 새로운 문제가 대중의 주목을 받고 이것이 정책에 큰 영향력을 미치는 예도 있다. 미국에서는 여러 유형의 신체 장애인과 정신 장애인이 직접 주체가 되거나 이들을 대변하는 전국조직과 지역조직이 장애인 인권운동을 벌였고, 이는 1970년대에 장애인 정책을 크게 바꿔놓았다(Scotch, 1989). 이 운동은 1960년대 중반 몇 명의 활동적인 개인에서 시작해 1970년대 중반 느슨하게 조직된 풀뿌리 운동으로 성장했고, 결국 워싱

영국의 담배정책 네트워크 중심과 주변부 이익

정책 네트워크는 복잡하게 얽힌 다수의 공동체로 구성된다. 일부는 중심에, 다른 일부는 주변부에 위치하며, 공통의 초점을 갖지만 이해관계는 매우 다르다. 영국의 담배 네트워크를 보면 이것이 얼마나 복잡한지 이해할 수 있다.

담배산업의 핵심 지지자는 당연히 생산자 네트워크로, 이들은 오래전부터 정부와 긴밀한 관계를 유지해왔다. 생산자 네트워크의 중심에는 네 개의 주요 담배회사와 그 동업조합인 담배자문회의Tobacco Advisory Council: TAC가 있다. 담배산업은 모든 산업을 통틀어 가장 이윤이 많은 산업 중 하나이며 또한 성장하는 산업이다. 국내 담배소비량은 줄었지만, 다양한 상품과 수출로 이윤은 계속 증가했다.

TAC는 전체 담배제조사를 대표하며, 정기적으로 정치인과 공무원을 만난다. 담배에 세금을 부과하는 것에서부터 광고금지에 이르기까지, 이들이 논의하는 사안은 다양하다. 또한 TAC는 단체의 견해를 전달하기 위해 대표단을 보내 유럽연합의 직원들을 만난다. 1992년 TAC는 유럽연합이 제안한 담배광고 금지에 반대하는 캠페인을 벌였는데, 영국 주요 신문에 "담배광고 금지가 소비를 줄인다는 증거가 없다"는 전면광고를 2면에 걸쳐 내보냈다(예를 들어 ≪옵저버Observer≫ 신문, 1992년 2월 9일 자). 이견이 없지 않지만, 광고금지가 담배소비 감소와 관계가 있다는 주장은 상당한 근거가 있다(Department of Health, 1992).

광고주의 이익을 보호하는 광고협회는 담배산업이 상품을 광고할 수 있어야 한다는 싸움을 지지했는데, 담배산업이 연간 1억 파운드라는 엄청난 광고비를 썼기 때문이다. 신문과 잡지의 발행인도 같은 이유로 담배산업을 지지한 것으로 보인다.

담배산업의 대표와 회합하는 정부 핵심 부처는 대부분 담배산업과 경제 또는 예산상의 이해관계가 있는데, 관세청과 재무부(담뱃세 징수), 통상산업부(산업 장려금과 보조금 지급), 보건부(담배광고에 대한 규제), 환경부(스포츠 후원) 등이 그들이다.

중심이 되는 부처 외에 '담배 정치'의 주변부에 몇몇 부처가 더 있는데, 이들은 비교적 수동적인 방식으로 산업을 지원했다. 예를 들어, 내무부는 어린이에게 담배를 파는 소규모 소매상이나 담뱃가게 주인을 단속할 책임을 지지만, 실제 법적 조처를 하는 일은 드물다. 교육부는 학교 보건교육에 책임이 있으나 흡연에 대해서는 많은 돈을 쓰지 않는다. 환경부가 스포츠 후원을 받는 것과 마찬가지로 예술부는 예술진흥을 내세우며 간접광고와 마찬가지인 담배회사의 후원을 받는다. 고용부는 일자리가 관심사인 만큼 담배회사가 새로운 공장을 짓는 데 보조금을 지원했다.

이들 정부부처 외에 자신의 이익 때문에 담배산업을 지지하는 많은 집단이 있다. 예를 들어, 담배산업과 유통업 노동조합(담배를 팔고 자판기를 운영하며 일자리에 관심을 가진 집단)이 있고, 개인의 자유를 핵심 가치라고 주장하는 이념집단인 담배연합Tobacco Alliance이나 흡연권옹호자유연합Freedom Organization for the Right to Enjoy Smoking Tobacco: FOREST 같은 조직도 있다. 이런 압력집단은 담배산업과 협력해 광고제한을 반대했다.

이에 비해 반대 진영은 아주 소수였고, 정책결정에서 중심과 주변부로 나누기도 어렵다.

보건부는 재정수입과 관련된 정부부처(통상과 산업, 관세와 소비세)보다 힘이 약하다. 건강이라는 관점에서 흡연과 질병의 관계를 주장했지만 세수 확보, 예술과 스포츠 후원, 일자리 증가 등의 주장에 비해 호소력이 약했고, 이는 경제가 괜찮을 때도 마찬가지였다. 1971년 만들어진 범부처위원회는 담배소비 감소가 어떤 경제적 의미가 있는지 분석했는데, 주로 비용에 초점을 맞추었다. 세입 감소, 연금수급자와 연금 지급액 증가, 그로 인한 수입상품에 대한 소비 여력 증가가 나타나고, 이 모든 것은 재정적자가 커지는 쪽으로 작용한다는 것이 분석결과였다. 양적 분석 결과로는 인정할 만한 건강상 이득이 거의 나타나지 않았다.

정부 바깥에서는 영국의사협회가 전문가의 권위와 지식을 가지고 흡연과 불건강의 관계를 주장하고 나섰다. 캠페인을 벌이고 정부에 로비를 했으며, 정부의 최고의학자문관Chief Medical Officer이나 다른 부처를 만나 설득했다.* 흡연건강행동 Action on Smoking and Health: ASH이라는 조직은 건강과 흡연문제를 정치적으로 해결하도록 정부를 압박하는 압력단체다. 권위 있는 단체였던 이들은 영국의사협회와 긴밀하게 협력했고, 어느 정도 정부에 영향을 미칠 수 있었다.

이 사례연구는 영향력 네트워크가 얼마나 복잡한지, 특히 정부와 담배산업이 얼마나 밀접한 관계에 있었는지를 잘 보여준다. 오늘날 흡연과 질병발생이 강한 연관성이 있다는 증거가 명확하고 대다수 보건전문가가 이를 인정하지만, 담배산업 생산자는 막강한 힘을 가지고 정부의 정책결정자에게 쉽게 접근할 수 있다. 미국 등 일부 국가에서는 담배산업이 행정부를 동원하기도 하는데, 새로운 시장을 개척하면서 수입제한 조치를 풀도록 다른 나라에 압력을 가한다(글상자 7.3 참조).

이익집단은 공식적이고 제도적인 관계를 통하거나 비공식적이고 눈에 띄지 않는 방법으로 정책결정자에 접근한다. 예를 들어, 1978년과 1981년 사이 윔블던 테니스 대회에서 브리티시아메리칸토바코British American Tobacco 회사가 초청한 내빈 중에는 관세청과 국세청, 재무부, 통상산업부 소속 공무원 36명이 포함되어 있었다 (Taylor, 1984). '회전문 증후군'이라 부르는 또 다른 예도 있다. 보건부 소속의 '흡연과 건강에 대한 과학위원회Scientific Independent Committee on Tobacco and Health' 위원장이던 헌터R. B. Hunter 경은 그 자리를 사임하고 영국 4대 담배회사 중 하나로 자리를 옮겼다. 미국 담배회사 필립모리스Philip Morris도 대처 전 총리를 자문역으로 영입했다. ≪선데이타임스≫ 신문에 의하면 필립모리스가 기대하는 역할은 다음과 같은 것이다.

> 베트남, 중국, 남아공과의 협상에서, 그리고 러시아와 수익배분 문제를 해결하는 데 도움이 될 것이다. 우리는 또한 말레이시아와 인도네시아가 외국인의 담배회사 소유를 제한하는 것과 싱가포르 정부가 금연사업을 벌이는 문제를 해결하기를 바란다. 아울러, 우리가 진출한 모든 나라에서 담뱃세가 오르는 것을 막을 계획이다 (Dean, 1992: 294).

---

* 영국의 '최고의학자문관'은 보건부 내 최고 직위의 의사 공무원으로, 보건부의 의사 직종을 대표하는 것과 함께 의학과 관련된 자문 역할을 한다. (개인에 대한) 의료 서비스보다는 주로 공중보건을 다룬다. 영국 보건부에는 의학자문관 외에도 간호, 치의학, 약학, 과학, 보건 직 자문관이 따로 있다.

자료: Read(1992).

턴의 의원을 직접 설득하는 미국장애인시민연합American Coalition of Citizens with Disabilities: ACCD)으로 발전했다. 이들의 노력으로 1970년대 후반까지 장애인 차별을 금하는 여러 핵심 법안이 통과되었다. 또 다른 예는 알츠하이머병 운동

의 발전으로(Fox, 1989), 과학자, 국립노화연구소, 압력집단인 알츠하이머병협회Alzheimer's Disease and Related Disorders Association: ADRDA 등이 결합한 것이었다.[87] 과거 알츠하이머는 끔찍하지만 별로 중요하지 않은 병으로 취급되었으나, 이 운동을 통해 사회적·의학적으로 중요한 병, 그리고 미국의 주요 사망원인으로 인정받게 되었다. 대중의 인식이 달라지면서 질병 연구에 쓸 수 있는 연구비도 증가했다.

비정부조직은 이익집단인가

대부분의 개발도상국에서는, 시민사회가 미약하고 정부 외부에서 정책결정에 거의 영향을 미치지 못한다는 것이 학계의 주류 의견이다. 개발 분야 학자든 정치학자든 이런 평가는 비슷하다. 정부는 시민과 유리되고 시민에게 책임을 지지 않는 것으로 되어 있다.

이런 견해가 크게 틀린 것은 아니어도(특히 아프리카), 이렇게 이해하면 수많은 비정부기구가 존재하고 정책이 널리 퍼지는 비공식적 경로가 있는 현실이 충분히 드러나지 않는다.

많은 개발도상국에서는 비정부조직이라 불리는 집단이 계속 증가하는 중이다. 이들을 이익집단이라 하지는 않지만, 이들은 공공정책에 영향을 주겠다는 명확한 목표가 있다. 정책에 영향을 미치는 것이 공식적이고 일차적인 목표는 아니어도, 활동을 통해 국가의 운영방식을 바꾸거나 개혁하려 하고, 국가가 공적으로 책임을 지도록 압력을 가한다. 다른 이익집단과 마찬가지로 국가를 전복하거나 정권을 바꾸는 것을 목표로 하지 않으며, 국가의 일부가 되는 것도

---

87   ADRDA는 1980년 결성되었고, 현재 이름은 알츠하이머협회Alzheimer's Association 다.

원하지 않는다. 이런 집단에는 소비자협회, 인권운동단체, 여성단체, 에이즈 네트워크, 노동조합, 간호사협회나 공공서비스협회 등의 전문가 집단, 기자협회나 학생연합, 거주민 연합, 협동조합 등이 있다. 교회도 다수의 활동적 신도가 있다면 강한 힘을 가질 수 있다. 이런 집단은 서로 교류하는 것은 물론, 정책결정자인 관료와 정치인과도 공식·비공식으로 접촉함으로써 정책에 대한 태도를 형성하거나 바꾸는 데 중요한 역할을 한다. 이들의 힘은 계속 강해지는 중이다. 이런 조직은 고생길이 뻔한 자조집단에서 출발할 수도 있다. 요르단 강 서안지역을 순회하면서 지역의 요구를 파악한 팔레스타인 의사조직이 이런 예에 속한다(Edge, 1993). 이 집단이 활동한 결과 의료구호위원회가 만들어졌고, 대중운동으로 발전해 보건의료 제공과 건강정책 결정에 중요한 역할을 하게 되었다. 1990년대까지 팔레스타인의 비정부기구는 외국 원조기관으로부터 3000만 달러가 넘는 금액을 모금했다. 이런 단체는 팔레스타인이 독립할 때까지, 그리고 그 이후에도 건강정책을 만드는 데 큰 영향을 미칠 것이다.

'실행'에서 '영향 미치기'로

정치학자들이 이익집단을 회원과 기능에 따라, 또는 내부자 대 외부자 집단으로 분류하려고 하는 것처럼, 개발학자들도 다양한 스펙트럼의 비정부기구를 범주별로 나누고자 한다. 어떤 저자는 냉소적인 이름으로 분류했는데, 일부 의미가 드러나도록 비정부기구NGO라는 말을 여러 가지로 이어 붙였다. BINGO(대형big NGO), GRINGO(정부와 관련된government-run or inspired NGO), BONGO(기업형business-oriented NGO), COME 'N GO(왔다가 그냥 가는, 즉 기회주의적으로 설립하고 금방 사라지는 NGO)가 그것이다(Constantino-David, 1992).

비정부기구를 바라보는 또 다른 방법은 클라크John D. Clark가 시도한 역동적 유형 분류로,[88] 그는 역사적 발전과정을 고려해 비정부기구를 여섯 개 그룹으로 나누었다(Clark, 1991).

1. 일상적 서비스 또는 긴급 서비스를 제공하는 구호와 복지기구(선교단체 포함).
2. 문제를 해결하기 위해 새롭거나 더 나은 방법을 추구하는 기술혁신 조직 (영국의 중간기술 개발그룹Intermediate Technology Development Group: ITDG). [89]
3. 공공서비스 계약자. 특별한 전문성을 바탕으로 정부 원조 프로그램의 일부를 실행하는 비정부기구(미국 비정부기구인 케어CARE는 모든 재원이 정부에서 나오고, 식품 원조를 담당한다[90]).
4. 자립과 사회개발에 초점을 맞춘 고소득국가의 유명 비정부기구와 개발도상국의 파트너(옥스팜, BRAC 등).
5. 지역에 기반을 둔 개발도상국의 풀뿌리 개발조직. 유명 개발기구의 원조를 받을 수도 있고 그렇지 않을 수도 있다(짐바브웨의 무사사Musasa, 우간다의 에이즈 지원조직인 타소TASO).
6. 옹호활동을 주로 하는 그룹과 네트워크. 꼭 현장 프로젝트가 있는 것은 아니며, 주로 교육과 로비활동에 초점을 둔다(예를 들어 국제건강행동Health Action International. 많은 국가에 지부가 있고 제약회사의 마케팅을 개혁하자는 캠페인을 한다).

---

88 역동적 유형 분류dynamic typology는 시기에 따른 변화 양상을 기준으로 유형을 나누는 방법이다.
89 1965년 경제학자 슈마허Ernst F. Schumacher(『작은 것이 아름답다Small is beautiful』의 저자로 유명하다)가 창립한 비영리 조직이다. 2005년 'Practical Action'으로 이름을 바꾸었다. http://practicalaction.org/
90 현재는 빈곤 감소를 위한 인도적 지원이 중요 활동 영역이다. http://care.org

역사적으로 건강 분야 비정부기구는 주로 가난한 사람에게 복지를 제공하고 구호활동을 하는 비정치적 조직이었다. 대체로 서비스를 제공하는 역할을 했고, 정부의 손이 미치지 못하는 농촌지역에 필수서비스를 제공했다. 고소득국가에 기반을 둔 조직이 많았고, 외국인 직원이 일하고 운영했다. 이제 이런 모습은 많이 바뀌었다. 많은 비정부조직이 자기 역할을 '실행'에서 '영향 미치기'로 바꾸었고(Clark, 1991), 서비스를 제공하는 역할과 더불어 부정의와 압제라는 명분을 걸고 정부에 도전하는 역할을 한다. 인도의 구자라트 주에 있는 디샤DISHA라는 비정부기구가 전형적인 예다.[91] 지역의 고용주는 그동안 최저임금과 강제노동 문제를 무시했으나, 이 단체가 나서 관련된 법을 받아들이도록 압박했다. 지주에 대항하고 노동자를 대신해 고등법원, 주 의회, 언론에 대한 활동을 전개했다. 고소득국가의 비정부기구 또한 점점 더 지원 활동을 강화하고, 개발도상국의 파트너를 대변하는 목소리를 키우고 있다. 예를 들어, 유럽의 비정부기구 그룹은 개발도상국의 부채위기에 어떻게 대응할지 공동계획을 수립하고, 가장 가난한 아프리카 국가에 대해 특별 부채탕감 프로그램을 마련하도록 요구했다.

비정부기구를 기능별 범주로 나누는 것은 유용하지만, 각 조직을 명확하게 구분하기는 쉽지 않다. 흔히 범주가 겹치고, 동시에 여러 기능을 수행하는 비정부기구도 많다. 정책과정이라는 관점에서는 정책에 영향을 미치는 방법이 어떻게 다른가를 중요하게 고려해야 한다. 정부와 협력하는 것, 혁신적 방법을 소개하는 것, 직접 자문 역할을 하는 것, 네트워크를 만드는 것 등이 비정부기구가 할 수 있는 방법이다.

---

[91] 1985년 미스트리Madhusudan Mistry 등이 만든 비정부기구로, Developing Initiatives for Social and Human Action의 약자다.

▌정부와 협력하는 비정부기구

많은 비정부기구가 인력이나 자금을 지원하면서 정부와 작은 프로젝트를 같이 수행한다. 수용하는 분위기가 조성된 곳에서는 혁신적 생각을 도입하거나 오랜 기간 관례대로 해온 태도를 바꾸는 데 기여하고, 길게는 정책변화에 영향을 줄 수도 있다. 예를 들어, 태국 방콕의 라자누쿨Rajanukul 병원이 진행했던 학습장애 어린이 프로그램이 한 예다(Klinmahorm and Ireland, 1992). 영국 세이브더칠드런이 이 프로젝트를 지원했는데, 몇 년간 일반대중의 태도 변화를 촉진하고 장애 어린이를 교육했다. 태국에서는 이미 국가정책이 있었지만, 정부는 이를 실행에 옮기지 못한 상태였다. 통합교육(일반 학교에서 장애 어린이를 같이 교육하는 것)을 지원하는 정책은 1957년부터 있었지만 없는 것이나 마찬가지였다.

이 시기의 교육 우선순위(일차적으로는 초등학교 입학률을 높이는 것)를 고려하면 이런 사정은 놀랍거나 비판받을 일이 아니다. 이 프로그램이 갖는 의미는 어떤 일을 개선하기 위해 반드시 정부 정책이 변화해야 하는 것이 아니라, 이미 있는 정책을 현실에서 왜 실행하지 않는지 분석할 필요가 있다는 것이다(Klinmahorm and Ireland, 1992).

이런 상황 속에서 태국인과 협력한 비정부기구는 정책을 실행하도록 자극제 역할을 할 수 있었다.

▌혁신적 방법을 소개하는 것

비정부기구는 흔히 규모가 작고, 지역사회 요구에 빠르게 대응할 수 있으며, 관료주의가 강하지 않고, 풀뿌리 현장 경험이 풍부하다. 이 때문에 혁신적인 생각을 지원하거나 실험해보려는 조직이 많다. 이런 생각이 효과를 나타내고 성과가 알려지면 다른 지역사회나 공공 분야에 모델이 될 수 있고, 더 발전하면 정책이 된다. 짐바브웨에서 해방전쟁이 멈춘 후 본돌피Bondolfi 선교병원이 운영한 마을건강요원 제도가 좋은 예이다(Sanders, 1992). 독립 이후 보건부는 일차보건을 핵심으로 도시와 농촌의 보건의료 불균형을 바로잡는 정책을 추진했다. 이 목표를 달성하기 위해 국가적으로 시행한 마을건강요원 프로그램은 본돌피 모형을 '빼다 박았다'고 할 정도였다.

| 직접 조언하는 역할

1987년 이후 우간다의 사회복지 담당 부처는 어린이에 대한 법 초안을 작성했는데, 이 과정에서 영국의 세이브더칠드런이 직접 조언하는 역할을 했다. 법 내용 중에는 정부가 보육원을 운영하는 조직(비정부기구 포함)에 요구하는 돌봄 기준, 운영승인 절차, 기준유지와 향상을 위한 규제 등이 들어 있었다. 그 밖에 청소년에 대한 현행법을 검토하고 개정을 권고하는 것도 자문에 포함했다. 한 연구에 따르면, 1986년부터 정치가 안정되고 정부가 변화와 개혁을 강하게 추진하면서 아동법검토위원회Child Law Review Committee가 만들어지게 되었다(Parry-Williams, 1992). 이 위원회는 실무자, 행정가, 학자, 전문가를 포함했다. 폭넓은 자문을 통해 모두 동의하는 보고서를 만들 수 있었지만, 실행은 쉽지 않았다(제8장 참조). 앞서 인용한 연구에 따르면, 정부에 자문 역할을 한 비정부기구는 여러 가지 어려움을 겪었다. 정부의 신뢰와 인정을 받는 파트너가 되어야 하지만, 법의 변화로 위협을 느끼는 사람이나 외부 지원이 국가정책에 부당한 영향을 미친다고 생각하는 많은 사람은 비정부기구에 적대감을 나타냈다. 또 다른 긴장도 발생했다. 미국 정부는 자신이 영향력을 행사해서 만들어진 [다른] 법을 실행하도록 장애인 단체를 재정적으로 지원했지만, 여러 장애인 단체는 이보다는 정부를 압박할 수 있도록 장애인을 조직하는 것에 더 많은 노력을 기울였다. 정부는 어느 정도까지는 이런 방법으로 변화에 앞장서

는 사람을 끌어들이고 반대를 누그러뜨릴 수 있었다.

▌네트워크 만들기

비정부기구가 갖는 약점(동시에 강점이기도 하지만) 한 가지는 대부분 조직이 극도로 독립적이고 자율성을 사수한다는 것이다. 비슷한 기능을 하면서도 매우 다른 생각을 하고, 어떤 조직은 기꺼이 정부와 같이 일하지만 다른 조직은 정부에 포섭되었다는 말을 듣고 싶어 하지 않는다. 그러나 독립성이라는 강점이 아무리 커도 그 자체로 약점을 피할 수 없다. 많은 비정부조직은 정보를 수집하면서 바닥 정서와 반응을 접하고 풍부한 경험을 쌓으면서 여러 영역에서 전문성을 가질 수 있다. 이런 비정부기구가 여러 개 모이면, 자기 영역에서 유용하게 쓸 수 있는 정보를 서로 교환하고, 한정된 영역에서 일하는 작은 조직으로는 갖기 힘든 넓은 안목을 가질 수도 있다. 이런 이유로 비정부기구는 현장의 일과 경험을 통해 형성한 정당성을 기반으로 네트워크를 구축하기 시작했으며 국가적으로 더 큰 영향력을 갖게 되었다. 필리핀에서는 1988년까지 1300개의 개별 조직이 구성한 열 개의 전국적 네트워크가 만들어졌다(Constantino-David, 1992). 일부 네트워크는 서로 연결되어 있었다. 부문(농부, 노동자, 도시 빈민)과 이슈(여성, 평화, 미군기지, 환경)를 중심으로 네트워크를 구성하고 다시 몇 개의 그룹으로 조직했다. 네트워크는 실무과정, 대처 방법, 전략과 전술에 대한 정보를 교환하면서, 서로 관계를 맺고 토론을 벌였다. 변화를 위한 지지 활동, 캠페인, 로비에 나서며, 정부가 주장하는 정책효과를 평가하고 대안정책이나 의견을 주장했다.

앞서 살펴본 태국의 예처럼, 정책이 변화하는 데는 시간이 걸리고, 실행하기까지는 더 긴 시간이 필요하다. 여러 집단이 장기간 참여해야 하는 때도 많다. 비정부기구가 서비스를 제공하는 데 집중하기 때문에 정책과정에 직접 영향을 미치지 못한다는 것은 지나치게 단순한 생각이다. 심지어 상위 정치에 해당하는 사안에도 중요한 역할을 할 수 있다. 이 장에서 살펴볼 마지막 사례는 브라질 북동부 지방의 한 전기 당국이 겪은 경험이다(Hall, 1992). 당국은 댐과 저수지를 신축하고 주민 4만 명이 이주하는 과정에서 정책을 크게 바꿀 수밖에 없었다. 댐 건설은 1978년에 시작했는데, 전기 당국의 계획은 도시주민 1만 명은 다른 곳으로 이주하게 하고 농촌주민 3만 명(법적인 유자격자)에게는 땅없이 현금보상만 한다는 것이었다. 수력발전소가 계획대로 건설된다고 보고 1970년대 초 토지평가를 시작했으나, 토지를 사려는 쪽과 농부 사이에 갈등이 발생했다. 이 시기에 이곳의 유일한 지역조직이었던 가톨릭교회는 농부들을 대상으로 곧 위험이 닥친다고 경고하는 교육 캠페인을 시작했다. 이후 몇몇 소규모 농촌조합이 만들어졌고, 영국 옥스팜과 조합원의 지원을 받은 캠페인은 대상 지역을 사업의 영향을 받는 도시지역까지 확대했다. 1979년 조합연맹을 설립해 더 적극적인 활동을 펼쳤고, 전기 당국에 맞서 계속 대중 캠페인을 벌였다. 1980년대 중반이 되자 미국의 한 환경단체가 관여하기 시작했다. 세계은행 자문관은 이주 후 제대로 정착할 수 있는 기본 조건을 제시했고, 주민이 댐 여러 곳을 공공연하게 점거하는 일도 벌어졌다. 전기 당국은 마침내 조합연맹과 협상할 수밖에 없었고, 전체 농촌 이주민에 대한 포괄적인 정착 계획을 수립했다.

이 사례에는 두 가지 유용한 교훈이 있다. 첫째, 가톨릭교회, 노동조합, 지역 비정부기구, 국제 비정부기구 등 많은 집단이 관여했고, 심지어는 세계은행까지 나섰다. 이들은 〔거리로는〕 멀리 있지만 강력한 권한을 가진 당국의 정책에 영향을 미치기 위해 노력했다. 둘째, 싸움을 15년 이상 계속했지만 그 우여곡절, 절망, 전진과 후퇴는 이 기록에 없다. 정책에 영향을 미치는 것은 매우 긴 과정을 거치는 것으로, 이해관계자의 이익과 손해는 시기마다 엇갈린다.

결론

정책과정의 다양한 단계마다 정부 외부에는 자신의 이해가 달린 사안에 영향을 미치려는 여러 집단이 존재한다. 많은 집단은 정책을 제안하거나 반대하기 위해 연합을 만들고 사회운동을 조직할 수 있다. 정부는 이들 집단을 서로 다르게 인식하는데, 어떤 집단에 대해서는 높은 정당성을 가진 '내부자' 지위를 부여하고 긴밀하게 협의한다. 직능집단이 흔히 이 범주에 포함되며, 이들은 힘이 강해서 이들이 동의하지 않으면 정부 정책이 타격을 입을 수 있다. 이에 비해 명분집단은 사회적으로 존중받고 때로 협의 대상이 되지만, 정부에 타격을 줄 수 있는 자원이 부족하다. 이들이 명분을 주장하기 위해서는 정부를 설득하거나 곤란하게 만들어야 한다. 이들은 일반적으로 '외부자' 집단으로 인식되며, 언론을 통해 자신의 활동을 최대한 널리 알리기 위해 (시위와 같은) 전술을 활용한다.

여러 개발도상국의 정책환경에서는 정부와 외부자 집단의 교류가 쉽게 일어나지 않지만, 많은 사람이 비정부기구가 정부 정책에 큰 영향을 미칠 수 있고 실제 영향을 미친다는 점을 간과하는 경향이 있다. 앞으로도 계속 시민사회의 기회가 늘어나고, 교류의 기회도 같이 커질 것이다.

제**7**장

국제 수준에서의 건강정책

　지금까지는 각 나라 정부가 정책의 핵심 주체라고 가정했다. 이것은 얼마나 타당한가? 지난 50여 년 동안 세계는 점점 더 상호 의존적이 되었다. 이런 상황 변화 때문에 건강정책은 어떻게 변화했는가? 국제 또는 세계 수준에서 진행되는 정책과정은 국내 정책에 얼마나 큰 영향을 주는가?

　각국 정부가 세계 수준에서 진행되는 정책과정의 영향을 점점 더 많이 받는 것은 명백하다. 1990년대 초반 영국에서는 유럽통합 계획이 국가주권을 얼마나 위협할 것인지에 대해 논쟁이 벌어졌다. 국내 정책은 원칙적으로 각 나라가 스스로 결정해야 하지만, 〔새로운 상황이 발생하면서〕 국민국가가 국내 정책을 지배하는 힘을 차츰 잃어간다는 일부의 우려가 드러났던 것이다. 실제로, 세계은행과 같은 나라 밖의 금융기관이 개발도상국의 정책을 결정한다고 주장하는 사람이 많다. 무역에 대한 국가정책은 유럽연합이나 세계무역기구 체제, 그 밖의 세계적·지역적 협정의 영향을 받은 지 오래다. 거대한 유엔제국을 통해 또는 정부 사이의 관계에 기초해, 일부 국가가 다른 국가에 압력을 행사한다(기근 때의 식량 지원, 침략군에 대한 공격, 경제체제 개혁, 이민자에 대한 에이즈 바이러스 검사 중단 등). 초국적기업, 비정부기구, 압력집단(예를 들어 국제사면위원회 Amnesty International)도 여러 나라에서 활동할 뿐 아니라 국제 수준의 정책과정에 적극 개입한다.[92]

따라서 정책분석을 한 국가의 테두리 안으로 제한하면 현실세계를 왜곡할 가능성이 커진다. 이 장에서는 유엔체제에서 시작해, 특히 세계보건기구의 정책결정에 초점을 맞추어 국제 수준의 정책과정을 살펴보려고 한다. 이어서 국제정책 무대에서 다른 행위자의 역할을 분석하고, 국제기구가 국내 정책에 어느 정도나 영향을 미칠 수 있는지를 다룬다. 뒤의 질문은 정책집행을 설명하는 다음 장으로 이어진다.

---

92   국제 수준의 건강정책은 더는 유엔과 일부 국제기구를 중심으로 다룰 수 없게 되었다. 전통적인 국제기구는 물론 1990년대 이후 새로운 형태의 혼합형(정부와 비정부, 공공과 민간이 혼합된) 국제기구인 가비GAVI, 글로벌펀드Global Fund, 국제의약품구매기구 UNITAID 등의 역할이 크게 확대되었다. 그뿐만 아니라 게이츠재단을 비롯한 민간조직이 기여하는 재정이 국제기구를 위협할 정도로 커졌다(세계보건기구에 기여금을 내는 조직 가운데 게이츠재단이 미국 정부에 이어 2위를 차지할 정도다). 2010년대 현재 국제적으로 사업, 기금, 기구, 공여자가 175개 이상이라고 한다. 결국, 국제 수준의 건강정책 거버넌스는 크게 변화했고, 새로운 거버넌스의 특징은 '다원주의'로 요약할 수 있다. 이에 대해서는 다음 글을 참고할 것. Frenk, Julio and Suerie Moon. 2013. "Governance challenge in global health." *New England Journal of Medicine*, 368, pp.936~942. 따라서 이 장의 전체 내용은 1990년대 후반 이후의 새로운 환경, 즉 다원화한 건강정책 거버넌스를 고려하면서 이해해야 한다. 물론, 이 책의 주된 관심은 '국내' 정책이므로 국제 수준의 거버넌스 변화는 각각의 세부 내용보다는 전반적인 흐름을 파악하는 것이 더 중요하다.

국제기구란 무엇인가

국제기구international organization는 다양한 방법으로 정의할 수 있는데, 때로 정부 간 조직intergovernmental organization이나 국제기관international institution이라고도 부른다(Archer, 1983). 최소한의 범위에서 일반적으로 받아들이는 방식으로 정의하면, 국제기구는 회원, 재정, 그리고 활동 지역이 셋 이상의 회원국에 걸친 조직이라 할 수 있다. 회원자격이 국가 또는 영토에 기반을 두지 않은 조직(예를 들어 영연방대학연합Association of Commonwealth Universities)은 초국적transnational 기구로 부를 수 있을 것이다. 다국적기업은 여러 국가 사이의 협정을 통해 설립한 사업체로 사전에 규정한 협약에 따라 운영하는 데 비해, 초국적기업은 한 국가에 본거지를 두고 국경을 넘어 운영하는 기업이다(Judge, 1978). 국제기구는 유엔 체제에 속한 기구처럼 세계적인 것이 있는가 하면, 유럽연합, 아프리카연합, 아랍연맹과 같이 지역적인 것도 있다.

유엔체제

유엔UN은 국가 사이를 조정하고 협력을 증진하기 위해 1945년 10월 헌장을 채택하고 희망을 가득 안은 채 공식 출범했다. 창립 회원국은 51개국으로, 미국이 핵심적인 역할을 담당했다.

재정, 열정, 선의 대부분을 내놓았던 미국은 초창기 유엔을 주도했고, 세례식에서 착한 요정과 나쁜 요정 두 쪽 모두의 역할을 담당했다. 아기방이 준비되고, 장난감이 제공되었으며, 특정 부문(보건, 문화, 농업 등)을 담당하는 형제(전문기구)가 태어났다. 시간이 지나자 이들은 부모를 닮은 것으로 드러났다(Hazzard, 1973: 6).

그러나 열강이 선의를 가지고 공조해 세계를 평화롭고 안전하게 감시한다는 유엔의 비전은 금방 사라졌다. 동서 간의 상호 적대를 피할 방안을 마련해야 했고, 그때까지 유엔을 끌고 오던 동력인 만장일치의 대안을 찾아야 한다는 정치적 과제를 안게 되었다(Urquhart, 1990: 11).

1950년대는 동서냉전이 한창이었지만, 미국이 도전받지 않는 헤게모니를 장악한 시기였다. 미국은 정치·군사·경제·재정에서 패권을 쥐었고, 심지어 문화도 마찬가지였다. 영화를 비롯한 성장하는 매체를 통해 미국적 삶의 양식이 세계로 퍼졌고, 많은 이들이 열심히 이를 따랐다. 돌이켜 보면 이 시기는 경제발전 이론이 놀랄 만큼 수렴하는 시기였는데, 다들 개발도상국을 선진국의 '영아' 단계로 이해했다. 이들 국가에 제대로 된 대규모 투자를 하면 전통국가에서 근대국가로 이행할 수 있다고 가정했다. 서구 산업국가가 지배하던 정책환경은 갈등이 적고 비교적 높은 수준의 '합의'가 있었다.

1960년대 중반이 되면 이런 관점은 상당한 변화를 겪게 된다. 탈식민주의화 이후 많은 신생독립국이 유엔기구에 가입했으며 회원국이 폭발적으로 늘어났다. 발전에 대한 경제이론도 변화해, 개발도상국이 저개발 상태에 머무르는 것은 무역 불균형과 세계시장의 지배 때문이라는 주장이 널리 퍼졌다.[93] 이런 정책환경에서는 여러 가지 격렬한 논쟁이 일어날 수 있었고, 개발도상국이 고소득국가에 도전하는 일이 흔히 벌어졌다. 유엔기구의 '정치화'가 문제가 되었으며, 때로 재정 대부분을 부담하는 소수 국가와 나머지 대다수 국가가 맞서는

---

93 새로 규정한 저개발underdevelopment은 단계적 발전론이 말하는 '딜' 발전한 상태를 의미하지 않는다. 저개발은 근대화가 더디거나 세계경제체제에 불완전하게 편입해 발생한 것이 아니라, 세계경제체제와 그 속에서의 불평등한 권력관계가 작동해 만들어지는 것이다. 이런 관점을 따르면, 개발도상국(주변부)은 고소득국가(중심부)의 발전을 보장하는 상품 시장과 자원 공급기지 역할을 할 뿐, 내재적 발전의 기회를 확보하지 못하고 빈곤은 영속화한다. 저개발을 이런 시각에서 이해하는 대표적 이론이 1960~1970년대에 크게 유행했던 종속이론dependency theory이다.

일도 일어났다. 많은 신생독립국이 사회주의적 경향을 보이는 국가체제를 채택했고, 다수의 개발도상국과 소련, 동유럽 국가가 연합해 서구의 발전한 자본주의 국가와 대결하게 되었다.

유엔기구

유엔의 여섯 개 핵심 조직은 유엔헌장에 정해져 있는데, 총회, 안전보장이사회, 사무국, 국제사법재판소, 신탁통치이사회,[94] 경제사회이사회이다. 경제사회이사회는 경제·사회 분야를 다루는 여러 위원회와 전문가 기구를 감독하며, 유엔의 전문기구specialized agency를 조정하는 역할을 한다. 전문기구는 처음에는 주로 기능적 목적, 즉 전문영역에서 국제적 정보교환소 역할을 하고 국제적으로 공통된 문제의 표준화를 촉진하기 위해 설립했다. 기구마다 조금씩 차이는 있지만, 1950년 이후에는 모든 기구가 주로 개발도상국에 대한 기술지원 기능을 수행하게 된다(Williams, 1987: 14).

전문기구는 독립적이고, 별도 예산과 헌장을 가지며, 유엔은 물론 다른 유엔기관과도 협력하게 되어 있다.[95] 전문기구들은 유엔총회가 만들었거나 기존 기구를 유엔으로 편입한 것이다. 예를 들어, 세계보건기구는 1909년 설립한 국제공중보건사무소Parisian Office Internationale d'Hygiene Publique와 1923년 제네바에서 설립한 국제연맹League of Nations의 보건기구Health Organization에서 발전한 조직이다(Brockington, 1975: 146).

---

94 신탁통치문제를 다루는 역할을 했고, 1994년 팔라우 독립 이후 실질적인 기능이 사라졌다.

95 원문에서는 바로 앞 문단의 "처음에 … 설립했다. 기구마다 … 되었다"의 두 문장이 여기부터 똑같이 반복된다. 원저자나 편집상의 실수인 것으로 판단하고 번역에서는 삭제했다.

인력과 재정 측면에서 가장 큰 전문기구 네 개는 식량농업기구, 국제노동기구, 유엔교육과학문화기구(유네스코), 그리고 세계보건기구이다. 세계보건기구가 건강을 다루는 핵심 기관이지만, 다른 많은 전문기구도 건강 수준에 관심을 두고 건강에 영향을 미칠 수도 있다. 식량농업기구가 집중하는 식량과 농업은 명백하게 건강에 영향을 미치고, 국제노동기구는 노동자 건강과 안전에 관여하며, 유네스코는 보건교육에 관심을 둔다. 다른 작은 기구 또한 각자의 영역에 따라 건강문제를 다룬다. 재정, 헌장, 권한을 기준으로 볼 때 엄격한 의미에서는 전문기구가 아니지만 건강에 관심이 있는 유엔 조직도 있다. 유엔난민고등사무소United Nations High Commission for Refugees: UNHCR의 초점은 난민이며, 유엔무역개발회의United Nations Conference on Trade and Development: UNCTAD와 유엔산업개발기구United Nations Industrial Development Organization: UNIDO는 필수의약품 생산과 관련된 기술이전에 관여한다. 〔세계무역기구는 무역에 관계된 건강문제에 무관심하기 어렵다.〕 1969년 설립한 유엔인구활동기금United Nations Fund for Population Activities: UNFPA은 가족계획 홍보를 주요 활동으로 삼았다. 세계지적재산권기구World Intellectual Property Organization: WIPO 회의에서는 일부 다국적 제약사가 지식재산권을 주장하면서 복제약과의 경쟁으로부터 브랜드 의약품을 보호해야 한다고 주장했다. 유니세프UNICEF(유엔아동기금)는 모성과 아동을 중심으로 건강부문에서 중요한 역할을 해왔으며, 흔히 세계보건기구와 협력해서 활동한다. 유니세프는 다른 유엔기구와 달리 회원국의 기여가 아니라 대중(크리스마스카드 판매 등)과 다른 조직(다른 유엔 전문기구나 정부, 재단 등)의 자발적 기부를 통해 재정을 충당한다.

세계은행과 국제통화기금

　　세계은행과 국제통화기금은 유엔체제의 일부이지만, 다른 기구와는 매우 다른 권한과 지위를 차지한다. 재정적으로 매우 큰 권한을 가지므로 따로 분류해야 한다고 주장하는 사람도 있다.

세계은행은 1946년 브레턴우즈Bretton Woods 체제의 중요한 한 축으로 탄생했으며(국제통화기금과 관세 및 무역에 관한 일반협정GATT과 같이 출범했다),[96] 세계경제가 1920년대와 1930년대 '이웃 나라 거지 만들기begger-thy-neighbour'라는 불안정한 경제정책으로 되돌아가는 것을 예방하는 것이 목적이었다.[97] 세계은행은 장기 개발 차관을 제공하는 것이 역할이었고, 1980년대 이후에는 개발도상국에 집중했다. 함께 만들어진 국제통화기금은 단기적인 국제수지 적자를 해결하는 재원을 제공하고, 관세 및 무역에 관한 일반협정은 무역과 투자의 자유로운 흐름을 보장하고 규제를 막으려는 것이었다.

'세계은행'은 서로 밀접하게 연결된 다섯 개 기구로 구성되어 있다. 보건 측면에서 가장 중요한 기구는 국제부흥개발은행International Bank of Reconstruction and Development: IBRD과 국제개발협회International Development Association: IDA이며, 이들은 인력, 정책, 사업, 관리감독 절차를 공유한다.

국제 금융기구의 기능은 설립 이후 크게 변화했고, 1980년대 경제 불황과 국가부채 위기가 심해진 이후에는 더욱 그렇다. 세계은행과 국제통화기금은 서로 협력하면서 차관이나 부채상환에 조건을 붙이는 방법으로 개발도상국의 경제정책에 깊이 개입했다. 이들이 행사할 수 있는 권한은 상당히 크다. 많은

---

96 브레턴우즈 체제는 1944년 서방 40여 개국 지도자가 미국 뉴햄프셔 주의 브레턴우즈에 모여 합의한 국제통화체제를 가리킨다. 세계은행 등의 국제금융기구 설립도 결정했지만, 핵심은 국제거래를 위한 통화체제를 확립하는 것이었다. 미국의 달러는 금金과 고정 비율로 태환兌換할 수 있지만, 다른 통화는 금 태환 대신 달러와 고정 환율로 교환할 수 있게 했다. 1971년 미국이 국제수지 적자 등을 이유로 금 태환 정지를 선언하면서 사실상 해체되었다.

97 '이웃 나라 거지 만들기' 정책이란 한 나라가 자신의 경제를 위해 다른 나라를 희생하는 것을 말한다.

국제보건의 의제? 건강정책에서 세계은행의 역할

세계은행은 개발도상국의 보건을 지원하는 주요 외부 재정지원기구다. 전체 재정의 약 5%만 건강에 투자하는데도,[1] 세계은행은 실무와 지식 모두에서 국제 보건개발의 받침대로 자리를 잡았다.[2] 세계은행은 어떻게 국제보건 무대의 중심에 서게 되었는가?

세계은행이 보건 분야로 진입한 것은 1960년대 후반 인구증가에 대한 관심이 커질 때인데, 이때는 마침 대표를 교체했고(맥나마라Robert McNamara가 신임 총재로 부임) 개발 커뮤니티와 학계를 중심으로 개발도상국이 가난한 핵심 이유 중 하나가 인구증가라는 데 의견이 일치한 때였다(글상자 4.1 참고). 1969년 인구사업 부서를 신설하고, 이듬해 자메이카가 첫 번째 인구사업 차관을 받았다.

하지만 세계은행이 보건에 직접 차관을 제공한 것은 그로부터 10년이나 지난 1980년대부터였다. 세계은행은 국가정책 개발에 필요한 분석기술과 사업기획 경험을 제공한다는 명분을 내세웠고, 보건에 직접 개입함으로써 빈곤을 줄이고 빈곤층의 생산성을 올릴 수 있을 것으로 판단했다. 나아가 이와 같은 사업을 통해 "인구문제에 대한 대화의 기회를 … 확대할 것"이라고 인식했다. 다른 다자기구의 활동을 고려하면, 세계은행은 자신의 역할을 "기본적으로 세계보건기구의 활동을 보완하는 것"이라고 예상했다(World Bank, 1980: 61).

세계은행이 내놓은 1980년 보건부문 정책지침 Health Sector Policy Paper은 보건사업 지원을 통해 수원국의 보건부문 역량과 예산편성 역량을 강화할 수 있으리라고 기대했다. 프로젝트의 요소로는 알마아타Alma Ata 선언이 제시했던 표준적인 일차보건의료 사업을 고려해야 하겠지만, 건강과 인구의 상호 관계를 생각할 때 가족계획에 높은 우선순위를 두어야 한다고 강조했다.

현실에서는 세계은행이 보건사업에 차관을 제공함으로써 보건부문에서 차지하는 위상이 높아졌다. 이와 같은 〔위상〕 변화로 세계은행은 운영 측면에서 협상력과 정당성을 확보할 수 있었고, 각 나라의 맥락에 맞는 인구사업을 추진할 수 있는 간접 수단을 얻게 되었다.[3] 나아가, 프로젝트 지원을 늘리고 정책분석을 시행하면서 영향력 있는 행위자로서의 신뢰가 커졌다.

1980년대 말이 되면서 세계은행은 보건부문의 핵심 원조기구가 되었으며, 1991

년에서 1993년 사이 연평균 약 15억 달러의 차관을 제공했다. 현재 세계은행의 기여 규모는 세계보건기구와 유니세프를 조금 앞서는 정도이지만,[4] 세계은행의 기금은 다른 다자기구에 비해 두 가지 요소 때문에 더 복잡하다. 첫째, 세계은행의 재정은 〔무상〕원조가 아니라 〔유상〕차관이며, 둘째, 세계보건기구나 유니세프의 사업 지출은 상당 부분 기술지원과 행정비용으로 쓰이는 데 비해, 세계은행의 기금은 공공사업에 직접 투입된다.

세계은행의 명성이 다른 공여국과 국제기구보다 더 높아졌고, 이들은 다양한 통로를 통해 원조의 영향력을 확대했다. 그중 하나는 원조의 방식이었는데, 국제기구나 양자기구와는 '협조 융자co-financing' 방식으로, 그리고 수원국과는 매칭펀드를 통해 자금을 모았다. 예를 들어, 세계은행은 1991년 총액 33억 달러에 달하는 29개 보건사업을 승인했는데, 이 중 세계은행 투자금은 절반이 되지 않는다 (World Bank, 1991: 152). 세계은행이 영향력을 확대하는 또 다른 방법은 국가별 보건부문 분석, 주요 이슈에 대한 연구, 정책토론 등을 통한 것이다.

세계은행의 국제보건에 대한 개입은 1987년에 전환점을 맞았다. 그즈음 세계은행은 광범위한 구조조정 프로그램 때문에 국제사회의 비판을 받았다. 이에 세계은행은 구조조정 프로그램의 사회적·경제적 부작용을 완화하는 소규모 기금을 조성하는 것으로 대응했다. 이와 동시에 세계은행은 보건부문의 변화를 주도하는 핵심 행위자가 되려는 의도를 내비쳤다. 1987년 출간한 보고서인 「보건의료 재정조달: 개혁을 위한 의제Financing health care: an agenda for reform」는 각국의 보건정책에 대해 새롭고 적극적인 관점을 제시했다. 핵심은 보건의료서비스의 제공과 재정조달에서 국가의 역할을 줄이고 시장 메커니즘을 강화하는 것이었다. 구조조정 프로그램에 대한 믿음이 최고조에 달했을 때 이 보고서가 출간되었고, 세계은행 내 보건의료 개혁론자들은 전체 구조조정 논의의 한 가지 조건으로 보건의료 재정정책을 끼워놓을 수 있었다. 연달아 나온 여러 정책보고서는 비용효과가 높은 특정 질환이나 프로그램에 우선순위를 두어야 한다고 권고했다. 1993년 나온 「세계개발보고서: 건강에 투자하기World Development Report: Investing in Health」는 보건부문의 재정과 서비스 전달을 중심으로 이들 정책을 종합한 포괄적 제안이다. 〔영국의 의학 학술지인〕 《랜싯 Lancet》은 사설을 통해 이 보고서가 국제보건의 주도권이 세계보건기구에서 세계은행으로 넘어가는 것을 나타낸다고 주장했으나(Lancet, 1993: 63), 이후 유니세프의 사무총장은 반대 의견을 냈다(Grant, 1993).

제삼자가 건강정책 개발을 누가 주도한다고 생각하든, 세계은행이 보건영역에서 중심 역할을 맡게 된 것은 분명하다. 세계은행이 이처럼 강력하고 빠르게 이 분야에 들어올 수 있게 된 데에는 몇 가지 국제 정치경제적 요소가 작용했다. 건강 분야의 여러 국제기구는 과거의 기술적인 문제에 비해 해결 방법이 명확하지 않거나 가시적이지 않은 문제에 직면해 있다. 예를 들어 천연두 박멸 프로그램에서 얻은 신뢰가 에이즈를 해결하는 데 도움이 될 수 없다. 일차보건의료를 통해 '2000년까지 모두에게 건강을 Health for All by the Year 2000' 성취한다는 목표는 세계보건기구와 유니세프 사이의 경쟁을 유발했고, 두 기구는 정치적 분쟁에 휘말렸다 (글상자 7.2 참고). 이에 비해 세계은행은 이런 문제로부터 거리를 둘 수 있었다. 주요 공여국에게 비정치적이고 중립적이며 성공적이라는 인상을 주었고, 이에 따라 보건부문에서 세계은행의 권한이 점차 커졌다.

지난 20년은 국제보건 정책의 여러 행위자가 근본적으로 재배치된 시기라 할 수 있다. 세계은행은 중요 자금원이자 정책 아이디어의 권위자로 중심 역할을 차지하게 되었다. 이런 변화는 몇 가지 근본적 질문을 제기한다. 현재 보건에 관여하는 유엔기구 간에 건강에 대한 임무를 어떻게 분담해야 하는가? 세계은행이 참여함으로써 다원주의적 의제설정은 어떤 영향을 받을 것인가? 세계은행이 건강정책 개발의 버팀목으로 작용하는 것은 어떤 긍정적·부정적 의미가 있는가? 이런 질문에 답하려면, 국제와 국가 수준의 건강정책 결정자가 서로 어떤 관계를 맺는지 추가로 분석해야 한다.

---

1 2006~2012 회계연도에 세계은행(국제부흥개발은행과 국제개발협회)이 보건과 영양부문에 투자한 재정은 3~10% 범위 안에 있다. http://bit.ly/1WKmT6g(2016년 3월 1일 접속).

2 다음은 보건의 시각에서 세계은행의 역사적 역할 변화를 비판적으로 기술한 글이다. Ruger, Jennifer Prah. 2005. "The Changing Role of the WORLD BANK in Global Health," *American Journal of Public Health,* 95(1), pp.60~70.

3 보건사업을 할 수 있게 됨으로써 각 나라 사정에 맞는 다양한 인구사업이 가능해졌다는 뜻이다.

4 보건부문 원조는 1990년 57억 달러에서 2001년 108억 달러, 2012년 281억 달러로 증가했다. 유엔기구를 통해 지원하는 비율은 1990년 35%, 2000년 26%, 2010년 17%로 감소했으며, 세계은행을 비롯한 지역은행을 통해 지원하는 비율은 2000년 23%에서 2010년 8%로 감소했다. Moon, Suerie and Oluwatosin Omole. 2013. *Development Assistance for Health: Critiques and Proposals for Change.* Centre on Global Health Security.

자료: Buse(1993, 1994).

개발도상국이 세계은행과 국제통화기금의 구조조정 프로그램을 강요받았으며 칠레, 인도네시아 등에서는 성공적이라는 평가를 받았지만 아프리카에서는 그렇지 못했다. 아프리카에서 구조조정 프로그램은 사회 전체를 위기로 몰아넣었는데, 보건과 교육예산을 삭감하고 공공부문을 위축시켜 대규모 실업 사태를 초래했다(Stewart, Lall and Wagwe, 1993). 잠시 동안 세계은행과 국제통화기금에 저항했던 탄자니아나 잠비아 같은 국가도 있지만, 결국에는 이들도 굴복했다. 간접적으로 저항했던 드문 사례도 있다. 1983년 케냐 정부는 세계은행의 압력(영국 원조 당국이 세계은행과 협조했는데, 이들은 이미 체결한 원조를 취소하겠다고 위협했다)에 마지못해 옥수수 시장 민영화에 합의했다. 그러나 정부는 1990년까지도 옥수수 이동과 거래를 자유화하는 본격적인 조치를 취하지 않았다(Mosley, 1991).

세계은행 내부에서 미국과 영국이 정책결정을 지배하는 것은 틀림없다. 지분에 따라 투표권을 결정하지만 투표로 결정하는 일은 거의 없고,[98] 대부분 (관료에 해당하는) 관리자가 정책을 결정한다. 직원의 국적 분포는 국가별 지분을 반영하고, 최근 들어 서구 고소득국가가 아닌 나라 출신이 늘었지만 출신 국가의 불균형은 크게 달라지지 않았다(Mosley, 1991).

건강 분야에서 세계은행은 1990년대까지 영양개선사업과 가족계획을 통한 빈곤퇴치에 중점을 두었다. 1970년대 후반부터 건강 분야 지출을 크게 늘렸고, 1990년대에 이르면 지출이 매년 50억 달러 수준으로 늘어나 건강을 다루는 다른 유엔기관을 압도했다. 이 때문에 그동안 건강 분야에서는 크게 주목을 받지 못했던 세계은행이 점차 국제보건의 주역으로 등장했다. 1993년 출간된

---

98 2016년 초 현재, 주요국의 지분율 순위는 미국(15.75%), 일본(7.3%), 중국(4.71%), 독일(4.27%), 프랑스(4.0%), 영국(4.0%) 등의 순서다. http://www.worldbank.org/en/about/leadership/VotingPowers(검색일: 2016.3.20).

세계은행의 「세계개발보고서World Development Report」는 건강정책이 비용효과성이라는 경제원칙을 중시하는 방향으로 이동하는 데 중요한 역할을 했다.[99] 대부분의 국가가 경기침체의 영향을 받는 제약 속에서, 세계은행은 비용 대비 효과적으로 건강 성과를 달성할 수 있는 사업만 하라고 각국 정부에 권고했다.[100]

세계은행은 전 세계 학자로부터 전례 없는 검토와 비판 대상이 되었지만, 대부분 국제관계자는 이를 다자기구의 '모델'로 생각한다. 세계은행에서 일하는 보건의료 전문가는 그리 많지 않지만, 세계은행이 국제보건에서 점점 더 중요한 역할을 하게 된 것은 사실이다. 여러 나라가 1993년에 나온 「세계개발보고서」를 정책원칙으로 받아들이는 것만 보더라도 이런 변화를 부인하기 어렵다. 개별 국가에서 세계은행은 여러 기구의 조정자 역할을 담당한다. 예를 들어 방글라데시에서는 건강정책에 대한 외부 투입을 조정하는 공여국(기구) 컨소시엄의 의장을 맡았다. 다자기구 가운데서도 높은 위상을 누리는 세계은행이 세계보건기구의 지도력을 대체했다고 주장하는 사람도 있다.

---

99 1993년 보고서의 제목이 「건강에 투자하기Investing in Health」다. 보고서의 요지는 제목이 의미하는 대로 건강이 개인의 생산성을 높이고 경제성장을 촉진한다는 것이다. 따라서 건강에 투자하는 것이 개발을 증진하는 가장 좋은 방법이다. 이 보고서를 계기로 건강을 도구적instrumental 관점으로 이해하는 경향이 강해지고, 자원배분과 우선순위 설정, 비용효과, 결과 중심의 접근result-based approach 등이 주목을 받게 되었다.

100 건강 성과는 수명 연장, 사망률 감소, 질병 예방 등을 가리킨다. '비용효과성' 또는 '비용효과적cost-effective'이라는 기준을 적용하면 효과를 어떻게 정의하는가에 따라 결과가 달라진다. 보건사업에서 비용효과성은 매우 중요한 판단 기준이 될 수 있으나, 건강 성과를 기준으로 삼을 때의 단점도 있다. 건강 성과를 명확하게 정의하기 어렵고, 오랜 기간을 거친 후 나타나는 성과(예를 들어 수명연장)가 많은 것이 대표적인 단점이다. 건강결과에 영향을 미치는 요인이 여러 가지인 경우 사업과 결과의 인과관계가 명확하지 않은 것도 흔히 지적하는 문제점이다.

국제회의

국제정책을 다루는 또 하나의 장은 정책방향에 영향을 미치는 여러 가지 임시회의 또는 전문 분야 국제회의다. 1992년 리우데자네이루에서 열린 유엔지구정상회담World Earth Summit이나 10년에 한 번 열리는 세계인구총회(1974년에는 루마니아의 부쿠레슈티, 1984년에는 멕시코, 그리고 1994년에는 카이로에서 개최)가 그 예이다.[101] 이와 같은 회의는 개방적이고 규모가 크며, 저소득국가와 고소득국가, 국제기구, 그리고 매우 다양한 비정부기구 대표자가 참석한다. 어떤 평론가는 리우회의가 아무것도 달라질 것 없는 9일간의 언론용 오락물에 지나지 않는다고 혹평했다. 그는 북반구와 남반구의 기대와 요구 사이에는 엄청난 간격이 있었다고 지적한다.

북반구 입장에서 이 여행은 환경을 다루는 국제적 경기장을 확보하는 것이 목적이었다. 경기를 깨자고 하면, 세계가 동시에 같은 속도로 [환경문제를 해결]하자고 주장할 수 있었다. 그들에게 이 회의의 목적은 자유무역에 대한 방해와 시장에 대한 규제를 최소화하는 것, 환경보호 단체가 만족할 수 있게 기후와 생물다양성에 대해 임시처방이라도 내놓는 것, 그리고 비용을 들이지 않고 모든 사람이 만족하는 것이었다.

하지만 남반구는 복잡한 상품 목록(또는 그렇다고 생각하는 것)을 들고 협상하기

---

101 최근에도 이런 추세는 계속된다. 2011년에는 브라질의 리우데자네이루에서 '건강의 사회적 결정요인에 대한 세계회의World Conference on Social Determinants of Health'가 열렸고, 여기서 '건강의 사회적 결정요인에 대한 리우 정치선언Rio Political Declaration on Social Determinants of Health'을 채택했다. 2012년 서울에서 열린 담배규제기본협약 제5차 당사국총회도 이런 회의에 속한다.

위해 나타났다. 행사 조직책임자인 스트롱-Maurice Strong은 가난한 나라는 리우를 북-남 관계의 경계로 생각하라고 격려했다. 만약 북반구가 지구를 보호하고 싶다면(그들이 지구를 위험에 빠뜨렸다는 주장이 많지만), 자신들이 비용을 물어야 남반구가 숲을 보호하고 저가의 오염유발 기술을 포기하며 빈곤과 인구문제를 해결할 수 있을 것이다(Sandbrook, 1993: 29).

국제회의나 컨퍼런스가 언론으로부터 높은 주목을 받고 다양한 이해관계가 있는 다수가 참석하는 행사라면, 대중의 관심도가 낮고 배타적이며 폐쇄적인 국제회의도 있다. 주요 강대국 8개국 회의인 G8이 그런 경우인데,[102] 세계경제의 거버넌스를 가장 비슷하게 반영하는 회의로 볼 수 있다. G8은 미국, 영국, 일본, 캐나다, 프랑스, 이탈리아, 독일, 러시아를 포함하며, 이 나라의 인구를 합하면 지구 전체의 약 11%를 차지한다.[103] G8에서 논의한 결과는(명백하게 해당 국가의 경제적 이해를 보호하려는 것이지만) 회원국의 국경을 넘어 광범위한 경제·무역정책에 영향을 미친다. 1964년 유엔의 예산을 통제하려는 목적으로 결성한 제네바 그룹-Geneva Group도 같은 국가를 포함한다.[104]

그 시점은 의미심장하다. 때는 유엔무역개발회의-UNCTAD를 설립한 해였으며, 고소득국가가 보기에는 유엔체제 내의 다양한 기구에서 개발도상국이 자신들에 '함

---

102 1975년 G6(미국, 일본, 프랑스, 서독, 영국, 이탈리아)에서 출발해, 1976년 캐나다를 추가하면서 G7이 되었다. 이후 1998년 러시아가 정식 멤버가 된 이후에는 G8이 매년 정상회담을 개최한다. 자세한 것은 대한민국 외교부의 설명을 참조할 것. http://bit.ly/1Ucxtp0(검색일: 2016.3.20).

103 원문에는 1990년대 초 G7을 기준으로 전 세계 인구의 약 12%라고 되어 있으나, 2010년대 초 G8의 인구는 전체 인구의 약 11%를 차지한다.

104 유엔에 대한 재정분담률이 1% 이상인 주요 기여국의 비공식 모임이다. 가장 최근에 터키가 가입해 17개국의 회원국으로 구성되어 있다.

께 맞서려고' 하는 것에 우려를 나타내기 시작했던 해였다(Williams, 1987: 87).

제네바 그룹은 정기적으로 만나 예산이라는 〔설립 목적〕 범위를 넘는 정책을 논의한다. 예를 들어, 1993년 회의에서는 매우 경쟁이 심했던 세계보건기구의 사무총장 선거문제를 다루었고, 권위 있는 전문기구인 세계보건기구에 나타난 알력이 어떤 정책적 의미가 있는지 논의했다.

G8이나 제네바 그룹의 상위 정치(세계적 범위에서의 경제적·정치적 지배)가 개발도상국의 영향력을 무력화하고, 북반구 나라가 지구정상회담과 같은 국제회의를 지배한다는 소리가 나올 만하다. 그렇다면, 다른 국제기구 내에서는 일상으로서의 정치, 보통의 정책에 영향을 미칠 어떤 기회가 있는가? 이제 세계보건기구를 살펴보자.

세계보건기구의 정책결정

각 전문기구는 자신의 헌장을 가지지만, 이들은 대체로 비슷한 구조로 되어 있다. 전 세계 국가를 회원으로 하고 중립성을 표방한다. 인구와 국민총생산에 따라 유엔이 정한 분담금을 내기만 하면 어떤 나라든 회원국으로 가입할 수 있다. 각 기구의 핵심 정책결정은 총회와 이사회, 그리고 사무국에서 이루어진다. 세계보건기구에 초점을 맞추어, 회원국, 이사회, 사무국의 관계를 살펴보자. 어느 쪽이 정책을 주도하는가?

회원국 대표(대체로 보건부의 대표단)는 매년 5월에 2주가량 세계보건총회 World Health Assembly 에 참석한다. 이 회의에서는 사무국 또는 회원국이 실행할 여러 정책을 권고와 의무의 형태로 결정한다. 개별 국가에 비유하자면 총회는 입법부와 비슷하다. 총회는 1년에 한 번 2주 동안만 열리기 때문에 회원국이 세계보건총회에서 행사할 수 있는 실제 영향력은 약한 편이다.

총회와 사무국의 중간에 위치하는 집행이사회는 3년 임기로 선출하는 약 30여 명의 대표로 구성된다. 이들은 총회 전후로 열리는 두 번의 회의를 통해 기존 정책의 경과를 고려해 향후 총회에 어떤 의제를 포함할지 결정한다. 집행이사회는 개별 국가로 치면 내각과 흡사하지만 행사할 수 있는 권력은 훨씬 작다. 이사회 의장을 맡아도 총리나 대통령이 각 나라의 주권을 행사하는 것과 같은 지위나 영향력은 갖지 못한다.

사무국은 사무총장과 세계보건기구의 행정·기술 업무를 담당하는 직원으로 구성되어 있다. 주목할 것은 유엔기구의 성별 균형이 극단적으로 치우쳐 있다는 점이다. 2016년 현재 세계보건기구 사무총장은 여성이지만, 일반적으로 전문직위에 있는 여성 비율이 매우 낮다.[105] 사무국은 세계보건기구 안에서 상시로 일상 업무를 처리하는 유일한 조직이다. 국가로 보면 공무원, 관료체계에 해당한다. 본부는 제네바에 있으며, 전체 직원은 국가 사무소 직원을 포함해 7000여 명에 이른다(2015년 현재, 세계보건기구 홈페이지). 여섯 개의 지역 사무처와 150여 개의 국가 사무소가 있다.

이상과 같은 세계보건기구의 각 조직은 정책과 어떤 관련이 있는가? 사실 세계보건기구를 뒷받침하는 것은 회원국의 분담금이기 때문에 회원국이 곧 조직이다. 회원국은 정책의제가 된 사안에 대해 얼마나 발언할 수 있을까?

---

105 최근 상황에 맞추어 원문을 일부 수정했다. 최근의 한 언론보도에 따르면, 유엔 고위직에 임명된 인사의 약 92%가 남성이며, 유엔 사무총장은 전원이 남성이었다. http://www.womennews.co.kr/news/91805(검색일: 2016.3.20).

사무국과 중립성

어떤 국제기구에서도 사무국이 핵심이다. 개별 국가의 행정부와 마찬가지로 세계보건기구의 사무국은 집행이사회와 총회 등 의사결정기구governing body가 정한 정책을 수행한다. 국제기구 공무원은 행정가 또는 전문가로 구성되어 있는데, 여러 대안 중에서 최선 또는 가장 합리적인 정책을 선택하도록 지원할 뿐 특정한 개인 의견을 내세우지 않는다고 가정한다. 그러나 앞에서 살펴본 개별 국가와 마찬가지로, 이는 이상적 상황일 뿐 현실은 다르다. 국내 정책과 달리 정치적 '주인'과 멀리 떨어져 있는 국제공무원이 오히려 더 중립적일 수 있을까?

국제기구의 사무국에서 일하는 공무원은 어떤 의미로든 공정하고 중립적인 행위자라고 보기 어렵고, 이는 크게 놀랄 일도 아니다. 본래 유엔체제가 임명한 공무원은 각각의 국적과 무관하게 유엔에 대해 책임을 다하는 것이 원칙이었으나, 처음부터 출신 국가의 정부가 감시하고 압력을 가하는 데서 벗어날 수 없었다. 냉전과 매카시즘McCarthyism적 반공주의 시대의 영향은 중립적인 국제공무원 개념을 무력화했다.

> 소련은 … 누구를 위해 일하는지 가장하지도 않고 자신에게 할당된 직책에 마음대로 사람을 앉혔다. 미국은 … 사무국에 소속된 자국민을 대상으로 충성심을 검증했고, 이는 미국 직원에게 매우 곤란한 일이었을 뿐 아니라 그들의 동료에게도 고통스러운 일이었다(Urquhart, 1990).

미국은 유엔 직원에 대한 신원조회를 1983년 문제가 불거질 때까지 계속했고, 1986년이 되어서야 중단했다(Hazzard, 1989: 74). 1970년대 유네스코에서 여러 해 일했던 한 직원은 많은 정부가 국제기구에서 일하는 국민에게 '충성심과 정보유출'을 요구한다고 말하면서 다음과 같이 지적했다(Hoggart, 1978: 115).

> 사무국 직원에 대한 압박은 꾸준히 계속되어, 어떤 이는 더는 압박으로 느끼지 않고 업무의 한 부분으로 받아들인다. 많은 사무국 직원은 출신 국가로부터 언제나 국익을 우선하고 모든 정보를 공유하며 지시를 따르라는 요구를 받는다.

많은 국가는 여러 나라의 수도에 대사관과 대표부를 두고, 이들은 국제기구에서 일하는 자국민 직원과 밀접하게 접촉한다(직원이 요직에 있으면 더욱 그렇다). 또한 이들은 중요한 기업의 이해관계도 챙긴다. 접촉은 공식적일 수도, 비공식적일 수도 있다. 대표부는 자기 나라 공무원이나 정치인과 긴밀하게 접촉하면서 정보를 주고받을 가능성이 크다.

만약 국제공무원이 출신 국가의 정부가 가하는 압력에서 벗어나지 못한다면, 이들이 정책결정에서 하는 역할은 얼마나 큰 영향을 받을까? 이는 기구마다 다를 수 있다. 예를 들어, 다섯 개 국제기구(국제해사기구 Intergovernmental Maritime Consultative Organization: IMCO, 국제민간항공기구 International Civil Aviation Organization: ICAO, 국제전기통신연합 International Telecommunication Union: ITU, 만국우편연합 Universal Postal Union: UPU, 국제기상기구 World Meteorological Organization: WMO)를 분석한 한 연구에 따르면, 정책결정에서 사무국이 하는 역할은 미미하다(McLaren, 1980).

이 연구에 따르면, 공무원의 정치적 영향력은 여러 가지 조건에 따라 달라진다. 첫째, 조직 내 전문가 직원의 수가 중요하다. 연구 대상인 다섯 개 기구를 보면, 사무국에는 전문가가 흔하지 않고 오히려 회원국 대표가 기술전문가인 때가 많았다. 세계보건기구에는 전문가가 훨씬 많고, 이 때문에 사무국 내 전문가가 권위를 갖고 조직 내 정책결정에서 중요한 역할을 할 수 있다. 사무국 전문가와 회원국 대표(이들 또한 전문가이기 쉽다)는 동료관계에 가깝다.

둘째, 연구 대상 조직에서 사무국 직원은 정책집행에 대한 경험이 매우 적었고, 따라서 기존 정책이나 새로운 정책에 대해 조언할 수 있는 전문성이 부족했다. 세계보건기구의 상황은 여기서도 다르다. 사무국 직원이 기술과 전문 영역 경험이 풍부하므로, 회원국의 정책변화에 익숙하지 않은 때도 현지의 정책집행에 관여할 수 있다.

세계보건기구의 권위는 의사의 전문성에서 나오는 부분이 많다. 의사는 다른 전문가에 비해 높은 지위를 차지할 뿐 아니라, 국제적으로 결속력이 강한 집단을 형성한다. 공통의 전문가적 유대와 국제적 표준을 가지고 행동한다. 의학훈련의 특성 때문에 세계보건기구에서 일하는 상당수 의사는 직업 경로를 통해 비슷한(같지는 않더라도) 조직을 거친다. 세계보건총회나 지역회의를 조직하는 방식에서도 전문가적 분위기가 농후하다. 따라서 사무국 직원은 기술적 전문성을 바탕으로 정책결정에서 중요한 역할을 한다고 볼 수 있다(Cox and Jacobson, 1973). 다르게 설명하면, 세계보건기구의 정당성은 기술적이고 전문성이 강한 조직이라는 일반적 인식에 근거를 두고, 이는 과학적 합의를 바탕으로 한 정책결정이 권위를 갖기 때문이다(Sikkink, 1986; Mingst, 1990).

사무총장의 역할

세계보건기구에서는 사무국의 위상이 높지만, 대부분 권력이 사무총장의 수중에 있다고 주장하는 사람이 많다. 사무총장은 사무국 직원 중 유일한 선출직으로, 공식적으로 다른 모든 직원, 적어도 고위직을 임명하는 권한을 가진다. 총회와 집행이사회가 자주 열리지 않기 때문에 사무총장은 총회가 위임한 임무를 정책으로 바꾸고 실행해야 한다. 이 중에는 정치적으로 예민한 사안이 적지 않다. 사무총장은 정책집행을 서두를 수도 연기할 수도 있으며, 정책을 보수적으로도 급진적으로도 해석할 수 있다. 겉으로는 사무국 직원 다수가 사무총장을 지지하고 지휘를 잘 따르는 것처럼 보인다.

사무총장이 행사할 수 있는 권한은 분명히 일정 범위로 한정되고, 조직 내외의 다양한 압력을 조정하고 요구를 충족해야 한다. 사무총장은 회원국이 여러 번의 의견수렴을 거쳐 선출하기 때문에 조직이 어떤 일을 할 것인가 마음대로 정할 수 없다. 직원을 자의적으로 고용하고 해고할 수 없는데, 여러 국가의 상황을 고려해야 하고 조직 내 직원은 물론이고 각국 대표와 비정부기구도 압력을 가하기 때문이다. 물론, 사무총장은 조직 내에서 인사이동을 할 수 있고, 꼭 필요하다고 생각하면 장래를 기약하기 어려운 자리로 특정 직원을 보낼 수 있다. 이는 독단에 가까운 큰 권한이다. 1980년대 말에는 석 달마다 갱신하는 전화번호부를 보고야 인사발령이 났다는 것을 안 직원도 있었는데, 이들은 다시 같은 직위, 같은 부서로 복귀하지 못했다. 조직 내에는 많은 세부 시스템이 존재하고, 사무총장은 이를 모두 고려해 복잡한 균형을 맞춰야 한다.

현재(2016년)까지 일곱 명의 사무총장이 있었으며 이들은 모두 의사다. 치점Brock Chishom(캐나다, 1948~1953년), 칸다우Marcelino Gomes Candau(브라질, 1953~1973년), 말러Halfdan Mahler(덴마크, 1973~1988년), 나카지마中嶋宏(일본, 1988~1998년), 브룬틀란Gro Harlem Brundtland(노르웨이, 1998~2003년), 이종욱(대한민국, 2003~2006년), 챈Margaret Chan(중국, 2007~2017년) 등이 사무총장을 지냈다.[106] 임기가 상당히 길고 예산에 대한 통제권을 가지고 있으므로, 사무총장이 내부적으로 매우 강한 권력을 가진다고 생각하기 쉽다. 그러나 지난 10여 년간 이들의 영향력은 변해왔으며, 두 가지 추세가 두드러진다.

먼저, 조직의 재정이 변화하면서 사무총장의 권한이 축소되고 부유한 회원국의 권한이 커졌다. 둘째, 내부 환경이 더 정치적이 되고 다른 국제기구(예를 들어 세계은행이나〔게이츠재단〕)가 건강정책에 더 많은 역할을 하면서 세계보건

---

106 이종욱과 챈 사이(2006년 5월~2007년 1월)에 대행이 있었으나 여기서는 제외했다.

기구의 지도력이 줄어들었다.

세계보건기구의 재정 변화

지난 〔수십 년〕기간에 세계보건기구 재정은 일반예산 위주에서 변화해 예
산 외extra-budgetary 또는 자발적voluntary 재정에 대한 의존도가 높아졌다.[107] 회원
국의 분담금으로 충당되는 일반예산은 1950년 약 600만 달러에서 시작했고,
1960년대 이후에는 다자기구와 공여국의 자발적 기부가 늘어났다. 1990년대
초반 이후에는 자발적 기여금이 더 큰 비중을 차지하기 시작했으며, 2014년
현재 전체 수입(약 26억 3000만 달러) 중 자발적 기여(약 20억 5000만 달러, 현물
제외)가 압도적으로 더 많다.[108]

자발적 기여는 각 회원국, 유럽연합과 같은 지역기구, 다자기구(세계은행, 가
비GAVI, 글로벌펀드Global Fund 등), 게이츠재단과 같은 비정부기구, 기업 등이 기여
하는 재정이다.[109] 미리 지출 목적을 정한 기금이 많고, 이는 주로 에이즈 사업
이나 결핵사업, 말라리아, 열대성질환 연구, 생식보건, 백신과 같은 특정 프로
그램을 지원한다. 유엔의 다른 전문기구 역시 자발적 기여에 의존하는 정도가
크게 높아져, 비슷한 과제를 안게 되었다.[110]

---

107 2016년 현재 유엔기구의 재원은 크게 회원국의 의무 분담금assessed contribution과 자발적
    기여금voluntary contribution으로 나눈다. 따라서 이하 내용에서는 예산외 기금이라는 표현
    은 모두 자발적 기여(금)으로 표시한다.

108 원문 일부를 수정했다. WHO. 2015. *Financial Report and Adjusted Financial Statements*,
    p.22. http://www.who.int/about/resources_planning/A68_38-en.pdf (검색일: 2016.3.22).

109 원문 일부를 수정했다. 내용은 세계보건기구의 해당 홈페이지를 참고한 것이다.
    http://www.who.int/about/finances-accountability/funding/voluntary-contributions
    /en/ (검색일: 2016.3.22).

110 원문에는 주요 전문기구 네 개의 1990년대 초반 일반재정과 예산외 기금의 비중을 나타

자발적 기여가 차지하는 비중이 높아지면, 세계보건기구의 정책이 의사결정기구의 권한을 벗어나고 기부자가 더 큰 영향력을 행사하는 문제가 발생한다. 몇몇 국가와 기구가 세계보건기구의 사업과 재정을 〔사실상〕 결정하는 일도 생길 수 있다. 장기적인 개발전략보다는 그때그때 결정하는 것에 따라 일부 프로그램만 지원하거나, 수원국의 필요나 선호보다는 유행하는 (그리고 변화하는) 우선 분야에 원조를 집중하는 것을 피하기 어렵다.

일부 학자는 자발적 기여가 세계보건기구의 지역별regional 운영을 약화시킨다고 주장한다(Taylor, 1991; Walt, 1993a). 세계보건기구의 여섯 개 지역사무처는 유엔체제 내에서 매우 독특한 구조로, 이 때문에 세계보건기구는 유엔의 전문기구 중에서도 가장 분권적인 구조로 되어 있다. 지역사무처는 예산을 배정하는 데 상당한 권한을 가지며, 정기예산을 편성·집행하고 사업의 우선순위를 정하는 역할을 한다. 지역사무처의 역량과 성과는 지역별로 큰 차이가 있고, 본부 직원과 지역사무처 직원 사이에 긴장이 발생하는 때도 많다. 자발적 기여로 재정을 충당하는 사업인 경우, 본부는 원조자가 효과적인 사업관리와 성과를 바란다는 핑계로 지역사무처를 건너뛰어 사업에 개입하기도 한다. 이때 거론하는 이유는 지역사무처가 관료적이고 비효율적이라는 것이다. 이런 방식이 지역과 국가 수준에서 정책의 조율과 통합을 약하게 하는 것은 말할 것도 없다.

세계보건기구의 국가사무소에 배정하는 일반예산은 그리 크지 않은데, 많은 부분을 펠로우 프로그램, 견학과 시찰, 워크숍, 잡다한 장비나 기기 등의 명목으로 사용한다. 국가사무소와 보건부는 밀접한 관계를 맺지만(많은 국가사무소가 해당 국가의 보건부 건물에 들어가 있을 정도다), 이들이 〔정부의〕 보건부문 전

내는 표(7.1)가 있다. 그러나 현재는 상황이 바뀌었고 전반적인 경향을 이해하는 데는 큰 지장이 없다고 판단해 번역에 포함하지 않았다.

략기획이나 자원배분에 개입하는 경우는 많지 않다. 자발적 기여금으로 수행하는 사업(예를 들어 감염병, 에이즈, 필수의약품 사업 등)에서는 보건부에 많은 자원을 제공하고 정책과 실무를 지원하며 조언도 하지만, 보건부가 국가사무소나 지역사무처와 협의하는 일은 비교적 드물다.

세계보건기구 내의 정치환경 변화

초기의 세계보건기구는 비교적 안정되고 실무에 치중했으며, 대체로 질병을 중심으로 의료전문가가 주도하는 조직이었다. 그러나 1970년대 중반 이후 질병 중심으로 접근하는 건강정책이 문제가 있다는 것이 드러났고, 건강과 보건의료에 대한 새로운 접근 방법이 필요했다. 이 시기에 일부 개발도상국은 대안적이고 혁신적인 건강정책을 도입했고, 이는 다른 나라로 널리 퍼졌다. 예를 들어, 중국의 보건의료 실험은 새로운 건강 패러다임을 만드는 데 자극제 역할을 했다. 주혈흡충증과 같은 기생충질환을 해결하기 위해 주민을 얼마나 동원할 수 있는지, 또 기본적인 예방과 치료를 제공하기 위해 이른바 '맨발의 의사'를 훈련할 수 있는지, 여러 사람의 상상력을 자극하는 역할을 했다. 탄자니아, 쿠바, 베트남과 같은 나라의 사례 또한 일군의 의료전문가에게 깊은 인상을 남겼고, 1970년대 중반 즈음에는 이와 관계된 정부와 비정부기구의 활동이 널리 알려졌다. 세계보건기구는 기본적인 보건 필요를 충족할 대안을 모색하는 연구를 하면서 이들을 포함했다(Djukanovic and Mach, 1975).

1970년대는 다른 부문에서도 급진적인 아이디어가 나왔던 시기다. 일리치 Ivan Illich는 비인간적이고 기계화한 고소득 산업사회가 사회적 신화를 재생산한다고 지적하면서 기성 종교와 의무교육, 의료제도에 도전했다(Illich, 1971, 1973, 1975). 개발이론가인 시어스 Dudley Seers는 그때까지 사용하던 개발척도(예를 들어 일인당 국민총생산)를 비판하고, 보건의료의 접근성을 포함한 기본 필요

국제적 소비자 운동: 이익집단의 국제적 활동

오래전부터 비정부기구는 세계보건기구와 관계를 맺어 왔는데, 1970년대 후반이 되면서 이 관계는 협력을 늘리는 방향으로 발전했다. 1980년대 초반 비정부기구는 세계보건기구와 접촉을 늘리기 위해 공식적·비공식적 수단을 썼다.

1981년 세계보건기구는 몇몇 유력한 비정부기구, 일부 회원국, 최소한 하나 이상의 다자기구(유니세프 포함) 등으로부터 압력을 받았는데, 개발도상국에서 유아식과 브랜드 의약품의 홍보(특히 중요함)를 규제하는 국제규약을 만들라는 것이었다. 초국가기구가 아닌 세계보건기구는 개별 국가에 대한 사법권이 없고 제재를 할 만한 권한도 없었지만, 많은 사람이 보기에 세계보건기구는 국제적으로 도덕적·전문적 권위를 가진 조직이었다. 이 권위는 〔국제규약을 통해〕 개별 국가 보건부가 정책을 추진하는 데 도움이 될 수 있다. 영향력 있는 업계가 이해관계 때문에 저항하는 정책에서는 특히 더 그렇다(Sikkink, 1986).

어린이 식품은 1970년대 중반부터 문제가 되기 시작해(Chetley, 1986), 1970년대 후반이 되면 세계보건기구와 유니세프가 영유아 이유식에 대한 국제회의를 주최해야 할 정도로 대중의 압력과 관심이 커졌다. 이 회의에는 개발도상국의 어린이 식품이 건강에 어떤 효과를 미치는지 주목하는 활동가 네트워크와 국제이유식기업협회를 결성한 업계 대표가 참석했다. 회의 참석자들은 이유식의 홍보와 판촉을 규제하기 위해 국제규약을 제정해야 한다는 의견을 제시했다.

싸움이 진행되는 동안 필수의약품을 둘러싸고도 비슷한 갈등이 발생했다. 세계보건기구는 1987년 필수의약품 실행계획 Action Programme on Essential Drugs 을 수립하고, 여러 수단을 동원해 회원국이 좀 더 합리적인 의약품정책을 개발할 수 있도록 지원한다는 목표를 세웠다. 일부 약품을 정해 의약품 목록을 만드는 것이 그 수단 중 하나였다. 제약산업은 처음부터 필수의약품 개념에 매우 부정적이었고, 필수의약품의 의미를 축소하라고 압력을 가했다(Walt and Harnmeijer, 1992).

세계보건기구는 산업계의 맹렬한 반대에 부딪혔다. 영아 분유시장은 30여 개 기업이 주도했는데, 이 중 3분의 1이 제약회사이고, 나머지는 농업이나 식료품에 관계된 기업이었다. 12개 회사가 세계시장(1983년 기준 33억 달러)의 대부분을 지배했고, 네슬레가 전 세계 시장의 3분의 1을 점유했다(Chetley, 1986). 제약시장 역시 소수 거대 다국적기업이 주도했는데, 상위 18개 기업 중 11개가 미국 회사였다. 이들의 연간 매출은 엄청나서, 1980년대 중반 바이엘 한 회사의 연간 매출만 140억 달러에 달했다.[1]

1980년대부터 몇몇 소비자단체가 개발도상국에서 벌어지는 초국적 마케팅을 바꾸자는 캠페인을 시작했다. 적극적인 캠페인과 언론보도를 통해 (멀리 떨어져 있는) 초국적기업에 대한 문제를 제기했고, 이후 심한 갈등이 계속되었다. 세계보건기구를 비롯해 곳곳에서 대결이 벌어졌는데, 1981년 세계보건총회는 필수의약품 프로그램을 지지하는 영유아식품활동네트워크Baby Food Action Network 와 국제건강행동Health Action International 이 포위한 모양새였다. 이들은 자신의 메시지를 회원국 대표에게 전달하기 위해 혁신적 기술을 활용했다. 산업계 역시 대표자들에게 적극적인 로비활동을 펼쳤다. 결국 세계보건총회는 국제규약을 118 대 1로 통과시켰는데, 이 규약이 세계무역과 시장을 간섭한다고 주장했던 미국만 반대표를 던졌다.

이후 세계보건총회는 크게 변화했다. 과거의 모습이 정보를 교환하고 정책방향을 모색하던 비교적 차분한 토론장이었다면, 새롭게 나타난 양상은 특정 정책을 둘러싸고 적극적인 로비와 협상을 벌어지는 곳이다.[2] 이제 세계보건기구는 헌신적이고 급진적인 소비자단체와 세계시장에서 자유무역을 보호하려는 보수적 산업계 사이에서 이리저리 끌려 다니게 되었다.

---

1 한국보건산업진흥원의 '2014년 글로벌 제약시장 주요 동향'에 따르면, 매출액 기준 상위 20개 제약기업 중 미국 회사가 여덟 개이다. 노바티스가 전체 1위로, 2014년 매출액은 513억 달러에 이른다. 원문이 인용한 독일의 바이엘은 14위로 174억 달러의 매출을 기록했다. http://bit.ly/1T8Q7wF(2016년 3월 23일 접속).

2 최근에도 의약품과 알코올, 식품(설탕 포함), 교역 등을 둘러싸고 비슷한 모습이 나타나고 있다. 공통적으로 보건(특히 개발도상국)과 '자본'의 이해관계가 충돌하는 영역이다.

basic need를 충족하는지 여부를 측정해야 한다고 주장했다(Dudley Seers, 1977). 보건영역 안에서도 많은 새로운 도전이 나타났으며, 세계보건기구는 질병 중심 접근에서 불건강의 광범위한 사회경제적 원인을 강조하는 쪽으로 옮겨가게 되었다. 1970년대 중반 새로 취임한 사무총장 말러는 '2000년까지 모두에게 건강을Health for All by the Year 2000' 사업을 추진했고, 몇 년 후에는 이를 위한 핵심 방안으로 일차보건의료 전략을 제시했다(Walt, 1990).

넓은 범위의 개발에 초점을 두면서 새로운 위험이 나타났고, 세계보건기구는 더욱 '정치적' 조직이 되었다. 1974년부터 1986년까지 사무총장이었던 말러는 세계보건기구의 개혁을 주도하면서 회원국이 보건의료정책을 근본적으로 재검토하도록 촉구했다. 이는 일부 영역에서 세계보건기구가 다른 강력한 이익집단과 경쟁하면서 주도권을 잡아야 한다는 것을 뜻했다. 정책기조가 변화함에 따라 세계보건기구는 과거보다 더 심한 갈등 상황을 맞게 된다(Walt, 1993a). 이 사례는 글상자 7.2에서 볼 수 있다.

세계보건기구만 이런 정치적 환경을 맞은 것은 아니었다. 1950년대와 1960년대 유엔기구는 대체로 서구적 관점을 가지고 무엇이 적절한 기술적 역할과 활동인지 결정했다. 1970년대가 되자 개발도상국이 이런 추세에 도전했는데, 여러 가지 의제를 제시하면서 공공연하게 조직에 갈등을 일으켰다.

많은 다자기구는 세계보건기구보다 훨씬 더 적대적인 정치적 공격과 강력한 저항을 경험해야 했다. 국제노동기구 안에서 소련의 역할에 불만을 품은 미국은 1970년대 내내 이 기구에 대한 분담금을 내지 않았고, 팔레스타인 해방기구Palestine Liberation Organization에 참관국 자격을 주었다는 이유로 1978년에서 1980년까지는 기구에서 탈퇴했다. 미국의 탈퇴는 국제노동기구의 일상 활동에 상당한 영향을 미쳤으며, 실제로 지출을 크게 줄이지 않으면 안 되었다(Hushang, 1982). 1990년대 미국은 세계보건총회가 팔레스타인 해방기구에 회원국 자격을 주려 하자 세계보건기구를 탈퇴하겠다고 위협했다. 1980년대 후반 미국과 영국은 여러 가지 이유로 유네스코에서 탈퇴했는데, 중요한 이유 한 가지는 유네스코가 서구 이데올로기에 도전한다는 것이었다(Harrod, 1988).[111]

결론적으로 미국의 영향력은 세계보건총회의 결정을 뒤집는 데 실패했다.

모유대체식품에 대한 국제규약은 압도적 지지를 받고 여러 개발도상국에서 실행되었고, 필수의약품에 대한 정책개발 역시 회원국으로부터 계속 강력한 지지를 받았다. 세계보건기구의 도덕적 영향력이 승리한 것이다.

지금까지 국제보건의 정책 주도자 역할을 하는 세계보건기구에 초점을 맞췄다. 초기에 세계보건기구는 비교적 작은 정책무대에서 기술적 전문성을 무기로 권위 있는 주연의 임무를 수행할 수 있었다. 이제 많은 개발도상국이 회원국으로 가입하고, 재정 기반이 변화했으며, 건강정책에 다양한 이해관계 네트워크가 개입하는 등 환경이 변화했다.[112] 세계보건기구의 역할은 사방에서 비판을 받게 되었다. 이어서 다른 정책 커뮤니티의 역할을 살펴볼 차례다.

회원국의 영향력

G8이나 자발적 기여 프로그램을 통해 부유한 국가가 유엔기구 안팎에서 정책에 상당한 영향을 미칠 수 있다는 것은 앞에서 이미 설명했다. 세계보건기구에서도 사무총장과 사무국 직원은 막대한 자발적 기여에 어느 정도 종속될 수

---

111 비교적 최근인 2011년에도 비슷한 일이 벌어졌다. 유네스코가 팔레스타인 자치정부의 가입을 결정하자 미국이 의무 기여금을 내는 것을 거부한 것이다. 미국은 그동안 유네스코 연간 예산의 22%를 분담했다. 재원지원을 중단한 것은 미국 연방법이 팔레스타인의 국가 지위를 인정하는 국제기구에 대해 재정 기여를 금지했기 때문이다. ≪경향신문≫, 2011년 11월 2일 자, http://bit.ly/1Mp8bkB(검색일: 2016.3.22).

112 냉전체제가 끝나면서 체제 대결이나 정치이념을 둘러싼 정치적 환경은 크게 변화했다고 할 수 있다. 이후 세계보건기구를 둘러싼 환경은 거버넌스의 다원화와 공공조직의 운영원리 변화(예를 들어 신공공관리 원리의 강화)가 큰 영향을 미쳤다. 세계보건기구는 2000년 이후 새로운 기능 설정과 조직 운영 개선을 가장 큰 과제로 삼고 있다고 할 수 있다.

밖에 없다. 형편이 비슷한 다른 전문기구도 마찬가지일 것이다. 거기다가 지난 몇십 년 사이 고소득국가는 개발과 원조 이슈에 대해 세계은행의 정책 지침에 더 많이 의존하게 되었고 시장경제에 대한 세계은행의 제안을 수용하게 되었다. 어떤 의도와 목적에서든, 서구 고소득국가는 공통 관심사와 재정, 인력, 기술적 전문성을 바탕으로 연합해 국제기구의 정책 무대를 장악해왔다. 또한 이들은 양자 간(정부와 정부가 협상하여 결정하는) 원조의 공여자이기 때문에, 유엔기구에 나오는 개발도상국 대표는 이들을 공격하거나 이들에 도전하기 어렵다.

그렇다고 이들 국가가 항상 전략에 합의하고 불화가 드러나지 않는 것은 아니다. 1980년대 초반 세계보건기구와 유니세프 사이에는 일차보건의료를 어떻게 실천해야 하는지를 놓고 중대한 논쟁이 일어났고, 세계보건기구는 유니세프가 개발도상국이 택해야 할 정책을 독단적으로 판단한다고 비판했다 (Walt, 1993a). 미국은 강력한 지위를 차지했지만, 모유대체식품에 관한 국제규약이 통과되는 것을 뒤집을 수 없었다. 1993년 미국과 12개 유럽 국가는 전례 없는 행동으로 현직 세계보건기구 사무총장의 재선에 반대한다고 선언했지만, 실제 투표에서는 패했다.

재정적 권력이 없는 개발도상국으로서는 국제적 정책결정에서 할 수 있는 역할이 작을 수밖에 없다. 공식 방법은 투표를 통해 정책에 찬성하거나 반대하는 것이다. 1970년대에는 여러 국제기구에서 개발도상국이 투표를 통해 정책에 도전할 수 있었으며, 이는 '새로운 질서new orders'의 시대로 이어졌다. 유엔무역개발회의UNCTAD의 신국제경제질서New International Economic Order, 유네스코의 신세계정보통신질서New World Information & Communication Order, 세계보건기구의 모두에게 건강을Health for All 프로그램이 여기에 포함된다. 이런 프로그램은 강대국과 국제기구가 가진 기존 이념에 도전하는 것이었지만, 거의 변화를 일으키지 못했다. 개발도상국은 비공식적으로 정책의제를 제시할 수도 있다. 말러 사무총장 시절에 시작한 세계보건기구의 필수의약품 프로그램은 개발도상국이 제기한 의제에서 출발한 것으로, 이들은 의약품의 가격이 비싸고 계속 오른다는 것을 문제로 삼았다. 물론, 개발도상국이 정책주도권을 잡는 일은 흔하지 않다. 경제적으로 더 많은 힘을 가진 유엔 회원국은 1970년대 나타났던 개발도상국의 정책도전에 강하게 반발했다.

개발도상국은 정책과정에서 많은 장애를 만나게 된다. 먼저, 유엔과 전문기구가 개최하는 회의, 위원회, 세부위원회, 컨퍼런스만 하더라도 연간 수백 번이 넘는다. 행정, 기술 인력과 자원이 부족한 개발도상국은 정책 담당자를 국제회의와 워크숍에 보내는 것만도 모든 비용을 감당하기 어렵다. 이와 달리, 개인 차원에서는 이와 같은 회의에 참석하는 것이 큰 보상으로 작용한다. 외국의 정책결정자와 만날 수 있고, 일상의 문제에서 벗어나며, 외국여행과 수당이라는 추가 보상을 얻을 수 있다. 때로 국제회의에 따르는 화려함까지 누린다. 또한, 국제회의 참석은 고용과 채용의 기회를 제공하고 지위를 보장하는 역할도 한다.

> 카트만두의 관료는 고위직이 참여하는 컨퍼런스를 대단히 중요하게 여겼는데, 그
> 것이 사업에 정당성을 부여하는 가시적인 활동이었기 때문이다(Justice, 1986: 78).

정작 회의는 할 일이 별로 없고, 대표의 시선을 분산하는 행사에 불과한 때도 있다. 일 년에 한 번(어떤 기구는 더 적다) 열리는 세계보건총회 본회의에서 각국 대표가 과거 정책이나 미래의 계획을 문제로 삼기는 아주 어렵다. 국가의 내부 기반이 취약한 개발도상국 대표는 총회 이전에 충분한 정보를 받아보지 못할 가능성이 크다. 현지에 대표부가 있더라도, 이들은 세계보건기구, 국제노동기구, 무역개발회의, 유엔난민고등사무소 등 매우 이질적인 기구 모두에서 자국을 대변하기 어렵고,[113] 정책의제로 나와 있는 여러 문제를 골고루 잘 알

수 없다. 개발도상국 대표는 자국을 지원하는 원조자를 반대하기 어렵고 반대를 내켜하지도 않는다. 더욱이 이들은 자국으로 돌아간 다음에는 결의안을 무시해도 된다는 것을 알고 있다.

고소득국가는 개발도상국보다 회의를 훨씬 더 잘 준비할 수 있다. 오랜 기간 내부장치 또는 부처 간 협력을 통해 문제의 요약자료를 만들고, 분석의 일관성과 정책결과를 측정한다(Williams, 1987: 121). 일부 대표자는 특정 정책을 추진하기 위해 결속력이 강한 '정책 커뮤니티'를 만들기도 한다. 스칸디나비아 국가나 영연방에 소속한 53개 국가(2015년 현재)는 세계보건총회 이전에 함께 회의를 열어 특정 사안에 대한 통일된 입장을 결정한다.

개발도상국과 고소득국가 모두 정책에 개입하는 정도는 국제기구를 어떻게 평가하는지에 따라 달라지며, 어떤 국가는 다른 국가에 비해 더 활발하게 참여한다(Cox and Jacobson, 1973). 세계보건기구는 높은 수준의 전문직 직원으로 구성되어, 대단히 기술적이고 유능한 조직이라는 평을 듣는다. 세계은행 또한 경제적 전문성 때문에 권위를 인정받는다. 이에 비해 유네스코는 핵심 기구로 잘 인정받지 못하며, 미국과 영국은 한때 유네스코가 지나치게 '정치화'했다는 이유로 기구를 탈퇴했다.

미국과 영국은 국제기구와 이념적 일치성이 떨어지는 데다 얻을 수 있는 이익이 별로 없었으므로 최종적인 제재 방법인 탈퇴를 활용했다. 국제노동기구에서도 비슷한 전략이 등장했는데, 미국은 이 기구의 조직 기능이 훼손된 것으로 보고 항의 표시로 2년간(1978~1980년) 기구를 탈퇴했다. 국제기구에 대한 이차적 제재 방법은 의무기여금 납부를 중단하는 것이다. 세계보건기구가 미

---

113 예를 들어 스위스 제네바에는 세계보건기구를 비롯해 40개 이상의 유엔 관련 기구나 조직의 본부나 사무소가 있다. 유엔기구와 밀접한 많은 국제기구와 민간조직도 이곳에 사무소를 개설한다. 여러 국가가 상주 대표부를 두는 것은 이 때문이다.

국이 반대하는 정책(예를 들어 필수의약품 프로그램)을 추진하자 미국은 의도적으로 재정적 기여를 중단했다.

국제기구가 고소득국가 또는 강대국의 정책에 얼마나 영향을 미칠 수 있는가는 그 국가의 정책결정자가 국제기구를 얼마나 중요하게 인식하는가에 달려 있다. 대부분 나라에서는 영향력이 거의 없으나, 사안에 따라 달라질 수 있다. 어떤 이슈에 대해서는 각 나라가 자신의 주권문제라고 하면서 막기 때문에 국제기구가 큰 영향을 미치기 어렵다. 국제기구가 제안한 정책에 말치레로 대응할 수는 있으나, 정책을 실행하는 것은 전혀 다른 일이다. 1978년 세계보건기구와 유니세프가 일차보건의료 정책을 추진하자, 개발도상국은 열성적으로 받아들였지만 고소득국가는 훨씬 신중하게 접근했다. 1980년대 후반 에이즈가 엄청나게 전파되던 시기에 세계보건기구가 수행했던 중요한 역할은 권위주의적인 정책에 대항해 자유주의적 가치를 강조하는 것이었다. 많은 국가는 의무적 검사를 반대하는 세계보건기구의 권고를 무시했지만, 일부 국가는 학생이나 외국인 방문자에 대한 검사를 중단하는 조치를 취했다(WHO, 1991). 실제 나타난 효과도 중요하지만, 국제기구에 부여하는 상징적 중요성도 같이 고려해야 한다. 중요성을 실제보다 부풀릴 수 있다는 것을 고려해도, 각국 정부는 높은 차원의 근본원칙(세계평화와 안전)뿐 아니라 실질적 방법(가족계획사업의 촉진)을 제시하고 이를 이루려 노력하는 국제기구의 활동을 계속 지원하게 된다.

요약하면, 유엔의 공식구조에서는 회원국이 모든 정책을 결정하게 되어 있다. 일상적인 정책결정은 이러한 이상을 그대로 반영하지 못한다. 세계보건기구에서는 사무국과 사무총장이 어떤 사안을 정책의제로 할 것인지 그리고 이를 얼마나 빨리 진행할지에 영향을 미치지만, 이들은 개발도상국과 고소득국가의 대표로부터 압력을 받을 수밖에 없다. 고소득국가의 의견을 무시할 수 있으나 그로 인한 위험은 감수해야 한다. 개발도상국 회원국이 가진 공식적 정책

무기는 투표권에 있지만, 이는 부유한 국가가 예산지원을 중단하는 힘을 가진 것에 비하면 훨씬 약한 수단이다. 효율성(돈의 가치)과 사업의 비용효과성, 그리고 보건의료 개혁과 같은 '상위 정치'의 문제에 대해 고소득국가는 강력하고 좁은 이해관계 연합을 형성한다. 보통의 건강정책이나 보건의료 제공과 같은 '일상의 정치'와 관련된 문제에서는 국가별로 더욱 다양한 방식을 택할 수 있고, 비정부기구를 비롯한 다른 집단도 참여할 수 있다. 물론, '상위 정치'가 당연히 '하위 정치'의 정책결과를 좌우한다.

국제적 정책 네트워크

많은 집단은 자신의 국제 활동이 유용하다고 믿는다. 지난 수십 년간 이익집단이 국제 수준의 정책과정에 점점 더 많이 참여하게 된 것은 특기할 만한 일이다. 국제무대의 압력집단은 주로 비정부기구 또는 국제 비정부기구inter-national NGO: INGO로, 이들은 직능집단이거나 명분집단이다. 유엔헌장은 비정부기구와의 협의를 허용하며, 등록된 비정부기구 대부분은 유엔의 문서를 받고 경제사회이사회ECOSOC와 그 부속기구의 회의에 참석하며 작성한 성명을 회람할 권리를 가진다. 일반general 범주에 속하는 비정부기구는 주체적으로 안건을 발의하고 소개할 권한도 가진다.[114] 국제정치학자 윌렛Peter Willetts에 의하면,

---

114 1996년 이전에는 비정부기구의 협의지위를 '범주 1'과 '범주 2', '명부상roaster 지위'의 세 종류로 나누었으나, 현재는 일반, 특별special, 명부상 지위로 나눈다. '일반 협의 지위'는 유엔 경제사회이사회의 권한 범위 대부분에서 전문성을 가지거나 활동하는 비정부기구에 부여하는 지위다. 이들은 경제사회이사회에 의제를 제안할 수 있고, 회의에 출석해 발언할 수 있으며, 의견서를 제출할 권한이 있다. '특별 협의 지위'는 이사회의 권한 범위 안에서 특정 영역에서 활동하거나 전문성이 있는 비정부기구에 부여한다. 경제사회이사회 산하 위원회나 하부기관에 구두 프레젠테이션을 할 수 있고, 의견서를 제출할

경제사회이사회 회의에 비정부기구의 참여가 줄어들었고, 이는 위원회가 정책 결정보다는 연설에 치중하며 실제 영향력을 행사할 기회가 거의 없기 때문이다(Willetts, 1993).

공식적인 유엔 위원회에 참가하는 것은 줄었을 수 있지만, 상호작용의 강도와 활동에 대한 요구는 다른 방식으로 증가했다. 세계은행이 비정부기구를 위한 기구를 만들었고, 비정부기구는 특별 분야 국제회의에서 활발히 활동한다. 다른 여러 국제기구 역시 비정부기구의 활동에 적응해 나가는 중이다.

국제적 직능집단

영국산업연맹Confederation of British Industry: CBI이나 영국노동조합회의TUC와 같은 직능집단은 설립 직후부터 국제노동기구나 유럽연합 등의 국제조직에 대표를 파견했다. 또한 이들은 국제단체인 국제사용자기구International Organization of Employers와 국제자유노동조합연맹International Confederation of Free Trade Unions에 소속해 있다. 이들 조직은 국제기구의 회의에 참석해 소속 회원의 이해관계를 대변한다.

직능집단은 전체 정책과정에 걸쳐 적극적 역할을 할 수 있다. 예를 들어 1980년대 후반 세계보건기구 집행이사회에서 의약품이 안건으로 올라왔을 때, 국제약업단체연합회International Federation of Pharmaceutical Manufacturers & Associations 회장은 이사회에 참석했을 뿐 아니라 회의에 개입할 권한까지 얻었다. 1977년 필수의약품 목록을 만드는 전문가위원회에는 제약기업 대표가 참여할 수 있었으며(Kanji et al., 1992), '필수' 의약품 목록을 확대하는 데 반대하기 위해 사무

수 있다. '명부상 지위'는 경제사회이사회나 하부기관 또는 기타 유엔기구에 일시적이지만 유용한 기여를 할 수 있는 비정부기구에 부여한다.

초국적 담배회사의 권력

담배산업은 미국 또는 영국에 본부를 둔 소수의 초국적기업이 전체 시장을 독점하는 독특한 구조로 되어 있다. 여섯 개의 초국적기업이 세계 잎담배 시장의 95%를 지배한다. 가장 큰 민영기업인 브리티시아메리칸토바코British American Tobacco: BAT는 연간 5500억 개비의 담배를 생산하며, 그 뒤를 잇는 필립모리스Philip Morris와 RJ 레이놀즈RJ Reynolds가 각각 4000억 개비, 2800억 개비를 생산한다(Stebbins, 1991). 지난 십여 년간 고소득국가에서 담배소비량이 매년 2%가량 감소하는 추세를 보였기 때문에 초국적 담배기업은 새로운 시장을 개척하기 위해 노력한다. 이들의 목표는 동유럽과 개발도상국으로, 한 담배회사 대변인은 다음과 같이 말했다. "최근까지 전 세계 흡연자의 40%가 이념의 벽 뒤에 갇혀 있었습니다. 우리는 그들에게 다가가기 위해 조바심을 냈습니다. 이제 이 40%가 우리에게 열려 있어 매우 행복하고 신이 납니다. 그들이 바로 우리의 성장동력이지요"(Macalister, 1992). 몇몇 주요 초국적기업은 구소련 국가의 환심을 사기 위해 노력해왔다. 국영기업이 민영화됨에 따라 초국적기업은 새로 공장을 짓고 오래된 공장을 사들였다. 폴란드와 같이 담배재배의 민영화에 저항한 나라에서는 초국적기업이 국영기업의 현대화를 지원하면서 언젠가 이들을 인수할 수 있기를 기대한다. 여전히 국가가 독점하는 중국(중국연초총공사中国烟草总公司) 등도 초국적기업이 진입하고 싶어 하는 시장이다. 1975년부터 1985년 사이 전 세계 담배소비 증가의 절반이 중국 시장에서 발생했다.

초국적기업은 다양한 방법으로 정부에 압력을 가한다. 국내 산업을 보호하기 위해 담배수입을 통제하는 국가를 압박하는 데는 자국 정부를 동원한다. 1986년과 1990년 미국은 일본, 대만, 한국, 태국이 담배에 대한 무역장벽을 제거하지 않으면 무역제재 조치를 하겠다고 위협했다. 1988년 개정한 미국의 종합무역법 Omnibus Trade and Competitiveness Act 301조는 미국 기업의 시장접근을 제한하면 해당 국가에 대해 보복성 조치를 할 수 있도록 정했다. 1980년대 중반 일본은 미국으로 수출하는 상품에 대해 관세를 부과하겠다는 위협을 받았다. 당시 상원의원 헬름스Jessie Helms는 일본 총리 나카소네中曾根康弘에게 보내는 편지에서 미국 담배의 일본 시장 점유율이 2%밖에 되지 않는 것을 문제 삼았다(Mackay, 1990). 비슷한 일이 거듭되면서 일본 정부는 압력에 굴복했고, 1992년 일본 담배시장의 서양 담배 점유율은 20%에 달했다.

다국적기업 역시 공격적인 마케팅 전략과 광고를 사용한다. 대부분 영화, 텔레비전, 라디오에서 광고를 금지하는 고소득국가와 달리 개발도상국에서는 담배광고와 판촉이 차고 넘친다.[1] 광고를 규제해도 초국적기업은 흔히 규칙을 무시한다. 중국 상하이 텔레비전이 방영한 말보로 광고에서는 익숙한 카우보이와 음악, 슬로건이 등장했지만 담배는 비추지 않았다(Mackay, 1990). 여러 교사는 그래도 담배광고라는 것을 모르는 사람이 없다고 말한다. 다른 방식의 광고도 있는데, 길에서 무료담배를 나누어 주거나, 다양한 이벤트를 하고, 운동경기, 콘서트, 무용대회 등에 스폰서로 참여해 눈에 띄게 하는 것이다. 심지어 외딴 마을에도 밝은 색조의 포스터를 붙여 놓는데, 특정 브랜드의 담배가 매력적인 라이프 스타일을 연상하게 한다.

명확한 담배정책이 없는 국가, 담뱃세가 중요한 세원인 일부 국가〔어떤 국가에서는 담뱃세가 정부 세입의 15%를 차지하기도 한다(Stebbins, 1991)〕, 그리고 담배 수출이 중요한 국가〔1988년 말라위의 담배 수출은 전체 수출액의 60%를 차지했다(Chapman and Wai Leng, 1990)〕 등은 다국적기업을 이길 수 없다. 정부가 담배의 유해성과 미래의 사망률, 유병률 증가를 안다 하더라도, 최대 타르농도를 제한하고, 광고를 규제하며, 공공장소에서의 흡연과 미성년자에 대한 담배판매를 금지하는 등의 조치에 항상 동의하는 것은 아니다. 정부가 확고한 정책을 개발하지 못하는 것은 세원 부족, 취약한 행정 인프라, 초국적기업의 압력 등이 모두 작용한 결과이다.

다국적기업이 판촉활동을 하면 담배가 건강에 해롭다는 것에 대한 관심도 같이 커진다. 국제소비자연맹International Organization of Consumers Unions: IOCU 이나[2] 담배광고·후원반대활동그룹Action Groups to Halt Advertising and Sponsorship by Tobacco: AGHAST은 계속 문제를 제기했고, 그 결과 1992년에는 세계은행까지 담배정책을 발표하기에 이르렀다. 세계은행의 정책은 담배의 생산·가공·판촉 활동에 융자와 투자를 하지 않고 보증도 하지 않는다는 것이다(World Bank, 1993a: 89). 그러나 담배 규제를 위한 로비는 국내외 정부에 더 큰 영향력을 가진 강력한 초국적 이해관계와 대치하는 중이다.

---

1 최근에는 상황이 많이 다르다. 예를 들어 많은 아프리카 국가도 담배광고를 금지하며 공공

장소에서 흡연을 허용하지 않는다. Rachel Brathwaite, et al. 2015. "A Systematic Review of Tobacco Smoking Prevalence and Description of Tobacco Control Strategies in Sub-Saharan African Countries," *PLoS ONE*, 10(7): e0132401. doi:10.1371/journal.pone. 0132401

2 현재는 Consumers International(CI)로 이름이 바뀌었다.

홈페이지 http://www.consumersinternational.org/

총장과의 회의를 추진하기도 했다.

초국적기업은 건강정책에 큰 영향을 미칠 수 있다. 1970년대와 1980년대를 거치면서 초국적기업의 운영과 활동, 특히 마케팅과 생산전략은 매우 복잡해졌다. 전 세계를 대상으로 하는 마케팅을 강화했지만, 의약품생산은 탈집중화하고 생산 활동에 필요한 노동비용이 가장 싼 국가로 이동했다. 저기술low technology 의 노동집약적 산업은 저숙련 노동자가 있는 개발도상국으로 배치하고, 기술집약적 산업은 산업화를 이룬 국가에 집중했다. 초국적기업은 전 세계적으로 생산공정을 통합하기 위해 초국적 금융과 협력했다.

경제권력(100대 초국적기업이 전체 국제무역의 50% 이상을 점유하며 세계무역을 지배한다)은 곧 정치적 영향력으로 이어진다.[115] 초국적기업은 국가정책에 상당한 영향력을 행사할 수 있다. 그뿐만 아니라, 국제적인 수준에서 영향력을 행사하여 유엔, 국제노동기구, 세계보건기구, 경제협력개발기구OECD 등이 기업윤리강령을 제정하는 것을 방해하고, 정책변화를 논의하는 위원회에 대표를 보내며, 관심사를 안건으로 제시할 기회가 있다(Allen, 1993). 담배와 술을 거래

---

115 초국적기업의 경제적 지배력을 정확하게 측정하기는 어렵다. 기준과 방법에 따라 매우 다른 결과를 제시한다. 비교적 최근의 한 참고자료에 따르면, 100대 다국적기업이 세계 국내총생산의 약 5분의 1을 차지하고, 전체 다국적기업이 전 세계 수출의 3분의 2를 차지한다. Kegley, Charles W. and Gregory A. Raymond. 2012. *The Global Future: A Brief Introduction to World Politics,* 4th ed. Boston: Wadsworth, p.160.

하는 초국적기업은 특히 개발도상국의 해당 정책에 크게 영향을 미쳤고, 장기적으로 볼 때 이들 나라의 건강에 나쁜 결과를 초래했다. 기업은 시장을 개방하도록 정부를 설득하기 위해 다양한 방법을 사용한다(글상자 7.3 참고).

국제적 명분집단

명분집단이 성장하면서 국제정책의 장에 도전하고 기존의 관습을 뒤흔들었다. 필수의약품 문제에서 세계보건기구는 소비자 그룹의 압력 때문에 기존 정책보다 더 급진적인 노선을 택해야 했다(Hardon, 1992). 앞서 모유대체식품에 대한 국제규약 사례에서 보았던 것처럼(글상자 7.2 참고), 국제 수준에서 압력을 가하는 명분집단이 활동하면 기업도 어떻게든 대응할 수밖에 없다.

국제 수준에서 훨씬 더 활발하고 전문적인 비정부기구의 로비와 캠페인이 벌어지는 시기로 접어든 것은 이 때문이다. 옥스팜과 같은 기구는 합리적인 약품정책, 구조조정 프로그램의 영향, 부채를 해결할 수 있는 대안 등을 대중에게 알리기 위해 교육 캠페인을 펼치고 정부와 국제기구에 압력을 행사했다. 활동을 통해 옥스팜은 더욱 전문적이고 경험 있는 조직이 될 수 있었으며, 광범위한 정보망을 통해 현장의 시각과 연결될 수 있어서 더 큰 권위를 인정받을 수 있었다.

많은 비정부기구는 헌신적인 직원과 덜 관료주의적인 특성 때문에 정부보다 더 유연하고 빠르게 대응할 수 있다. 비정부기구는 북반구와 남반구의 다른 비정부기구와 연대하고 특정한 이슈에 대해 국제적인 지지를 결집해 정부에 압력을 가한다. 모든 나라가 수용하는 유엔의 결의를 받아들이지 않으면 해당 정부는 정상범위를 벗어난 것으로 비칠 수 있고, 우호관계에 있는 나라가 수용하면 더욱 큰 압력을 느낀다. 압력집단이 국내에서 지지를 모으거나 유엔의 결정을 널리 알림으로써 유엔체제를 강화할 수도 있다.

비정부기구의 활동은 이면의 압력, 혹은 대중의 압력이라고 할 수 있다. 가장 크게 성공을 거둔 대중 캠페인 사례 한 가지는 1984~1985년 에티오피아 기근을 주제로 한 버크Michael Buerk의 텔레비전 프로그램이다. 이 프로그램은 아일랜드의 록스타인 겔도프Bob Geldof에게 영향을 주었고, 그는 '그들도 크리스마스가 온 것을 알까요Do they know it's Christmas?'라는 이름의 록 콘서트를 개최했다. 이후 음반을 발매해 기금을 조성하고, 굶주리는 이들을 돕는 밴드에이드 재단Band Aid Trust을 설립했다. 1985년 런던과 필라델피아에서 열린 두 번의 '라이브에이드Live Aid' 콘서트는 텔레비전을 통해 세계에 중계되었고, 이를 통해 5000만 파운드의 기금을 모았다. 밴드에이드는 아프리카에 전달할 기금을 모으기 위해 자선공연을 했고 목적을 달성한 후에는 해체했다. 1991년 겔도프는 인터뷰를 통해 기근 해소라는 완전히 비정치적 주제를 택하고 이를 확실하게 앞세웠기 때문에 효과를 거둘 수 있었다고 말했다. 그러나 그는 벌어진 상처에 반창고bandaid를 붙이는 일을 계속하고 싶지 않아 조직을 해체했다고 고백했다. 다음은 겔도프가 한 말이다.

나는 새로운 기구를 만드는 것에 절대 반대한다. 밴드에이드를 계속할 수도 있었겠지만, 나는 그 조직이 그저 돈을 모으는 의미 없는 이름이기를 원하지 않고, 정치적 로비가 되는 것도 바라지 않는다. 밴드에이드는 결코 정치적이지 않았지만 그 '크기' 덕분에 변화에 영향을 미칠 수 있었다(Jacques, 1991: 27).

국제기구의 압력

국제기구는 특별한 강제 수단이 없으므로 그 자체로 압력집단처럼 행동하기도 한다. 국제기구는 직접 로비를 벌이는 데는 신중하지만, 회원국이 정책적 입장을 명확하게 하도록 자극하면서 장기적인 인식 향상과 정책 협의에 중요한 역할을 할 수 있다. 크게 드러내지는 않았지만, 세계보건기구는 담배와 술에 대한 일관된 태도를 유지해왔고, 건강상의 위험뿐 아니라 정부가 취할 수 있는 조치에 대해서도 여러 보고서를 펴냈다. 국제회의에서는 꾸준하게 정보를 교류하고, 계속 정책의제로 다룬다. 이와 비슷하게 유럽연합도 회원국이 급진적으로 흡연정책을 바꾸도록 설득해왔다. 여기에는 담배의 최대 타르 함유량을 규제하고, 경고 문구를 강화하며, 텔레비전 광고를 금지하고, 담배가격을 올리기 위해 세율을 올리는 것 등을 포함한다. 궁극적으로 흡연과 담배 광고를 규제하는 결의안을 채택하더라도 세계보건기구는 규제를 강제할 권한이 없다.[116] 유럽연합이 법적·재정적 제재를 가할 수 있는 권리를 좀 더 가진다 하더라도, 회원국은 개별적으로 정책집행을 연기하거나 거부할 수 있다. 다른 한편, 국내외 집단은 각 나라 정부가 국제지침과 권고를 따르도록 상당한 압력을 가할 수 있다.

주권국가인가 상호 의존적인 세계인가

한 국가의 정책결정자가 정책환경에 대한 대부분의 권한을 갖는다 하더라도, 정책분석이 일반적으로 가정하는 것처럼 한 국가가 정책결정 과정을 완전히 통제한다는 것은 그대로 받아들이기 어렵다. 이 가정대로라면 각국은 서로

---

116 담배에 대한 세계보건기구의 역할은 1990년대 중반 이후 크게 변화했다. 2003년 세계
    보건총회를 통과한 담배규제기본협약Framework Convention on Tobacco Control: FCTC이 세계 각
    국의 국내 금연정책을 규제하는 기본 틀로 작용하기 때문이다. 이 협약은 세계보건기구
    가 주도한 최초의 보건 관련 국제협약으로, 국내 정책에 개입한다는 중요한 의의를 가
    진다. 더 자세한 내용은 다음을 참고할 것. http://bit.ly/1VXjd2M(검색일: 2016.3.2).
    국제협약이 국내 정책에 영향을 미칠 수 있다는 점에서, 세계보건기구는 다른 건강문제
    (예를 들어 식품이나 알코올 등)에도 적용할 수 있는지 가능성을 탐색하는 중이다.

동등한 수준의 주권을 가지고, 정해진 영토와 그 영토에 거주하는 시민 전체에 대한 배타적 통제권을 가지며, 정책에 영향을 미치고자 하는 모든 집단은 오직 정부를 통해서만 상호작용해야 한다. 이와 같은 국가 중심적 관점은 지난 40여 년 동안 여러 가지 중요한 변화가 일어난 것과 그 의미를 부인하는 것이다. 이제 그 경향이 무엇인지 살펴보자.

가장 중요한 것 중 하나는 국가 간 기구intergovernmental organization가 많이 늘어났다는 것이다. 특히 유럽연합과 같이 지역을 단일시장으로 통합하면, 기구의 이사회가 의사결정을 하고 일부 영역에서 강제권을 행사할 수 있도록 회원국은 주권의 일부를 양도한다. 이때 반드시 조정과 협의가 필요하다. 또한, 50여 년 전과 비교하면 현재 시스템에서는 훨씬 많은 수의 행위자가 존재한다. 유엔만 하더라도, 동부와 중부 유럽의 변화에 힘입어 1992년에 회원국이 창립 당시(51개)의 세 배인 179개국에 달했다.[117]

비정부기구의 수도 대폭 증가했다. 통신과 교통이 쉬워짐에 따라 비정부기구의 초국적 활동과 접촉이 수월해졌다. 초국적기업은 개발도상국의 내부까지 침투하는 데 성공했고, 경제적 이해관계가 국제화하면서 많은 국가가 주권의 일부를 잃었다는 것을 인정할 수밖에 없다. 이 모든 행위자가 미칠 수 있는 영향력은 분명히 서로 다르다. 물론, 유엔의 영향력을 과대평가할 필요는 없다.[118]

---

117 2015년 현재 유엔 회원국은 193개국이다.

118 정치와 정책환경이 크게 변화했지만, 유엔과 세계보건기구의 역할과 중요성이 크게 달라졌다고 판단하기는 이르다. 전통적 역할은 당연히 변화할 수밖에 없지만, 모든 국가를 회원국으로 포함하는 유엔체제의 정치적 지위는 낮다고 할 수 없다. 건강정책과 연관된 것으로 유엔이 지도력을 발휘한 대표적 사례가 새천년개발목표Millenium Development Goal: MDG와 그를 계승한 지속가능개발목표Sustainable Development Goal: SDG이다. 전자는 2000년에 시작해 2015년 끝났고, 여덟 개 목표 중 세 개 목표가 건강과 직접 관련된 것이었다. 2016년부터 2030년까지 추진할 SDG 역시 중요한 보건개발 목표를 포

유엔기구의 전체 예산은 그리 크지 않다. 공적개발원조official development aid: ODA 기금(무상원조와 유상원조)은 주로 두 개의 핵심 다자기구(다자간 개발은행 multilateral development banks과 유엔기구)가 지출한다. 1990년대 초반 세계은행(국제부흥개발은행IBRD과 국제개발협회IDA)은 미화 129억 달러를 지출했고(World Bank, 1993b: 65), 2015년에는 약 424억 달러를 지출했다.[119] 여러 전문기구(유니세프, 세계보건기구, 유엔개발계획UNDP 등)는 38억 달러(USD)를 지출했다(World Bank, 1990: 129).[120] 1980년대 보건에 지출한 원조 규모는 절대액 기준으로는 정체해 있었고 전체 원조에서 차지하는 비율은 줄어들었다. 1980년대 말 보건에 지출한 원조는 전체의 6%에 지나지 않았다(UNDP, 1992).[121]

함하는데, 대표적인 것이 '보편적 건강보장Universal Health Coverage: UHC'이라는 목표다. 두 가지 프로그램 모두 유엔이 중심이 되고 국제기구와 각국 정부, 민간조직이 협력하여 자원을 동원했다. 특히 2000년 이후 모든 개발도상국의 건강정책은 이 목표와 긴밀하게 결합해서 진행되었다고 해도 과장이 아니다. 새천년개발목표는 국제기구나 프로그램이 국내 정책에 영향을 주었다는 정도를 넘어, 사실상 국내 정책을 규제하고 이와 결합했다고 하는 편이 정확하다.

119 http://www.worldbank.org/en/about/annual-report/fiscalyeardata#4 (검색일: 2016.3. 24). 원문에 최근 현황을 추가했다.

120 경제협력개발기구 소속 개발원조위원회Development Assistance Committee: DAC의 통계를 참고하면, 2013년 다자기구가 개발원조위원회 회원국으로부터 받은 재정은 유럽연합 129억 달러, 세계은행 130억 달러, 유엔 기금과 프로그램 119억 달러, 기타 유엔기구 62억 달러 등이다(유니세프와 유엔개발계획은 기금에, 세계보건기구와 유네스코는 기타 유엔기구로 분류해놓았다). 같은 통계에서 세계보건기구는 약 9.8억 달러의 기여를 받은 것으로 되어 있다. http://dx.doi.org/10.1787/888933246974 (검색일: 2016.3.24). 이 통계는 개발원조위원회에 가입하지 않은 국가와 민간부문이 빠져 있어 다자기구의 원조 총액을 완전하게 나타내는 것은 아니다. 다만, 전체 원조에서 개발원조위원회 회원국의 기여가 절대적 비중을 차지하는 점을 고려하면 대체적인 규모와 비중을 추정하는 데 지장이 없을 것이다.

121 한 연구에 따르면, 전체 원조 중 보건은 1980년대 이후 1990년대 말까지 5.3% 수준이었고, 2002~2006년 기간 중에 7.8% 수준으로 증가했다. Piva, Paolo and Rebecca

양자 간 원조는 과거보다 상대적 비중이 줄었다. 1991년에 미국이 113억 달러, 일본이 109억 달러를 지출했고(World Bank, 1993a: 274), 2014년에는 미국이 275억 달러, 일본이 60억 달러를 지출했다.[122] 양자 간 원조는 정치적·전략적·상업적 고려가 따른다는 점에서 계속 비판받았다. 예를 들어, 세계인구의 75%를 포함하는 최빈국 10개국에 지원하는 개발 원조가 전체의 25%에 지나지 않는다(UNDP, 1992: 45).[123] 개별 국가로서는 양자 간 원조가 다자기구에서 오는 어떤 원조보다 더 중요할 수 있다. 이와 비슷하게 초국적기업은 높은 매출을 보이는 국가에 재정적 이해관계를 갖게 된다.

유엔체제는 회원국의 분담금 미납과 1980년대부터 급격히 증가한 적자, 그리고 누적된 부채 때문에 재정적 어려움을 겪었다. 1992년 미국은 유엔에 대해 평화유지 명목으로 약 2500억 달러, 일반예산으로 5500억 달러를 납부하지 못했다(The Economist, 1992). 1991년 실행예산을 위한 분담금 징수율은 81%에 그쳤으며, 미수금은 550억 달러에 달했다. 회원국 중 50개국이 분담금을 내지 않았다. 소련의 붕괴 역시 예산에 큰 영향을 미쳤다.[124]

Dodd. 2009. "Where did all the aid go? An in-depth analysis of increased health aid flows over the past 10 years." *Bulletin of the World Health Organization,* 87, pp.930~939.

122 최근 현황을 추가해 원문을 고쳤다. http://www.oecd.org/dac/stats/documentupload/ TAB13e.xls(검색일: 2016.3.24).

123 대표적인 예가 미국이나 일본의 원조이다. 2012년 미국의 10대 원조국은 크기 순서로 이스라엘, 아프가니스탄, 파키스탄, 이라크, 이집트, 요르단, 케냐, 나이지리아, 에티오피아, 탄자니아 등이다. http://abcn.ws/1MrmeGA(검색일: 2016.3.24). 미국의 외교·군사 전략과 밀접하게 연관된 것을 알 수 있다.

124 유엔기구의 재정문제는 만성적이다. 예를 들어 2014년에도 평화유지군에 들어가는 예산이 부족해 운영이 어려웠다. 평화유지군 예산은 미국이 28.4%, 유럽연합과 일본이 각 20%를 부담하는데, 분담금 납부를 줄이거나 지연하면서 만성적인 재정 부족 사태를 겪었다(http://bit.ly/1MrxWB3, 검색일: 2016.3.20). 세계보건기구는 2011년 예산 부족

유엔이 재정위기를 겪는 것은 경제적 불황 때문이라고만 할 수 없다. 유엔의 개발체제에 대한 실망은 조직이 출범할 때부터 있었지만, 1980년대 이후 불만은 유례없이 커졌다. 미국을 중심으로 정치적 지지가 약화했는데, 유엔의 관료주의와 무능, 그리고 "자유분방한 삶, 권력, 특권, 부패로 무장하고 원조를 배분하는 '빈곤의 제왕'"이라는 것이 비판의 초점이었다(Hancock, 1989). 유엔 체제를 개혁해야 한다는 요구가 날로 커졌다(Saksena, 1993).

유엔은 고소득국가에 그리 큰 영향력을 행사하지 못한다. 〔원조에 대해서도〕 대부분 공여국은 세계은행의 정책 틀에 기초해 개발도상국에 접근하는 것으로 보인다. 원조의 방식 때문에 유엔은 고소득국가보다는 개발도상국에 더욱 중요한 기구이고, 양자 간 원조보다 비중이 작아도 〔개발도상국이 인식하는 중요성은〕 마찬가지다. 다자기구는 양자기구보다 정치와 이념의 영향을 덜 받기 때문일 것이다. 개발도상국은 모든 나라에 대사관을 둘 만한 능력이 되지 않을 때에도 유엔을 통해서 외교적 관계를 유지할 수 있다. 유엔은 대다수 나라에서 여전히 높은 권위를 인정받지만, 과도한 관료주의와 기술만능주의 경향 때문에 비판을 받는 것도 사실이다. 많은 국가가 경제개혁이라는 조건을 받아들였지만, 세계은행의 조건부 원조 또한 강한 비판 대상이다. 결국, 다자기구는 초국가적 기구라 할 수 없고 어디까지나 각국 정부가 국내 정책을 관장한다. 〔다자기구인〕 개발은행이 중요한 결정을 한다 하더라도, 각 나라 정부는 하고 싶지 않은 정책에 저항하면서 동시에 필요한 차관을 얻어내는 방법을 찾아낸다. 앞서 살펴본 케냐의 곡물시장 사례가 이에 해당한다.

이 3억 달러에 이르면서 직원 4분의 1을 감축해야 했다(http://on.cfr.org/1MrylmR, 검색일: 2016.3.20).

결론

세계를 다양한 아이디어와 정책이 흘러 다니는 하나의 통합체로 이해하는 것이 유용할 때가 있다. 이 중에는 아주 오래된 아이디어도 있으며, 오랫동안 받아들여지지 않던 아이디어를 수용하는 예도 있다. 1974년 부쿠레슈티의 인구총회에 참석한 많은 개발도상국은 가족계획 프로그램을 도입해 인구를 조절한다는 개념에 대해 강력하게 반대했다. 그러나 10여 년 후 멕시코에서 열린 총회에서 이와 같은 분위기는 크게 바뀌었다(글상자 4.1 참조).

유엔체제는 매우 다양한 여러 사안을 논의할 수 있는 중요한 통로 구실을 한다. 크고 작은 회의, 전문가 위원회, 연구보고서와 출판물을 통해서 작동한다. 앞에서 언급했듯이, 일부 유엔기구는 일부 정책에 대해 스스로 압력집단으로 행동한다. 이런 복잡한 국제환경 속에서는 서구 공여국의 엘리트가 정책을 주도하는 것도 무리가 아니다.

개별 국가에서 그런 것처럼, 국제 차원에서 〔상위 정치에 속하는〕 중요한 경제정책을 결정하는 것은 세계은행이나 국제통화기금을 비롯한 소수 엘리트의 손에 달린 것으로 보인다. 그러나 '일상의 정치'라 할 수 있는 부문별 정책, 미시정책에는 어느 정도 개입할 여지가 있으며, 비정부기구나 개발도상국의 정책결정자도 기존 질서에 도전할 수 있다. 물론, 이 도전이 어떤 식으로든 효과를 내기 위해서는 더 강력하고 부유한 국가를 같은 편으로 두어야 한다.

제 **8** 장

정책집행

집행하는 사람이 결정하는가?

정책과정은 상호작용이 일어나는 과정이며, 정책형성에 영향을 미치려는 많은 집단 사이에는 연결망이 존재한다. 일단 정책이 결정되면 그것이 의도한 대로 집행된다고 가정할 수 있을까?

이론 모형

하향식 접근

제3장에서 본 것처럼, 초기 이론모델에서는 정책형성과 정책집행을 명확히 구분하고 정책결정이 직선적으로 일어난다고 생각했다. 이 모델이 가리키는 정책형성은 정치적이고 가치판단이 개입하며 정부가 **반드시** 해야 한다는 의도를 가진 실천행동이다. 이에 비해, 집행은 관리나 행정적인 것으로 해석한다. 하향식 모델을 따르면, 국가 수준에서는 정부 내에서, 그리고 국제 수준에서는

원조자와 수원국 정책 담당자 사이에서 정책이 형성된다. 일단 정책이 만들어지면 국가나 지역 수준의 행정기관이 정책을 집행하는데, 이는 대체로 기술적技術的 과정이다. 건강정책도 마찬가지다. 보건부의 정치인과 관료가 결정한 사항이 보건기획 부서(정책형성에 관여할 수도, 관여하지 않을 수도 있다)의 기획자에게 전달되고, 이들은 지침, 규칙, 모니터링 시스템을 포함한 적절한 사업을 설계해 정책을 구체화한다. 이는 다시 지역보건 당국(광역 또는 기초 수준)이나 보건의료기관(병원, 보건소)으로 넘어가 실행단계에 들어간다.

이런 접근은 '완전한 집행perfect implementation'이라는 이상적 모형에 기반을 둔 것이다. 정책학자인 호그우드Brian W. Hogwood와 건Lewis A. Gunn은 목적을 달성하도록 정책을 집행하는 데 필요한 열 가지 전제 조건을 제시했다. 열 가지를 모두 충족할 확률은 거의 없지만, 이 모델은 어떤 정책이 성공적으로 실행될 것인지 그 가능성을 점수화하는 점검표로 유용하다. '완벽한 집행 모델'은 아래와 같다.

1. 집행기관의 외부 환경에서 오는 제약은 심각하지 않다. 정책 외부에서 벌어지는 사건 중에는 분명히 정책집행자의 통제범위를 벗어나는 것이 있다. 예를 들어, 가뭄이 발생하면 식품보조금을 없애기 어렵다(생계 곤란이 예상되므로). 전쟁이 발발하면 노동자를 보호하려는 건강정책을 시작하기 힘들다.

2. 적절한 시간과 충분한 자원을 쓸 수 있다. 인력, 장비, 재정과 같은 자원이 부족하면 집행이 지장을 받는다. 공중보건 감독관의 수가 적고 직무가 많을 때, 다른 일(말라리아 박멸을 위해 화장실에 폴리스티렌 공을 사용하는지 조사하는 것과 같은)을 추가하면 단속이 강화되는 것이 아니라 약해진다.

3. 필요한 자원을 결합하는 것이 가능하다. 백신접종률을 올리려면 훈련된 보건인력, 백신, 저온유통체계, 그리고 아이들이 있어야 한다. 이 중 어느

하나라도 빠지면 집행은 부분적인 것에 그친다. 인도의 한 정부 보고서는 집행과정에 주목했는데, 기준 미달이거나 기한이 지난 백신을 수천 명의 영유아에게 접종했기 때문에 백신 프로그램이 실패했다고 분석했다(Nadan, 1993).

4. **정책이 정확한 인과관계 이론에 바탕을 둔다.** 나쁜 정책은 실패할 수 있다. 모든 정책은 인과관계에 대한 이론에 기초하며(꼭 밖으로 드러나지 않더라도), 이것이 틀리면 정책은 성공할 수 없다. 예를 들어, 에이즈 전파를 예방하기 위해 혼전검사를 의무화하는 것은 에이즈 발병률을 낮추는 데 별 영향을 미치지 못하고 오히려 의도하지 않은 다른 결과를 초래할 가능성이 크다. 미국 일리노이 주 주민은 검사를 피하려고 이웃 주로 옮겨갔다 (Brandeau et al., 1993).

5. **원인과 효과의 관계가 직접적이다.** 중간 연결고리는 있다 해도 많지 않아야 한다. 모든 집행과정은 길고 복잡한 여러 사건과 연결고리를 포함하고 있어, 어느 곳에서든 정책이 이탈할 수 있다. 오기로 한 기근 대책 물품이 피해 국가에 늦게 도착하고, 관료주의, 항구나 공항에서의 부패, 국가와 민간부문 간에 제각각인 수송 때문에 더 늦어질 수 있다. 분배는 지나치게 늦어지고 대상도 불명확해진다.

6. **의존 관계가 최소한이다.** 집행에는 많은 참여자가 관여한다. 보건부는 민간보험이나 사회보장기관, 전문가조직 등 서로 의존하는 다른 행위자와 협상해야 한다. 정부는 민간보험이 에이즈 바이러스 검사를 하는 것을 반대할 수 있으나, 보험회사는 자체 규정을 만든다.

7. **목표를 이해하고 동의한다.** 정책목표는 모호한 때가 많고, 여러 행위자는 집행의 구성요소를 서로 다르게 생각할 수 있다. 보츠와나의 일부 임상 간호사는 (일차보건의료를 확장하기 위해 양성한) 지역보건요원을 지역사회 서비스를 개선하는 목적이 아니라 '추가 일손'을 확보할 좋은 방법으로

생각했다(Walt, 1990).

8. 업무를 정확한 순서에 따라 구체적으로 명시해놓았다. 정책을 통일성 있게 집행하려면, 여러 조직이나 사람이 수행할 모든 업무를 명확하게 분장해야 한다. 혼란과 중복이 있으면 정책은 실패한다.

9. 의사소통과 조정이 완벽해야 한다. 의사소통이 막히고 조정이 어려움을 겪었다는 이야기는 아주 많다. 의사소통과 조정을 간절히 원할 수는 있지만, 어떻게 가능한지 방법을 알기는 어렵다.

10. 권한을 가진 사람은 요구할 수 있고 완벽한 협조를 얻을 수 있다. 강압적으로 정책을 집행할 수 있는 군사정부가 아닌 한, (사업) 집행자나 대상 집단이 강력하게 반대하면 어떤 권한으로도 완전한 협력을 얻기 어렵다. 때로 수동적이거나 중립적인 반응도 협조라 할 수 있겠지만, 밀거래나 불법 활동 등으로 저항할 수도 있다.

상향식 접근

정책과정이 직선적이라 보는 관점 그리고 '완벽한' 집행이라는 모형과는 반대로, 상향식 접근에서는 집행자가 정책집행에서 중요한 역할을 하는 것으로 본다. 이들은 아래로 퍼지는 정책의 관리자일 뿐 아니라, 아주 복잡한 과정을 통해 상향식으로 정책에 영향을 미치는 적극적 참여자이기도 하다. 집행자는 문제와 지역 상황에 더 가까이 있으므로, 정책을 집행하는 방식을 바꿀 수 있는 것은 물론, 때에 따라서는 정책 목적까지 다시 정할 수 있다. 정책이 형성되고 그다음에 집행되는 순서, 즉 정책이 차례대로 진행되는 과정 중 어느 한 단계에 정책집행이 있는 것이 아니다. 정책집행은 그보다는 훨씬 많은 상호작용이 일어나는 과정이다. 정책형성에서 거래가 일어나는 것과 마찬가지로 집행에서도 협상과 갈등이 일어나는 것으로 이해해야 한다. 이를 보여주는 사례가 하나 있다.

네덜란드에서는 보건의료기관의 반대 때문에 중앙정부의 건강정책 담당자가 정책을 바꾸었다(De Roo and Marse, 1990). 이 나라에서는 중앙정부가 허가제도를 통해 첨단기술 도입을 통제한다. 1984년 현재 정부는 심장이식 수술이 아직 실험단계에 있다고 판단하고, 이 시술을 허가하려면 몇 년이 더 걸릴 것으로 예상했다. 이 수술은 건강보험의 급여 대상이 아니었으며, 시설과 장비에 투자할 자금도 없었다.

심장외과 의사의 판단은 달랐다. 1984년 6월 두 병원이 협조해 비밀리에 이식수술을 시행했는데 결과는 성공적이었다. 언론이 대대적으로 보도하고, 여론도 호의적이었으며, 심장병환자협회는 이식수술에 재정을 지원하겠다고 선언했다. 빨리 조치를 취해야 한다고 느낀 정치인이 나선 결과, 같은 해 9월 중앙정부가 정책을 바꾸어 병원 세 곳이 허가를 받았다.

공식 정책과정에 관여한 주요 정책결정자들은 새로운 기술을 천천히 도입해야 한다고 생각했다. 문제는 이 과정의 외부에 반대의견을 가진 세 곳의 이익집단, 즉 이식수술 기술을 익힌 심장외과 의사, 그들이 일하던 병원의 관리자(의학 치료와 이익을 얻을 기회를 최대한 활용하려고 했다), 그리고 심장병환자협회가 있었다는 사실이다. 이 사례에서는 정부가 심장이식 정책을 결정할 때 이들 집단과 얼마나 충분히 협의했는지 명확하지 않다. 다만, 건강정책 집행과정에 의료전문가가 큰 권력을 행사하고, 이 때문에 정책과정에 큰 영향을 미친다는 것은 분명하다.

영국은 네덜란드와 대조적이다. 보건부가 심장이식 정책을 좌우했고, 겉보기로는 더 합리주의적 결정과정을 거쳤다. 이 나라에서는 처음부터 보건부가 나서서 수술을 주도하던 병원에 이식수술의 종합적인 비용편익 연구를 의뢰했다. 연구보고서를 기초로 최고의학자문관Chief Medical Officer이 전문가들의 합의를 조율했고, 그 결과에 따라 신중하게 수술 병원을 늘렸다. 왕립외과학회의 조언을 거쳐 이식센터 네 곳이 승인을 받았다(Klein, 1990).

이익집단은 정책에 영향을 미칠 수 있고(제6장), 이들은 최소한 가능성으로라도 정책에 참여할 기회가 많다. 따라서 정책과정이 직선적이라는 생각이나 정책형성과 집행이 독립적이라는 생각에는 동의하기 어렵다. 정책형성과 결과에 영향을 미치는 일군의 공공·민간부문 행위자가 있는 것과 마찬가지로, 집행에도 다른(또는 같은) 행위자가 존재한다. 이들 중 일부는 정책의 수혜자일 수도 있다. 정책은 상호작용을 거치는 것으로, 형성과 집행의 두 요소가 하나의 고리로 연결되고, 둘 다 정치적이기는 마찬가지다.

집행의 실제

국제적 영향: 책임지지 않는 권력?

한 국가의 정책결정자와 협의하는 국제기구는 정책형성과 집행은 분리되어 있다고 생각하는 경향이 있다. 앞에서 본 여러 사례에서 외부 원조자는 정부가 정책을 결정하면 그대로 집행될 것으로 가정했다. 바로 앞 장에서 보았던 케냐 사례(미리 정한 일정대로 옥수수 시장을 민영화하지 않은)가 여기에 딱 들어맞는다. 원조자는 정책을 결정한 이후 나타날 현실의 결과를 그리 중요하게 생각하지 않을 수 있지만, 한 국가의 정책결정자는 바로 그 문제를 걱정한다. 거기다가 외국에서 온 원조 담당자는 흔히 현지에 대한 이해와 지식이 부족하고, 원조에 붙은 조건이 옳은지도 의심스러운 때가 많다. 1992년 세계은행에서 유출된 보고서(「효과적인 집행: 개발효과의 비결 Effective implementation: key to development impact」)에는 차관을 받는 과정에서 '심리적 압박'을 받는다고 수원국의 정책결정자가 비판하는 내용이 들어 있다. 해당 국가가 도저히 환영할 수 없는 조건과 실행할 수 없는 내용이 계약에 포함되면, 각 나라 담당자는 압박을 느끼지 않을 수 없다. 그들 눈에 비친 세계은행 직원은 정책을 성공적으로 집행하는 것보다 돈을 빌리도록 압력을 가하는 것이 우선인 사람이었다(Chatterjee, 1992).

원조자는 (마땅히 관심을 보여야 하는 정도에 비하면) 집행에 큰 관심이 없는 편이지만, 원조에 대해 결정하면 여러 경로를 통해 정책집행에 영향을 미친다. 예를 들어, 한 부처가 다른 (실행) 부처를 대신해 정책을 결정하는 때가 있다. 개발도상국에서 국가중앙병원 신축을 둘러싸고 부처 간에 상반된 입장을 보일 때가 그런 경우인데, 보건부는 장기적인 운영비 부담 때문에 원조를 반대하고 다른 부처(주로 경제부처)는 받아야 한다고 주장한다. 또는, 정부 부처와 원조자가 집행과정에 어떤 문제가 생길지 아예 예상하지 못할 수도 있다. 엘살바도르 보건부가 미주개발은행의 차관을 받아 보건인프라를 확대하려 한 사례를 살펴보자(Fiedler, 1988). 미주개발은행은 1980년에서 1985년까지 건물을 신축하는 데 거의 3000만 달러를 쏟아 부었지만, 오래된 시설을 폐쇄하거나 기존의 다 허물어져가는 시설을 개선하는 투자는 하지 않았다. 그 결과 새로 짓고 확장한 시설을 유지하는 데 재정 지출이 급증했고, 이 때문에 기존 건물을 유지하고 보수하는 보건부 예산은 줄어들었다. 미주개발은행은 보건부의 거듭된 위기 때문에 피해를 보았지만(부적절한 유지와 보수 때문에 〔투자한〕 시설의 가치가 빨리 떨어졌기 때문),[125] 동시에 위기의 원인을 제공하기도 했다.

원조를 집행하는 문제는 국제기구와 수원국 정부 모두의 책임이다. 미국은 니제르에서 대규모 보건의료 개혁 프로그램을 지원했는데, 처음에 예상했던 것보다 모든 단계의 집행이 늦어졌다. 1986년 원조를 승인했으나 사업은 일년이 넘도록 시작하지도 못했다. 프로그램은 본래 5개년 계획이었고, 매년 부

---

125 신축 건물의 유지비가 급증한 것과 유지와 보수에 쓸 예산이 줄어든 것을 위기가 거듭되었다고 표현한 것으로 보인다.

문별로 사업을 성공적으로 시행할 때마다 정한 시기에 재정을 지원하기로 되어 있었다. 실제로는 중간에 많은 문제에 생겨 기간이 훨씬 더 오래 걸렸는데 (1991년까지 여섯 개 분야 개혁 중 두 가지만 집행했다), 이렇게 된 이유는 한두 가지가 아니었다. 첫 번째 이유는 경제와 정치환경이 점점 불안해졌다는 것이다. 1990년에서 1991년 사이에 심각한 재정위기(공무원 월급도 주지 못할 형편이 되었다)가 발생한 데다 민주적 선거까지 치르게 되어 불확실성이 가중되었다. 둘째로, 미국의 원조가 엄청나게 복잡했다는 것도 한 가지 이유다. "전체를 아는 미국 국제개발처 직원은 극소수였고, 이를 아는 보건부 직원은 더 적었다." 셋째, 원조재정을 관리하기 위해 배치한 사람이 충분하지 않았고, 인력이 자주 바뀌었으며, 개혁 프로그램을 관리하는 것이 얼마나 복잡한지 과소평가했다. 한 명의 상근 직원으로 원조 자금의 복잡한 회계 지출을 감독하는 동시에 활동을 모니터링하고 추진하는 것은 불가능했다.

그 전부터 원조 시스템의 결함이라고 널리 알려진 것도 사업과 프로그램 집행에 장애로 작용했다. 한 국가에는 여러 외국 원조자가 함께 들어온다. 원조에 의한 사업이 늘어나면 여러 공여국은 수원국에 각각 별도의 회계체계와 평가를 요구하고 사업과 목적별로 따로따로 수원국을 방문하는 경우가 흔하다. 결과적으로 업무는 겹치고 정책 담당자의 시간은 줄어들며 사업집행은 늦어진다. 원조자끼리 경쟁하고 그들 역시 관료주의적 속성이 있는 것도 집행을 복잡하게 한다(Clift, 1988). 1970년대 말 소말리아에 에티오피아 난민이 몰려들던 때가 있었다. 세계보건기구, 유니세프, 유엔난민고등사무소가 모두 지원에 나섰으나, 각각의 임무가 달랐고 관점도 일치하지 않았다.

소말리아 정부는 난민에게 보건의료를 지원하는 여러 기구의 임무를 명확하게 구분할 수 없었고, 어떤 기구와 협력해 난민을 지원해야 하는지 혼란에 빠졌다. 응급구호를 하는 기간 중에는 여러 유엔기구의 기능이 명확하게 나누어지지 않고 겹쳤으며, 이 때문에 보건 구호활동을 벌여야 하는 정부의 계획과 실행이 계속 늦어졌다(Godfrey, 1990:114).

특히 정책을 개혁할 때는 원조자가 의사결정을 복잡하게 하고 권력이 한쪽으로 쏠린다는 연구결과가 일반적이다. 이런 상황은 원조가 그 나라에 얼마나 중요한가에 따라 달라진다. 스웨덴의 원조과정을 연구한 결과에 따르면, 수원국이 외부 자원에 크게 의존하는 국가일수록 원조를 쉽게 받아들이고, 원조를 하는 공여국의 주장이 강하다. 공여국과 수원국의 관계가 원만하고 의견이 일치하는 때도(예를 들어 탄자니아) 공여국의 강압과 고집이 끼어들 소지가 크다. 국내총생산에서 원조가 차지하는 비중이 크지 않은 나라(예를 들어 인도)에서는 수원국의 태도가 거칠고 〔공여국과〕 잘 타협하지 않는다(Elgstrom, 1992).[126]

중앙-지방 관계: 돈을 내지 않으면 권한도 없다?

대부분의 정부는 정책을 계획·관리하고 의사결정을 하면서 국가 수준에서 지방으로, 또는 정부의 상위에서 하위 수준으로 일부 권위나 권력을 넘겨준다 (Mills et al., 1990). 실제 분권 시스템의 모습은 국가에 따라 매우 다르다. 스펙트럼의 한쪽 극단에는 중앙이 입법과 재정 기전을 활용해 지방을 엄격하게 통제하는 국가가 있고, 반대편 극단에는 지방정부가 상당한 재량권을 가지고 중

---

126 원조를 둘러싼 이런 여러 가지 문제를 개선하려는 대표적 원칙이 '파리선언'이다. 2005년 2월 경제협력개발기구 회의에서 채택한 것으로, 원조의 효과성을 제고하는 데 필요한 다섯 가지 중요한 원칙은 다음과 같다. ① 수원국의 '주인됨ownership' ② 수원국의 개발전략과 공여국 원조가 일치하는 것alignment , ③ 공여국 사이의 원조조화harmonization, ④ 결과에 초점을 둔 효율적인 원조관리managing for results,⑤ 공여국과 수원국의 상호 책임성 강화mutual accountability.

앙정부의 정책을 해석할 수 있는 국가가 있다. 어느 쪽인가에 따라 정책집행이 영향을 받는 것은 당연하다.

중앙정부는 예산통제 권한을 놓지 않으려고 하는 것이 보통이다. 필요할 때 국가정책을 따르게 하고 중앙정부의 권한을 지키려는 것이다. 정책집행은 필요한 재정이 어디에서 오는지, 그리고 이를 누가 통제하는지에 영향을 받는다. 예를 들어, 파푸아뉴기니에서는 공공부문 보건 지출의 58%가 각 주(지방정부)로 가지만, 이 중 88.5%는 조건부 교부금이나 인건비 명목이다. 지방정부는 조건이 붙지 않은 교부금과 자체 재정을 합해도 11.5%의 재정만 통제할 수 있다(Thomason et al., 1991).

중앙정부가 특정 분야의 공공재정을 지원할 수 있다는 것은 지방정부가 중앙정부의 정책을 따르게 하는 강력한 유인책이 된다. 따라서 연방국가에서는 중앙정부가 특정 프로그램에 재정을 지원하는 방법을 통해 비교적 자율적으로 움직이는 주 정부를 어느 정도 통제할 수 있다. 실제로 연방정부에서 주 정부로 가는 재정을 재분류하려는 시도는 큰 저항에 부딪히기 쉽다. 주 정부는 기간 제한이 있거나 조건이 붙은 재정을 꺼리는데, 특정 정책을 수용하게 하는 유인책으로 시작해 결국 주 정부가 운영비를 떠맡게 되기 때문이다. 1970년대 말에 인도의 연방정부가 주 정부에게 지역보건요원 프로그램을 도입하도록 유도한 것이 이에 해당하는 사례다(Jeffery, 1986). 세 개의 주(타밀나두, 케랄라, 카슈미르)는 농촌 주민의 의료 필요를 다른 방법으로 충족할 수 있다며 이 사업을 거부했다. 연방정부가 재정지원을 끊더라도 지방정부가 지역보건요원을 해고하는 것은 정치적으로 어렵다는 것이 또 다른 이유였다. 그 후 연방정부는 지역보건요원에 드는 비용 일부를 주 정부에 지원했으나, 정책을 강요하지는 못했다.

멕시코에서도 권한을 이양하려고 시도했지만, 연방정부는 비슷한 방식으로 통제를 계속했다. 연방 보건부는 중앙의 통제력을 유지하기 위해 지방 보건 당국에 교부금이나 보조금을 주었는데, 연방정부와 주 정부의 관료주의를 피하고 국가정책을 현장에서 집행할 때 효과성을 높이는 방법이라고 정당화했다(Gonazalez-Block et al., 1989). 주 정부는 재정이 부족했지만 재정을 이양받으면 더 큰 책임을 져야 했으므로, 재정까지 넘기라고 요구하지 않았다.

짐바브웨에서도 중앙과 지방 사이에 갈등이 일어난 사례가 있다. 1993년 8월, 중앙정부의 수석각료 한 사람이 정부 정책을 거부했다며 불라와요Bulawayo 시 정부를 비난했다. 그는 지방정부가 교외 지역을 개발하고 거주민에게 주택 소유권을 넘기는 것을 꾸물거렸다고 주장했다. 수석각료는 이 사업의 초기단계에 15만 짐바브웨 달러를 배정했다는 것을 강조하고, 만일 집행이 계속 늦어지면 시 정부 대신 공공건설주택부Ministry of Public Construction and National Housing 에 사업을 맡길 것이라고 위협했다(Daily Gazette, 1993).

지방정부가 자원이 부족한 때에는 비용효과적이지 않은 사업도 다른 보상 때문에 쉽게 받아들인다. 가나의 한 지역에서는 자원 부족이 백신 사업의 의사 결정에 영향을 미쳤다(Waddington, 1992). 〔본래 작동하던〕 통상적인 보건의료 서비스를 통해 예방접종을 하는 것이 더 효과적이지만, 여기서는 지역에 더 많은 자원이 돌아온다는 것 때문에 〔새로운 프로그램인〕 단체접종이 환영을 받았다. 원조자는 단체접종에 필요한 교통수단 외에도 일당, 손전등, 장화와 우의를 제공하고 직원에게 추가 소득과 혜택을 주었다.

복잡한 분권구조는 집행을 촉진하기보다 지연시킬 수 있다. 탄자니아에서는 여러 지역의료 책임관District Medical Officer 사이에서 자주 갈등이 발생했는데, 이들은 일차의료시설과 지역병원의 운영을 책임지지만(감독과 자원공급) 중요한 자원을 배분하는 데는 결정권이 없었다(Gilson, 1992). 지역의 보건의료에 쓰기 위해 중앙에서 받는 재정의 70~80%에 대해서는 지역자치단체장District Executive Director 이 권한을 가졌고, 지역병원에 재정을 배분하는 것은 지역행정관District Administrative Officer 의 권한이었다.

1991년에는 지역의료 책임관이 농촌 보건지소로 현장 감독을 나가지 못했는데, 지역자치단체장이 중앙정부 소속의 지역 공무원(지역행정관을 통해 재정을 받은)에게 '자신의' 재정으로 수당을 지급할 수 없다고 거부했기 때문이다. 지역행정관 또한 '자신에게' 배분된 재정을 모두 지출했다고 주장했다. … 지역의료 책임자는 두 쪽 주장 어느 것에도 대응할 수 없었고 현장 감독도 나갈 수 없었다(Gilson, 1992: 220).

일부 국가는 지역 수준에서 보건 프로그램에 쓸 수 있는 여러 재원이 있고, 이때 보건부는 건강정책에 개입하지 못할 수도 있다. 에콰도르에서는 개별 보건 프로그램별로 자체 예산을 편성하게 되어 있어 보건부가 개입할 수 있는 영역이 상대적으로 좁았다(Fiedler, 1991). 또 다른 일부 예산은 보건부를 통하지 않고 직접 지역으로 가도록 법률로 정해놓았다. 예를 들어, 지방의 보건예산은 재정부가 승인하고 말라리아 사업예산은 국가가 승인하는 식이었다. 보건부는 지방 보건 당국에 가는 예산이나 말라리아 사업 예산을 승인하거나 이의를 제기할 권한이 없었다. 이렇게 되면 국가정책은 당연히 제대로 집행되지 않는다. "… 금고의 권력이 어디 있는가에 따라 관리, 즉 조정, 지시, 통제가 누구 손에 있는지 정해진다"(Fiedler, 1991:39).

정책집행은 거의 전적으로 지방정부가 중앙의 지침을 얼마나 잘 따르는가에 따라 결정된다. 많은 국가가 재정을 통해 중앙정부의 권한을 확보하지만, 라틴아메리카 국가에서는 사정이 다르다. 보건부의 지위가 낮고 사회보장이나 의료보험 당국보다 힘이 약한 나라가 많다. 물론, 재정 그 자체만으로 정책집행을 강제할 수는 없다. 중앙정부가 반드시 정책을 집행해야 한다고 생각한다면 법률이 필요할 수도 있다.

법을 통한 통제는 보건 분야의 일상 정책에서는 비교적 드문 형태다(전문가와 민간을 규제하는 데는 분명히 중요한 역할을 한다). 법률이 가장 권한이 강하지만, 서신이나 회람을 통해 공표되는 중앙정부의 규제나 규칙도 상당한 힘을 갖는다. 1970년대 자메이카가 진료간호사 제도를 도입했을 때, 다들 법이 필요하다고 생각했지만 실제로는 법 없이 정책을 집행했다. 정책을 시작한 후 진료간호사가 어려운 처지에 빠졌는데, 처방전에 의사가 함께 서명하지 않으면 약국에서 처방전을 받아주지 않았기 때문이다.[127] 의료계와 보건부 정책 담당자가 합의한 것과 상관없이 진료간호사는 법률적으로 처방권이 없다는 것이 약사들의 주장이었다.

법은 무엇인가 강제하거나 허용할 수 있고, 지방정부가 해야 할 일을 정하거나 무엇인가 할 수 있도록 기회를 부여하는 역할도 한다. 법으로 명시해도 꼭 그대로 집행되는 것은 아니며, 지방정부가 상당 기간 정책집행을 미룰 수도 있다. 중앙정부가 적극 나서지 않으면 지방정부도 소극적으로 행동하는 일이 흔하다.

> 일부 정책이 집행되지 않는 이유는 그것이 집행된다고 기대하는 사람이 아무도 없기 때문이다. 법률을 통과시키거나 장관이 발언하는 방법으로 정당의 압력이나 다루기 곤란한 이익집단에 대처하면 그것으로 충분하다. 공무원은 이런 정책의 결과를 얻기 위해 노심초사할 필요가 없다는 것을 잘 안다. 이때 정책은 상징에 지나지 않는다(Korman and Glennester, 1985: 7).

물론, 지방정부 대부분은 법을 어기고 싶어 하지 않는다. 법정에 서거나 비싼 부담금을 물 수 있고, 예산을 삭감당하거나 다른 재정적 불이익을 받을 수

---

127 여기서 진료간호사는 일정한 훈련을 받은 후 약을 처방할 수 있는 권한을 얻은 간호사를 가리킨다. 개발도상국과 일부 고소득국가에서 의사인력을 대신하는 역할을 한다. 한국에서는 '보건진료원'이 비슷한 기능을 하는 인력이다.

있기 때문이다.

법적 절차를 거치는 방법은 과정이 길어질 수 있으므로, 정책이 중앙에서 지방으로 전달되는 데 항상 매력적인 방법은 아니다. 원하는 대로 정책이 집행될지 보장하기도 어렵다. 앞서 제6장에서 설명한 우간다의 보육원에 관한 법이 좋은 예이다(Parry-Williams, 1992). 새로운 법은 정부가 요구하는 돌봄 기준, 운영승인 절차, 질을 유지하고 향상하는 데 필요한 규제 시스템 등을 포함하고 있었다. 위원회 단계에서 입법 단계로 가는 데 18개월이 걸렸고, 정책을 형성하고 법을 입안하는 과정에는 참여하지 않았던(참여했더라도 주변에 있었던) 집단이 정책집행에 관여했다.

지지자가 원하는 방식으로 이 법을 집행하려면 여러 가지 다른 조치가 필요했다. 보육원을 정기적으로 감독하기 위해서는 지역의 소년보호관찰관, 사회복지사, 지역공중보건 감독관, 의료 담당관이 새로운 책임을 떠맡아야 한다(추가 보상은 없다). 새로운 법을 집행하기 위해서는 사전에 훈련과 회의를 통해 지역과 보육원 직원의 숙련도를 올려야 하며, 긍정적 변화를 유지하기 위해서는 '채찍과 당근'이 모두 필요하다.

중앙정부는 때로 지방정부의 권한을 줄이기 위해 입법을 활용한다. 돈의 사용을 제한하는 것이 흔한 방법이다. 중앙정부가 보건부문의 권한을 지방으로 이양한 것은 비교적 최근의 일로, 지방병원이나 큰 보건소는 진료비 수입에 대해 더 많은 권한을 행사할 수 있게 되었다. 이전에는 모든 돈을 보건부로 보내야 했지만, 최근에는 여러 보건의료시설이나 지역보건 부서가 진료비 중 일부를 서비스 개선에 사용한다.

정책 대부분은 상당히 일반적인 용어로 표현하기 때문에, 구체적으로 무엇을 어떻게 집행할지는 실제 일하는 사람이 누군가에 따라 달라진다. 지방정부는 주어진 업무를 수행하는 데 전문성이 있으므로 상당한 재량권을 발휘할 수 있다. 또한, 집행 절차는 비교적 눈에 잘 띄지 않아서 대중이나 언론이 크게 주목하지 않는다. 〔정책결정기구에 비해〕 집행기관은 정부의 일상 업무를 수행하면서 정책의 영향을 받는 시민에게 가장 가까이 있고, 다양한 종류의 반응에 중앙정부보다 더 민감하다. 1980년대 인도에서 세계은행은 이용자에게 보조금을 주는 방식의 물 사업을 더는 지원하지 않겠다고 선언하고 정부가 물 사용료를 징수하라고 요구했다(Grindle and Thomas, 1991). 사용료를 걷어야 했던 각급 정부는 거의 만장일치로 이 정책을 반대했으며(이용자가 요금을 내게 하는 것이 불가능하다고 인식했기 때문에), 세계은행의 방침을 거부했다.

영국의 상수도 불소화사업 사례도 있다. 1950년대 이후 중앙정부 보건부는 지방정부가 구강보건사업의 하나로 상수도 불소화를 시행하도록 권장했다. 중앙정부가 직접 나서면, 작지만 강경하고 적극적인 불소화 반대 로비에 휘말릴 것을 걱정했기 때문이다(이 이유만 있었던 것은 아니다). 지방정부가 상수에 불소를 첨가할 권한을 갖도록 법을 만들지는 않았지만, 모든 지방정부는 혹시 법률적 문제가 있으면 중앙정부가 나서서 보호해주겠다는 약속을 받았다. 하지만 당시에는 극소수 지방정부 이외에는 불소화 사업을 하지 않았고, 이는 반대하는 조직으로부터 고소를 당하거나 지역 현장에서 강한 반대운동이 일어날 것을 걱정했기 때문이다(Walt, 1976). 1990년이 되어서야 법이 제정되었고, 지방정부는 철저하게 자문을 수행하는 조건으로 상수에 불소를 첨가할 법적 권한을 갖게 되었다. 그러나 약 3년 뒤에 여러 지방정부가 차례로 정책을 포기한 후 이 사업은 중지되었다. 1950년대에는 존재하지도 않았던 불소화 반대 주장(그 당시에도 불소치약은 쉽게 구할 수 있었고 대다수가 사용했다)이 새로 등장한 점도 있지만, 지방정부가 정책을 거부한 데에는 또 다른 정치적 이유도 있었다. 1990년대에는 중앙정부의 집권당과는 다른 정당이 여러 군데 지방정부를 장악했다. 지역에서 불소화 반대 운동이 분출한 것과 더불어 지방정부가 공공연히 중앙정부 정책을 무시한 결과, 중앙정부가 주도한 정책은 제대로 실행되지 못했다.

사실 정부가 가진 힘으로는 법을 통하지 않고도 협조를 얻어낼 수 있는 경우가 많다. 코스타리카에서 집집마다 디디티DDT를 살포한 말라리아 관리 프로그램이 좋은 예다. 이 사업은 벽에 보기 흉한 흔적을 남기는 것이어서 이를 싫어하는 농촌 주민 사이에서는 아주 인기가 없었지만, 집에 약 뿌리는 것을 거부하는 주민은 벌금을 물어야 했다. 일선 사업요원이 여러 지역사회에서 배척을 받았으나, 중앙정부는 지역사회의 부정적 반응에 구애받지 않고 지방정부가 이 사업을 실행하도록 강요했다. 어떤 정권이 다른 정권보다 더 강압적이라는 점은 분명하다. 군사정권에서는 시민에게 큰 고통을 주는 정책을 얼마든지 집행할 수 있고, 시민은 보복이 두려워 아무 저항도 하지 못하는 때가 많다. 사람들은 정부에 도전할 수 있는 이슈를 선택하는 법이다. 위험이 너무 크고 얻는 것이 적을 것 같으면, 반정부 세력은 도전을 미루거나 다른 이슈에 집중하게 된다.

규칙을 바꾸는 데에도 여러 다른 집단이 관여할 수 있다. 1970년대 후반 모잠비크에서는 모든 엄마가 아픈 아기와 함께 병원에 머무를 수 있도록 하는 새로운 정책을 도입했다. 엄마와 아기를 떼어 놓고, 심지어 면회도 하지 못하게 했던 포르투갈 식민지 시절이 끝난 몇 년 뒤였다. 새로운 정책을 시작하면서 병원 행정직원은 엄마들이 어디서 지낼지, 어떤 시설을 사용할지, 이들에게 음식을 제공할 능력은 되는지 고민해야 했다. 병원은 병동이 붐비는 것을 감수해야 했고 엄마들은 나머지 가족과 떨어져 지내야 했다. 한 모잠비크 의사는 변화가 진행되는 동안 엄마, 의료인, 행정직 사이에 발생한 갈등을 다음과 같이 표현했다.

1978년 말경 엄마들이 병원에 머무는 것이 기정사실이 되자, 병원 이사회는 모든 엄마가 [병원에서] 나가야 한다고 선언했다. 보호자는 병동회의를 열어 만장일치로 반대했고, 사전논의가 없었던 것에 유감을 표했다. 모든 직원은 개인적으로 항의를 받았으나 꿈쩍도 하지 않았다. 엄마들은 타협안을 요구하면서, 아이와 함께 소지품을 챙겨 병원을 나가기로 결의했다(Dick, 1984: 51).

지방정부가 정책을 바꾸어 가족계획 클리닉을 만들거나 시장의 식품위생을 개선하려고 할 때도 비슷한 일이 벌어진다. 지방정부 내의 여러 다른 부서와 전문가, 그 밖의 많은 집단이 연관된다. 예를 들면, 교회, 여성모임, 개인 가족계획 클리닉, 민간 의사와 간호사, 약사가 모두 정부의 가족계획 클리닉에 반응(긍정적이든 부정적이든)을 보일 수 있다. 시장 노점상, 거리 청소부, 식료품 유통업자가 새로운 식품위생 규정에 다양한 반응을 나타내는 것은 당연하다. 집행을 직접 책임지는 사람뿐 아니라 행정가, 간호사와 의사, 위생이나 환경 감독관이 모두 정책집행에 영향을 미친다.

정책집행에는 여러 다른 집단이 관여하고 이들 모두는 〔정책과정이 직선적이 아니라면〕 정책형성에도 관여할 수 있다. 정책에 반대하기로 하면, 여러 수준의 다양한 집단은 정부가 허용하는 범위 안에서 여러 방법을 사용해 정책을 바꾸려 노력한다. 법률조항으로 정책을 명시했다고 해서 정책이 모두 집행되는 것은 아니다. 정책을 실행할 수 있을 정도로 충분한 권력을 동원해야 하고, 이는 정책의 환경에 따라 크게 달라진다.

중앙정부가 재정과 입법, 규칙을 통해 지방정부의 정책집행에 영향력을 미치는 것은 틀림없지만, 미시 수준에서는 여러 다른 요인도 관여한다.

한 가지 예로, 중앙정부 공무원과 지방 공무원 사이에는 문화적 차이가 크고 어떤 때는 충성도도 크게 다르다. 네팔 공무원은 외국인이 지역 상황을 잘 이해하지 못한다고 자주 불평하지만, 이것은 역설적이다.

도시에서 자랐고 카트만두의 중앙정부에서 일하는 〔중앙정부〕 공무원 또한 지방의 현실과는 많이 떨어져 있다. 대부분 관료는 현장에 잘 가지 않는다. 계획과정에는 자료와 목표가 중요한데, 그들은 현장방문으로 그런 정보를 얻을 수 있다고 생각하지 않는다(Justice, 1986: 123).

네팔 보건부에 두 개의 문화가 공존한다는 주장도 있다(Aitken, 1992). 밖으로 드러나는 문화는 보건부가 예방과 치료서비스를 제공함으로써 인구집단의 건강을 개선하기 위해 존재한다는 것을 강조한다. 여러 직원이 일하는 이유는 이런 서비스를 제공하려는 것이라고 말한다. 이와 달리, 내재한 문화는 보건부가 국가 재정을 배분하고 이를 설명하며, 직간접으로 직원의 소득을 보장하기 위해 존재한다는 것이다. 따라서 공무원의 핵심 업무는 재정을 어떻게 배분하고 보건부의 목표에 맞게 지출했는지 설명하는 보고서를 잘 만드는 일이다. 두 문화는 서로 보완적 관계에 있어서, 내재한 문화에 부합하는 결정을 하면서도 공식문화의 언어로 이를 정당화한다. 이런 상황을 고려하면, 보건부가 집행하는 일부 정책(지방 공무원의 직무연수)이 왜 목표(의료의 질 향상)를 달성하지 못하는지 이해할 수 있다.

지방 공무원은 중앙정부 공무원과 충성도가 다를 수 있다. 1960년대와 1970년대에 걸쳐 페루의 군사정부는 농지개혁을 추진했지만 여러 가지 이유로 실패했다. 중요한 이유 한 가지는 중앙정부 공무원과 지방 관료(정책을 집행해야 할 책임을 진) 사이에, 그리고 각각의 집단 안에서, 사업 내용을 서로 다르게 이해했다는 것이다.

이 정책은 사실상 각 지역, 기업, 지역사회에서 '만들어진' 것이다. 그 지역에서 기술 관료, 국가주의자, 급진적 분배주의자 중에 누가, 또는 우연히 어떤 사람이 최고 권한을 갖는가에 따라 정책이 달라졌다(McClintock, 1980: 94).

7세, 14세에 새로운 시험을 보기로 한 영국의 교육개혁은 시행 첫해인 1993

년에 좌초했다. 지역의 교육 당국과 교사는 공개적으로 새 정책을 거부했는데, 시험의 정확성에 전혀 동의할 수 없고 시기도 맞지 않는다는 것이 이유였다.

지방정부와 공무원이 정책이나 사업을 기꺼이 실행하겠다고 해도 제약이 많다. 일부 학자는 정책집행이 어려움을 겪는 다섯 가지 요소를 제시했다. 이 장의 도입부에서 살펴본 '완벽한' 정책집행 모델과 비교해보면 도움이 될 것이다.

┃투입

기술이 현장 상황과 만나면 여러 문제가 발생할 수 있다. 예를 들어, 백신을 냉장해야 하는데 저온유통체계가 작동하지 않고, 이는 냉장고를 돌릴 석유가 없기 때문이다. 현실에서는 기술이 효능을 발휘하지 못하기도 하는데, 예를 들어 항말라리아 약품에 내성이 생기면 용도가 없어진다. 기술은 제대로 작동할 때만 효과를 발휘한다. 실수, 부정확성, 시기를 놓치는 것(엉뚱한 나이에 백신을 접종하는 것)은 모두 실행을 방해한다.

┃과정

집행은 제공하는 사람과 받는 사람 사이에, 그리고 지역사회와 보건의료서비스 사이에 상호작용이 일어나는 과정이다. 질이 낮은 진료나 정보, 무례함, 의사소통 부족은 물론, 인센티브, 동기, 지지와 감독 등 인력을 둘러싼 문제는 모두 서비스를 망치고 개입할 기회를 날릴 수 있다.

┃산출

산출물을 직접 세는 것(예방접종 건수나 나누어 준 경구수액제 수)보다 받는 사람이 실제 사용한 것을 계산하는 편이 유용성을 검증하는 데 더 낫다. 그러나 '실제적 사용'을 산출output 기준으로 삼으면 행동변화가 뒤따라야 하고, 이를 시작하고 유지하는 것은 매우 어렵다. [나누어진 경구수액제 수가 아니라 그것의 효과적인 사용을 산출로 정하면] 엄마가 경구수액제를 만드는 방법을 아는 것은 물론이고, 용액이 필요한 상황을 알고, 재료가 있어야 하며, 아이가 아플 때 수액제를 먹일 시간과 동기가 있어야 한다. [예방접종 건수가 아니라 효과적인 예방 접종 실시를 산출로 정하면] (영아뿐 아니라) 소아에게도 백신을 계속 맞힌다는 것을 알아야 한다.

▮ 결과

효과적으로 대상 모두를 포함했다는cover 것은 그것이 필요하거나 고위험인 사람 모두에게 [사업이나 중재가] 도달했다는 것을 뜻한다. 사는 장소나 사회경제적·문화적 이유로 모든 대상을 포괄하기 어려운 때도 있다. 가난한 가구는 진료소에 올 시간을 내고 교통비를 부담하는 데 곤란을 겪는다.

▮ 영향

집행과정의 마지막 단계에서도 여러 가지 제약이 생기는데, 예를 들어 생물학적 한계 때문에 사망률 감소 효과(영향impact)가 줄어들 수 있다. 사망원인에는 여러 가지 원인이 있고 사업은 이들 중 일부만 다룬다. 감염병이 아니라 설사와 영양부족 때문에 건강이 나빠진 아이에게는 백신을 접종해도 죽음을 조금 늦추는 효과밖에 나타나지 않을 것이다.[128]

---

128 산출-결과-영향은 사업의 목표와 변화의 인과관계가 무엇인가에 따라 달라질 수 있는, 서로 연관되고 때로는 유동적인 것이다. 교육 사업을 예로 들면, 사업 목표와 변화의 논리를 어떻게 세우는가에 따라 결과(지식과 인식변화 또는 행동변화)를 다르게 정의할 수 있다. '영향'은 특히 여러 가지 혼란을 초래할 수 있는데, 범위를 크게 잡으면 직간접적인 변화 모두를 포괄해야 하고, 좁게 잡으면 직접 관련된 것에 한정해야 한다. 백신 접종을 예로 들면, (전체) 사망률 감소는 좁은 범위의 영향이지만, 때로 넓은 의미의 영향으로 경제효과와 사회문화적 변화를 포함할 수 있다.

조직 수준에서도 정책집행에 저항할 수 있는데, 이는 개혁이나 변화의 동력이 어디에서 오는가에 따라 달라진다. 오스트레일리아의 사회과학자인 마틴 Elaine Wilson Martin은 조직 내(보건부도 마찬가지다)에서 변화가 일어나는 과정을 네 가지 차원의 프레임으로 설명했다(Martin, 1992). 첫 번째는 합리적-경험적 차원인데, 직선형의 순차적·논리적 문제해결 방법을 가리킨다. 두 번째는 '사회체계social system' 모형으로, 인간의 상호작용과 변화의 인간관계 측면을 강조한다. 변화의 의미를 이해하고 하위 부서를 포함한 조직 내 이해당사자와 충분히 협의하는 것이 중요하다는 것이다. 세 번째 차원은 권력-정치인데, 합리적 문제해결이나 참여적 접근을 통하는 것이 아니라, 변화에 영향을 받는 이해집단 사이의 권력관계(유불리)가 행동을 결정한다고 본다. 마지막 차원은 가치-비전이라 부르는 것이다. 지금까지 별로 강조하지 않았지만 좀 더 주목할 필요가 있는데, 명시적 가치에 바탕을 두고 새로운 비전에 호소하는 것을 뜻한다. 목적과 노력에 새로운 관점을 부여하고 사명과 가치의 기반을 확인하거나 갱신하는 차원이다.

　　변화의 어떤 차원을 활용하는가에 따라 중요한 행위자가 달라진다. 합리적-경험적 모델에서는 문제를 해결하는 것이 우선이므로, 기술자나 전문가, 연구자, 공식 권위를 가진 사람이 가장 중요하다. 사회체계 모델에서는 관계를 원활하게 하는 사람(퍼실리테이터facilitator), 의사전달자, 대표자가 공통의 행동을 모으고 고무하는 역할을 할 수 있다. 권력-정치 모델에서는 로비스트와 협상가, 그리고 권력이 가진 것으로 보이는 사람이 중요하다. 가치-비전 모델에서 변화를 주도하는 지도자는 헌신의 자세와 도덕적 힘을 가진 사람이며, 본래의 지도자든 새로 등장했든 카리스마를 가진 사람이 그런 역할을 한다. 변화를 실행하는 것은 조직이나 기관 문화가 어떤가에 따라 상당 부분 달라진다.

정책유형과 집행

사회적·경제적 관계와 행동을 바꾸는 중대한 정책결정(거시정책 또는 체제에 대한 정책)은 실행하기 어려운 때가 많은데, 변화가 특정한 이해관계를 위협하면 당연히 강한 반대에 부딪힌다. 핵심 엘리트가 중요한 개혁에 강력하게 저항하면 정권이 무너질 수도 있다.

미시정책이나 부문별 정책을 바꿀 때도 마찬가지여서, 강한 반대가 예상되면 정부는 신중할 수밖에 없다. 정부는 부정적인 반응이 퍼지지 않도록 지방정부가 대신 정책을 집행하게 하는 등 반응을 무력화하는 여러 가지 방법을 사용한다. 정책의 특성에 따라 집행은 더 쉽거나 어려워진다(Cleaves, 1980). 일부 특성은 이 장의 도입부에서 '완벽한' 집행 개념으로 이미 설명했다.

정책이 비교적 단순한 기술적技術的 특성을 보일 때는 복잡한 것보다 실행하기 쉽다. 이미 지식과 기술을 보유했다면, 새로운 장비를 사용하기 위해 인력을 훈련하지 않아도 되고, 자원을 더 투입하거나 새 장비를 살 필요가 없다. 앞서 설명한 수돗물 불소화 사례에서는 물에 불소를 첨가하는 데 꽤 복잡한 기술이 필요했고, 불소를 너무 많이 투입하면 위험하다는 인식도 있었다. 이 때문에 불소화가 위험하다는 주장이 힘이 얻었고 집행이 더 어려워졌다.

새로운 정책이 지금 상태에서 약간 변화하는 것으로 충분하다면, 오류가 생길 위험이 적고 필요한 정보의 양이 적으며 자본비용과 다른 비용도 적게 든다. 린드블럼이 말한 것처럼, 특수한 위기 상황이 아닌 한, 크게 도약하는 것보다는 점진적으로 변화하는 쪽이 동의를 받기 쉽다. 보건의료체계의 재정을 충당하기 위해 의료보험을 도입하는 것은 이미 받고 있던 진료비를 인상하는 것보다 훨씬 큰 변화다.

만일 단일 행위자가 정책을 집행한다면, 다른 부문의 공무원이나 비정부기구와 협력하거나 조정하지 않아도 되고 집행하는 사람이 큰 권한을 가질 수 있다. 우간다에서 보육원에 대한 법을 개정할 때는 두 개의 정부부처, 즉 구호사회재활부Ministry of Relief and Social Rehabilitation와 보건부는 물론이고, 자원사회서비스위원회National Council of Voluntary Social Service, 보육원을 대표하는 아동돌봄기관포럼Child Care Agencies Forum, 해외 비정부기구인 세이브더칠드런 등이 함께 참여했다. 보건부가 단독으로 집행을 책임진다고 해서 반드시 성공할 수 있었던 것은 아니지만, 그래도 정책을 더 원활하게 집행했을 가능성이 크다.

목적이 명확하고 핵심 목표가 한 가지일 때 정책집행이 더 쉽다. 인구사업에서는 목표가 혼란스러운 때가 많다. 여성의 재생산권과(또는) 건강권을 보장하는 것, 원치 않는 아이를 가지지 않을 권리를 보장하는 것, 다음 세대를 위해 현재 인구를 조절하는 것 사이에서 목표가 동요한다. 이스라엘에서 낙태정책의 결정과 집행을 분석한 한 연구에 따르면, 아랍인은 출생을 억제하고 유대인은 임신을 장려하는 목표, 즉 양립할 수 없는 목표를 세운 결과 정책은 실패로 돌아갔다(Yishai, 1993).

정책을 시작하는 데 필요한 기간이 짧을수록 불확실성은 최소한으로 줄어드는 경향이 있다. 집행 기간이 짧다는 것은 조직의 저항, 새로운 행위자의 진입, 지도력 교체, 정책 왜곡 등이 일어날 가능성이 줄어든다는 것을 뜻한다.

이는 1982년 방글라데시가 급진적인 의약품 정책을 도입할 때 중요한 성공 요인으로 작용했다(글상자 8.1). 정책을 빠르게 집행하면 사태를 예상하지 못한 이해집단으로서는 정책에 반대하는 의견을 조직할 시간이 부족할 수밖에 없다.

일부 연구자는 개혁을 분석하면서 정책의 **영향**과 **가시성**에 주목한다(Grindle and Thomas, 1991). 대중이나 강력한 이익집단이 개혁의 비용이나 부담이 너무 강하다고 느끼면 정책을 집행하는 동안 반대가 생긴다. 직접 부담해야 할 개혁 비용은 대중에게 넓게 분산되지만, 개혁에서 나오는 혜택은 알기 어렵거나 좋은 평가를 받지 못하는 때가 적지 않다. 옥수수나 빵과 같은 기초식료품에 대

빠른 집행으로 1600개 의약품을 금지하는 데 성공하다

방글라데시의 육군 참모총장인 에르샤드 Hussain Muhammad Ershad 중장은 1982년 군
사쿠데타를 통해 권력을 장악했다. 그는 집권 후 새로운 정치환경을 기회로 삼아
의약품정책을 급진적으로 바꾸려 시도했다. 의약품 생산, 분배, 소비문제를 다루
는 전문가위원회를 만들고 여덟 명의 위원을 임명한 것은 쿠데타 발생 후 4주도
지나지 않은 때였다. 그는 불과 3개월 만에 '의약품법'을 공표했는데, 여기에는 약
품을 규제하는 16개 가이드라인을 포함했다. 법의 중요한 목적은 "불필요한 의약
품 또는 한계가치밖에 없는 의약품을 생산 또는 수입하느라 낭비하는 외화"를 절
반으로 줄이자는 것이었다(Reich, 1994). 민간과 공공부문 모두에 정책을 적용했
고, 150개의 필수의약품과 100개의 추가 전문의약품만 허용하는 '국가처방집'을
만들었다. 1600개가 넘는 약품은 '쓸모없고 비효과적이거나 해로운' 것으로 보고
사용을 금지했다.

필수의약품 정책은 관심 있는 일부 의사와 새 대통령의 측근이 내부적으로 시작
한 것이었다. 의사 중에는 1971년 독립 이후 '주민건강센터 Gonoshasthaya Kendra'(이
하 GK)라는 보건의료사업을 추진한 유명한 의사 초두리 Zefrullah Chowdhury 도 있었
다. GK가 추진한 활동 중에는 필수의약품을 제조하는 공장도 있었는데, 1981년
생산을 시작해 1986년에는 300명이 넘는 직원이 20개 이상의 의약품을 생산했
다. 초두리는 전문가위원회의 위원이었고, 자신이 만든 제약사가 이익을 보려 했
다고 나중에 위원회 안에서 비난을 받았다. 위원회에 누가 들어갔는지보다 누가
빠졌는지가 더 중요할 수도 있다. 의사협회는 의약품소위원회 위원으로 참여했
지만, 의사협회 회장은 다국적 제약회사와 관련이 있다는 이유로 공식적으로 참
여하지 못했다(Reich, 1993). 의약품산업도 대표자가 없었는데, 정책개발 과정을
지연하고 왜곡할 것이라는 주장이 있었기 때문이다. 그 덕분에 정책은 빠른 기간
안에 만들어졌으나, 장기적인 집행 측면에서 보면 어려움을 겪을 공산이 커졌다
는 것도 의미했다.

법령에 대한 반발과 적대는 금방 나타났다. 국내와 다국적 제약회사를 대표하는
기구인 방글라데시제약산업협회 Bangladesh Aushad Shilpa Samity: BASS 는 의약품정책에

반대하는 캠페인을 벌이기 시작했고, 새 정책을 "제약산업에 대한 국가의 음모"라고 주장했다(Chetley, 1992: 17). 미국, 프랑스, 영국, 독일, 네덜란드의 대사는 자유무역을 제한한다면서 대통령에게 불만을 표시했다(Wolffers, 1992: 94). 방글라데시에 들어오는 원조 중 80%가 이들 국가에서 나왔기 때문에 여러 나라 대사가 정부를 방문해 반대 표시를 한 것은 무시하기 어려운 압력이었다(Reich, 1993). 한편, 세계은행은 정책이 포함한 규제적 요소에 우려를 표시했다. 1992년 4월, 세계은행 산업자원부의 부서장인 하산Abid Hassan은 방글라데시 정부에 편지를 보내, 가격통제, 수입제한, 외국기업 규제를 철폐하라고 강하게 권고했다. 이 권고는 세계은행 안에서 약품정책과 의약품에 대한 합리적 입법을 지지하던 인구·보건부의 의견과는 맞지 않는 것이었다. 하산은 권고의 강도를 낮추라는 압력을 받았고, 이후 세계은행은 낭비와 비효율을 없애는 것이 필요하다는 것을 인지하면서 의약품정책의 방향을 분명히 정했다(World Bank, 1993). 세계보건기구 등 다른 기구는 정책을 공개적으로 지지했고, 많은 국제 비정부기구도 이 정책이 용감하고 진취적인 것이라는 의견을 표명해 정부의 신뢰도를 높였다.

정책을 그대로 시행하면서 국내의 의약품생산이 촉진되어 국내 제약사가 성장했다. 자신들에게 유리한 쪽으로 정책이 집행되는 것을 보면서 제약사의 불안도 진정되었다. 국내의 의약품 생산량이 증가해, 국내에서 생산하는 필수의약품 비율은 1981년 30%에서 1986년에는 80%로 늘어났고, 일부 필수의약품의 가격은 최대 75%까지 낮아졌다. 1986년이 되면서 국내 제약사도 비판적이었던 초기 입장을 철회하고 국가정책을 공개적으로 지지했다. 제약산업협회는 '의약품법'이 "제약산업뿐 아니라 대중에게도 널리" 혜택을 주었다고 인정했다(Chetley 1992: 36).

좋은 점만 있었던 것은 아니다. 내부적으로는 국내의 수급문제가 정책집행을 방해했다. 금지하거나 불법인 의약품이 밀반입되어 지하시장을 형성했고 이를 통제하기 어려웠다. 생산한 약품의 질을 관리하는 것도 문제였다. 1992년 약품의 질을 모니터링하는 약품처 감독관은 35명에 지나지 않았고, 이 숫자로는 팽창하는 국내 의약품산업을 따라갈 수 없었다. 1980년대 중반 에르샤드 대통령은 제약산업에 일부 사항을 양보하고 법을 개정했는데, 몇몇 금지 의약품을 다시 허용하는 조치를 포함했다(Reich, 1993).

한편 에르샤드 대통령은 1990년 국가공영의료체계를 향한 첫걸음으로 새로운 보건의료 개혁 조치를 도입하고자 했다. 의회에서는 정책이 만장일치로 통과했지만, 의사협회는 이를 강력히 거부하고 불만을 표시하는 여러 방법의 하나로 72시간 시한부 파업을 벌였다. 수도 다카에 있는 GK 사무소가 불탔는데, 새로운 보건의료 정책을 과거의 '의약품법'과 같은 것으로 받아들였기 때문이다(Wolffers, 1992). 파업 외에도 경제적 동요와 불안정이 겹치는 바람에 대통령이 사임했다. 의회 선거를 통해 집권한 새 정부는 1991년 국가 의약품정책을 재검토하기 위해 새로운 위원회를 만들었고, 정치인, 의사협회, 제약산업 대표, 약사와 판매자 대표가 위원회에 들어갔다. 국가 의약품정책은 그냥 두는 것으로 합의했지만, 미래 상황은 예측하기 어려웠다.

방글라데시에서 의약품정책을 집행한 과정을 보면 정책형성과 집행에서 시기가 중요하다는 것이 잘 드러난다. 에르샤드 대통령은 약간의 낙관론과 개방적 분위기가 있던 정권 초기에 정책을 급진적으로 바꿀 수 있었다. 국내에 있는 관련 조직의 지지를 얻었는데, 이들은 강한 국제적 연결망을 가지고 있었다. 에르샤드는 신속하게 행동함으로써 저항이 조직되는 것을 피했고, 일부 산업은 혜택을 봤기 때문에 정책에 대한 적대감이 누그러졌다. 약 8년 뒤 다른 보건의료 정책을 급진적으로 바꾸는 것은 불가능했고, 이 시도가 부분적으로나마 실각의 이유로 작용했다(Reich, 1994).

한 보조금을 없애는 것은 지난 수십 년간 대중이 크게 반대한 정책이다. 보조금을 없애면 시장이 활성화하고 그 편익이 크다는 주장이 있지만, 대중은 효과를 실감하기 어렵다. 이들은 각자의 가계에 미칠 부정적 영향을 더 중요하게 생각한다.

개혁이 얼마나 가시적인가 하는 것도 대중의 반응에 영향을 미친다. 정책을 바꾸고 나서 그것을 유지하는 데 행정자원이나 첨단기술이 크게 필요하지 않으면 실행 가능성이 그만큼 더 크다. '저절로 돌아가는 것'일수록 개혁은 고통 없이 실행된다. 통화가치를 낮추는 데는 새로운 기술이나 행정 절차가 필요하지 않고, 기존의 병원 진료비를 올리지도 않는다. 이에 비해, 빨리 진행하는 개혁은 많은 사람에게 즉각적인 영향을 줄 수 있다. 개혁이 대중의 이해와 일치하면(예를 들어, 소비자의 권리 증대) 정부를 지지하는 쪽으로 집결할 수 있지만, 부정적인 영향이 빠르게 나타나면 폭력적 반응(폭동이나 시위)을 보일 수도 있다. 정책에 반대하는 시위를 억제할 수 있는가는 정권의 정당성이 어느 정도인지에 따라 달라진다.

주로 정부 내에서 정책개혁을 결정하고 정부 내에서 〔충격을〕 흡수하는 문제라면, 개혁을 통해 무엇인가를 얻거나 잃는 이들은 행정가, 정책결정자, 공무원들이다. 인구집단에 돌아가는 혜택은 장기적이고 눈에 잘 보이지 않을 수도 있다. 예를 들어, 일차보건의료서비스를 재조직하면 장기적으로 접근성이 좋아지지만 단기적으로는 그렇지 않다. 정부부처를 재조직하거나 일차보건의료체계를 새로 만들어도 대중에게 미치는 영향은 장기적으로 나타난다. 바로 영향을 받는 쪽은 오랜 습관과 기관의 규칙을 바꾸어야 하고 익숙한 형태의 안정성, 통제, 책임을 포기해야 하는 공무원, 관리자, 전문가이다. 관료가 저항하면 집행은 늦어지거나 심하면 중단될 수도 있다. 행정가는 대중이 혜택을 알아차리기 훨씬 전부터 어떤 비용을 치러야 할지 알 수 있다. 정책결정자(정치인)가 공공영역에서 이런 비용을 상쇄하는 지원을 해줄 수 없으면, 정책을 의도대로 집행하기 어려울 것이다.

집행 전략

지금까지 우리는 여러 측면에서 정책집행을 다루었다. 분명한 것은 대부분의 정책분석이 국제와 국내의 정책결정자, 그리고 국내 관료와 정치인의 정책협의를 중심으로 정책형성에 초점을 맞춘다는 것이다. 바람직한 방향으로 정책이 변화할지는 운이나 관리자에게 달려 있고, 집행에 대해서는 특별한 전략을 세울 이유가 별로 없다고 가정한다. 분석전문가의 주장은 다음과 같다.

> 많은 사례에서는 행정적·정치적 자원을 뒷받침하지 못하는 상태에서 개혁을
> 시도한다. 그 결과는 대체로 자원이 잘못 배치되고, 정치적 자본을 낭비하며,
> 개혁을 지지하거나 반대하는 두 쪽 모두 좌절하는 것이다(Grindle and Thomas,
> 1991: 149).

니제르와 나이지리아의 보건개혁을 다룬 사례연구의 결론에 따르면, 집행
에서 나타난 약점 가운데 하나는 정책을 시작하기 전에 정책결정자가 정책을
제대로 분석하지 않는다는 것이다(Grindle and Thomas, 1991). 성공적인 집행에
필요한 조건을 평가하는 것을 포함하여 정책환경을 더 정확하게 분석했다면,
뒤에 나타난 많은 실수를 피할 수 있었다는 것이 이 연구의 교훈이다. 정책변
화는 정치적·재정적·관리적·기술적 자원을 필요로 한다. 모든 정책이 이들 자
원 모두를 요구하지는 않지만, 정책결정자가 해야 할 일은 가용한 자원을 평가
하고 그것을 어떻게 동원할 수 있는지 생각하는 것이다. 더 효과적으로 정책을
집행하기 위해 어느 정도나 자원을 동원해야 할지 평가하려면, 정책결정자가
이들 자원 각각을 어떻게 분석할지 검토해야 한다.

정치적 자원

어떤 정치적 자원이 존재하고 얼마나 많은 자원을 동원해야 하는지 결정하
는 데는 다음 몇 가지 질문이 도움이 된다.

■ 정권은 얼마나 정당성이 있는가? 얼마나 안정적인가? 넓은 지지기반이
   있다면 사람들은 한 가지 정책 때문에 쉽게 봉기하지 않는다. 나아가 정

책의 결과가 눈에 띄게 나쁘게 나타나도 마찬가지다.

- 단 한 번의 정책변화인가, 아니면 이어지는 여러 다른(그리고 인기 없는) 변화의 한 부분인가? 여기서 질문의 초점은 이 정책이 "누적 한계를 넘어 파국을 부르는 것"인가 아닌가 하는 점이다. 또는 정부가 정치적 지지기반을 설득하거나 다시 보강할 충분한 시간(예컨대 다음 선거 때까지)이 있는가?

- 정부는 얼마나 자율적인가? 정부가 한두 개의 강력한 이해집단에 휘둘리면, 정책변화가 이들의 이해관계에 어떤 영향을 미치는지 심각하게 고려해야 한다. 〔개발도상국에서는〕 특히 군대의 이해관계가 중요하다. 연립정부는 여러 개의 작은 정당으로 구성되므로, 어떤 조건에서는 특정 정당이 과도한 영향력을 미칠 수 있다.

- 여러 엘리트가 정책이 변화해도 괜찮다고 합의했는가? 엘리트가 가진 문제의식이 정부의 그것과 얼마나 일치하는가? 정부는 군대에서 교회에 이르는 여러 사회적 엘리트집단의 지지를 받을 수 있는가? 엘리트의 반대가 크지 않다면 집행은 더 쉽다.

정부는 어떤 정책에 대한 정치적 지지나 저항을 예상할 수 있다. 잠재적 지지나 반대가 얼마나 클지는 기본적으로 세 가지 요소, 즉 지역, 조직, 그리고 문해력을 포함한 사회경제적 지위에 따라 달라진다. 지지자가 정책결정자와 미디어 등의 여론 주도자에게 물리적으로(예를 들어 거리) 쉽게 접근할 수 있으면, 흩어져 있을 때에 비해 정책과 집행에 더 크게 영향을 미칠 수 있다. 도시 거주자는 정책결정자와 가까이 있으므로 정책이 변화할 때 항상 고려 대상이 된다. 정책변화를 지지하든 반대하든 도시민을 농촌지역 주민보다 더 쉽게 동원할 수 있다.

공통의 이해관계를 중심으로 조직한 집단은 정책변화가 이해관계를 위협하면 재빨리 반응하는 것이 보통이다. 이들이 다른 집단도 동원할 수 있다. 필리핀의 대지주는 비교적 수가 적고 농촌에 거주하지만 토지개혁을 반대하는 집단으로 잘 조직되었고, 그 결과 정부가 새로운 토지정책을 논의하는 과정에서 이들을 제외할 수 없었다. 이해관계보다는 이념적 이유가 작용했지만, 낙태반대 조직은 1980년대 미국에서 정부 정책에 영향을 미치는 데 성공했다.

문해력과 교육 수준에 따라 정책변화에 대한 정보를 이해하고 활용하는 정도에 상당한 차이가 있다. 정보를 빨리 얻을 수 있는 역량뿐 아니라 영향력을 행사하는 데 사용할 역량도 이에 따라 달라진다. 글을 읽을 줄 알고 정책변화에 대한 정보를 얻을 수 있는 사람은 변화가 자기 이익에 어떤 영향을 미칠지 판단하고, 어떻게든 이에 대응하기 마련이다. 반대 세력을 동원하거나 언론과 연계할 수도 있다.

정책결정자는 정책변화가 초래할 영향력을 평가하고, 정치적 힘을 개혁에 우호적인 방향으로 동원하며, 예상할 수 있는 심각한 위협요소에 대응할 필요가 있다. 정부가 시민에게 변화의 필요성을 설명하고 설득하기 위해 교육이나 미디어를 통한 캠페인을 하는 때가 있는데, 그동안은 정책집행을 연기하는 것이 보통이다.

재정·관리·기술 자원

정책결정자는 계속 정책을 집행하기 위해 정치적 자원과 더불어 재정·관리·기술 자원을 동원해야 한다.

▮재정 자원
재정 없이 정책을 제대로 집행하는 것은 불가능하다. 일부 정책은 다른 정책에 비해 재정적 자원을 더 쉽게 확보할 수 있다. 예컨대, 1990년대의 이념적 분위기에서는 자유주의적 개혁(보건부문 개혁이라고 가정하자)과 관련한 것이라면 종류에 관계없이 외부 원조자의 재정을 어느 정도 확보할 수 있었다. 1980년대에 유니세프와 미국 국제개발처는 고비GOBI 프로그램을 적극 지원했지만, 보건교육이나 소득지원 등 다른 사업에는 미온적 태도를 보였다. 우간다에서 내전이 끝난 후 공여국은 포괄적인 보건의료체계 개혁보다는 보건의료시설 재건축에 더 큰 관심을 나타냈다. 중앙정부와 원조자는 지역의 횡령이나 부패 때문에 자원이 없어지는 상황을 우려한다. 상황이 불확실하고 불안하면 재정 상황이 더욱 나빠질 수 있다. 우간다의 지역사회와 보건요원은 낮은 임금이 보건소의 질과 접근성에 중대한 영향을 미친다고 강조했는데, 보건요원이 다른 소득원을 찾아 자주 자리를 비우기 때문에 그럴 수밖에 없었다(Macrae et al., 1993).

| 관리 자원

예산에 대한 권한, 직원의 임명, 지원서비스 관장은 관료 권력의 중요한 요소이다. 정책을 시작하고 나서 추가 자원(내부와 외부)이 유입된 곳에서는 새로운 정책에 따른 관리 자원이 늘어나기 마련이다. 이때 일부 관료는 [자원이 늘었으므로] 더 적극적으로 자원을 지원하고 지지 역할을 하지만, 어떤 관료는 늘어난 자원을 더 엄격하게 통제하고 손에서 놓지 않으려 한다. 이전 장에서 본 것처럼, 가나의 보건관리자는 추가로 자원을 얻을 수 있다는 이유로 (캠페인을 통한) 단체접종을 선호했다. 관리와 행정기술 또한 중요한 자원으로, 이것이 부족하면 집행은 느리거나 왜곡된다.

| 기술 자원

기술적 분석을 할 수 있는 역량은 중요한 자원으로, 개혁을 시도하는 공무원은 이 자원을 얼마나 보유하고 있는지 평가해야 한다. 정책변화를 평가하는

데 필요한 기술 역량은 한두 가지가 아니다. 그중에서도 정책분석 역량을 확보하는 것이 가장 어렵다. 때로 이 역량은 〔책이나 전문가가 아니라〕 무엇을 실현할 수 있는지에 대한 여러 정책결정자의 지식으로 구성된다. 의료보험을 새로 도입하거나 보건부가 처음으로 (전에 규제가 없던 곳에서) 규제 당국의 역할을 맡을 때는 기본적인 기술, 행정체계와 정보가 필요하다. 그러나 어떤 곳에서는 기술 자원을 충분하게 확보하지 못한다. 새로운 정책을 시행할 기술적 능력을 얻기 위해서는 훈련, 정보 수집과 흡수, 자문관이나 전문가와의 협력에 많은 노력을 기울여야 한다.

정책결정자는 정치·재정·관리·기술 자원을 검토함으로써, 집행과정을 지원하는 자원 가운데 어떤 것은 있고 어떤 것은 없는지 체계적으로 평가할 수 있다. 자원을 제대로 분석하는 것은 반대 진영(세력)을 평가하는 방법이기도 하다. 변화의 맥락 역시 중요하다. 정책변화가 내부에서 비롯된 것이면, 정책 형성에 참여한 집단이 집행과정에서도 정책을 적극 지지할 것이다. 그러나 정책변화가 밖에서 온 것이면, 정책형성과 집행과정은 큰 차이를 보일 수 있다.

결론

집행에 대한 이번 장을 요약하면, 두 가지 주요 이슈가 명확하게 드러난다. 첫째, 집행은 직선적이고 단계적인 정책과정의 한 부분으로 볼 수 없다. 정책형성 단계에서 정치적 협의가 이루어진 후에 행정가와 관리자가 집행을 맡는 그런 것이 아니다. 집행과정은 복잡하고 상호작용이 일어나는 과정으로, 집행 담당자 자신이 정책을 시행하는 방식에 영향을 미치며 변화와 혁신을 만들어내는 데 적극적 역할을 한다. 그렇지만 현실에서는 정책형성과 집행을 명확하게 분리할 때가 많고, 정책을 실제 어떻게 실행하는지는 거의 관심이 없다.

둘째, 정책형성과 집행 사이의 간격을 줄이기 위해서는 모든 정책결정자가 집행 전략을 포함한 정책분석에 참여해야 한다. 정책의 재정적·관리적·기술적 측면뿐 아니라, 예상되는 대중과 정부 관료의 반대도 고려할 필요가 있다.

제9장

평가와 연구

정책에 반영되는가

평가는 정책과정의 끝(정책이 효과적이었나)인 동시에 시작(무엇을 바꿀 것인가)이다. 정책결정자는 좀 더 좋은 결정을 하기 위해 많은 정보원情報源에 의존하는데, 이 장에서는 평가와 연구가 어느 정도나 정책에 영향을 미치는지 살펴본다. 정책결정과 정보는 어떤 관계인가? 정책결정자가 평가보고서나 연구결과에 영향을 받아 정책을 바꾸거나 새로운 정책을 도입하는가? 연구를 발주하는 것은 정보가 부족해서인가, 아니면 이미 결정했지만 근거를 찾기 위해서인가?

정책형성에서 평가자와 연구자가 어떤 관계에 있는지 그 특성도 간단하게 살펴볼 것이다. 연구결과가 정책결정자에게 전파되도록 연구자가 따로 노력해야 할 것이 있는가? 아니면 과학자로서의 연구자는 연구결과를 정해진 범위 안에서 다른 연구자와 논의할 뿐, 객관적이고 중립적 위치를 유지해야 하는가? 대중매체는 연구와 평가를 전파하는 데 어떤 역할을 하는가?

연구와 평가에서 얻는 정보

이 장에서는 주로 연구와 평가를 다룬다. 연구와 평가는 새로운 아이디어와 새로운 기술을 소개하는 것을 통해, 또는 기존 정책을 바꾸거나 개선하라는 제안을 통해 정책에 영향을 미친다. 연구와 평가라고 표현했지만, 둘을 구분하기는 쉽지 않다.

연구는 일반적으로 새로운 지식을 생산하는 체계적인 과정을 뜻한다. 한 가지 대표적인 정의를 인용하면, 연구는 과학적 방법을 사용해 사실과 사실(들) 사이의 상호 관계를 발견하고, 이렇게 발견한 새로운 지식을 실제 환경에 적용하는 것이다(Commission on Health Research for Development, 1990: vii). 따라서 건강연구는 기생충과 인간행동에 모두 초점을 맞출 수 있고, 과학 실험실은 물론 농촌 마을에서도 수행할 수 있으며, 생물학과 분자과학으로부터 사회과학에 이르는 다양한 학문 분야의 도구를 활용할 수 있다. 예를 들어, 건강연구는 다음과 같은 영역을 포함한다.

- 실험실에서 수행할 수 있는 순수 또는 기초연구(백신 개발).
- 사례대조군 방법에 기초한 역학연구(모유 수유와 에이즈 감염 사이의 상관관계를 밝히는 연구).
- 새로운 식습관 형성의 문화적 가능성을 평가하려는 인류학 연구(더 많은 비타민A를 섭취하기 위해 과일과 채소 소비를 늘리는 것).
- 서로 다른 정책대안의 비용을 비교 평가하려는 경제성 연구(어떤 지역에 농촌 보건시설을 짓는 것과 이동식/지역방문 서비스를 비교하면 어느 쪽이 효율성이 높은가).

서양 과학모델을 지배하는 위계구조에서 가장 높은 위상을 차지하는 것은 물리학과 생물학이다. (보건서비스 연구를 포함한) 사회과학의 위상은 낮은 편이고, 현장의 비체계적이고 비전문적인 지식(예를 들어 약초요법이나 동종요법)은 아예 설 자리조차 없다. 특히 정책결정자는 과학적 확실성과 눈에 보이는 관계를 중시한다. 과거 그들은 사회적·경제적 연구가 실용성은 적고 너무 학술적·이론적이라고 비판했다. 이런 비판이 타당하든 그렇지 않든, 대응에 나선 사회과학자들은 왜 사업이 실패했는지 설명하려고 했다(지금은 최종적으로 사회과학 연구에 답을 구하는 일은 흔치 않다). 문제를 해결할 방법을 좀 더 빨리 제시하기 위해 사회과학자들이 실제적인 노력을 기울인 것도 도움이 되었다. 예를 들어 학술 저널인 ≪보건정책과 계획 Health Policy and Planning ≫은 1992년 한 해 동안 모든 호를 열대질환 관리를 위한 신속평가 기법을 다루는 데 할애했다. 특히 평가도구로 쓸 수 있도록 사회과학 연구의 신속성에 초점을 맞추었는데, 그중 하나가 신속농촌평가rapid rural appraisal다. 이는 다음과 같이 정의할 수 있다.

> 적절 수준의 적시성, 정확성, 적합성을 가지고 가장 비용효과적인 방법으로 고유
> 한 상황을 평가하는 전략(Manderson and Aaby, 1992: 49).

연구와 평가를 명확하게 구분하기 어려운 때도 있는데, 일부 연구자는 '평가연구evaluative research'라는 말을 더 좋아한다(Black, 1992). 일반적으로 평가는 연구 방법을 활용하고 연구 프로젝트를 수행하는 기간만큼 시간이 걸릴 수 있다. 예를 들어 나이지리아의 이모Imo 주, 세계보건기구, 유니세프, 런던열대의학대학원은 가난한 농촌지역에서 위생과 의료서비스를 개선하는 것이 건강에 어떤 영향을 미치는지 공동으로 평가했다. 이들은 3년 이상에 걸쳐 준실험 연구 방법을 적용했다(Imo State Evaluation Team, 1989).

그러나 대부분의 평가는 비교적 수행 기간이 짧고 사업을 진행하는 중간 또는 종료 시점에 이루어진다. 공식적으로는 프로그램이 목표를 달성했는지 또

는 수정이 필요한지를 확인하게 된다. 평가는 이렇게 정의할 수 있다.

공공정책의 운용과 영향, 그리고 정책을 집행하는 실천 프로그램을 평가할 목적
으로 수행하는 과학적 활동(Rossi and Wright, 1979: 197).

일반적으로 평가는 정책과 연관된 활동으로 이해한다. 즉, 정책결정자와 관
리자에게 특정한 정책이나 사업의 가치를 직접 피드백하는 것을 목적으로 한
다. 연구는 정책에 연관될 수도 있지만, 항상 그런 것은 아니다. 평가는 감사
audit나 **모니터링**과도 구분된다. 감사는 어떤 상황이나 과정, 성과가 미리 정한
표준이나 기준을 얼마나 충족하는지 조사하고 살펴보는 것이다. 이에 비해 모
니터링은 필요한 투입, 일정, 목표, 기타 활동을 계획에 따라 진행하도록 활동
수행을 계속 감독하는 것을 가리킨다(UNICEF, 1984).

감사와 모니터링 모두 정책에 정보를 제공하는 역할을 할 수도 있다. 모니
터링은 정책과 연관된 연구라고 할 수 있는데, 변화하는 전체 양상을 파악하고
정책이 어떤 영향을 미치는지 평가하려는 것이다.[129] 정부는 가족계획 사업의
성공 여부를 판단하기 위해 아주 간단한 측정 방법의 하나로 보통출생률crude
death rate과 같은 표준 통계정보를 사용할 수 있다.

---

129 모니터링의 일반적 용법은 연구라기보다는 실행 쪽에 가깝고, 작은 규모로 자주 반복하
는 활동으로 이해하는 경우가 많다. 예를 들어 다음 정의를 참고할 것. "모니터링은 정
책, 사업, 실행의 영향을 파악하고, 이에 기초해 무엇을 수정할지 결정하는 것을 지원하
는 과정을 가리킨다. 일반적으로 일정 기간에 걸쳐 한 가지 연구 질문에 반복적으로 답
하는 과정이라 할 수 있다." World Health Organization. 2013. *Handbook on Health
Inequality Monitoring*. Geneva: WHO, p.1.

연구와 평가는 어떻게 정책에 영향을 미치나?

연구나 평가를 통해 산출한 정보는 어떤 과정을 거쳐 정책결정자에게 도달하는가? 정보를 전달하면 정책결정자는 이를 활용하는가? 여기에는 두 가지 이론적 주장이 경합한다. 사회과학 분야에 한정하면, 회의적 시각을 가진 쪽에서는 연구결과와 정책 사이에 직접적 관계를 밝힌 경험적 연구가 거의 없다고 주장한다. 보건서비스 연구를 대상으로 두 명의 연구자가 내린 결론은 다음과 같다.

> 영국이나 미국에서는 연구결과가 아무리 명확해도 조직이나 정책의 변화에 거의 영향을 미치지 못한다. 연구가 저절로 정책으로 바뀌지 않는다는 사실은 명백하다(Hunter and Pollitt, 1992: 168).

이에 비해 낙관적 시각에서는 이러한 정책결정 개념이 지나치게 편협하고 좁다고 반박한다. 그들은 정치적 환경을 통해 새로운 정보와 지식이 스며들어 정책결정자의 사고 한 부분을 차지한다고 주장한다. 명료한 직선적 관계(어떤 연구가 반드시 특정한 정책으로 연결되는 식으로)가 아니라 산만한 양상을 보인다는 것이다.

영향을 주는 방식은 물이 석회암에 떨어지는 것에 비유할 수 있다. 물이 흡수된 이후에는 돌의 여러 층에 스며들어 어디로 퍼져나가 어디서 솟아날지 알 수 없다(Bulmer, 1986). 연구와 정책 사이에 명확하게 드러나는 관계가 거의 없다고 주장하는 사람들은 여전히 직선적 설명 모형을 고집한다. 각각의 주장은 지식주도 모형과 문제해결 모형에 해당한다고 할 수 있다(Weiss, 1977).

- 지식주도 모형: 기초연구 – 응용연구 – 개발 – 정책 적용

■ 문제해결 모형: 문제가 존재 - 연구가 경험적 증거를 제시 - 정책을 제안

두 가지 모델 모두 자연과학의 이상적 모형에서 온 것으로, 가설, 검증, 중립적 결과로 이어지는 합리적 과정으로 구성되어 있다. 이 모델에서는 연구자가 정치적 편견에 사로잡히지 않고, 지식 그 자체를 위해 지식을 추구하며, 누가 연구비를 지원했는지의 영향을 받지 않는다고 가정한다. 연구결과가 어떻든 개의치 않는다는 것도 특징이다. 이러한 자연과학의 이상적 모형은 앞에서 이미 비판한 합리적 정책결정 모형과 비슷하다. 많은 사람이 원하지만 현실에서는 기대하기 어려운 모형이다. 이와 마찬가지로, 연구와 정책의 연결도 아주 복잡하며, 단순하고 직선적인 모델로 설명할 수 없다.

연구가 정책에 영향을 미치는 방법을 설명하는 데는 계몽enlightenment이라는 개념이 더 유용하다는 주장도 있다(Weiss, 1977). 이는 다양하며 중복되는 정책 네트워크가 역동적인(그러나 모호한) 정보교환과 반박과정을 만들어낸다는 생각에서 나온 개념이다. 여기서는 연구 개념과 아이디어가 정책과정에 스며들어 정책에 반영되는 생각과 지향의 배경을 이룬다고 해석한다. 이런 주장에 따르면, 지식이 쌓이고 이것이 생각에 들어가는 과정은 매우 유동적이다. 따라서 연구는 새로운 질문을 던지고 새롭게 문제를 조명하며 새로운 기술과 개념을 활용하는 활동으로 이해해야 한다. 공공정책에 대한 영향은 즉각적이고 직접적인 것이 아니라 누적된다.

한 연구자는 1960년대 영국을 사례로 삼아 계몽 개념을 설명했다(Smith, 1991). 그는 공공정책에 영향을 미치는 세 가지 네트워크를 구분했는데, 그것은 캠브리지의 케인스주의자 그룹, 사회정책을 다루는 티트머스Titmuss 학파, 그리고 옥스퍼드 노사관계 학파였다. 이들은 각각 정부의 핵심 문제를 다루었는데, 경제관리, 복지국가의 불완전한 작동, 노동조합의 역할이 핵심 주제였다. 각 학파는 정부 정책에 큰 영향을 미쳤고, 핵심 연구자는 장관 자문관으로

활동했다. 예를 들어, 런던정경대학에서는 티트머스와 아벨스미스Abel-Smith를 비롯한 여러 학자가 장기 집권한 노동당 정부의 다양한 사회복지정책에 영향을 미쳤다.

정보 전파

과학자와 학계 인사만 연구에 종사하는 것은 아니므로(공무원, 비정부기구, 또는 지역사회도 연구를 수행할 수 있다), 정책 네트워크는 다양한 집단으로 구성되는 것이 정상이다. 공무원, 학자, 전문 학술지의 출판자와 편집자, 언론인, 선출직 공무원이나 국회의원, 로비스트 등 다양한 정책전문가 집단이 있을 수 있다(Walker, 1981). 그들은 같은 정책적 관심을 공유하면서 활동과 아이디어에 대한 정보를 계속 교환하는데, 이런 활동을 하는 데는 정책집단의 다른 구성원으로부터 인정받으려는 목적도 있다. 전문가들이 이미 합의해놓은 정책에 부합하는 아이디어는 존중과 인정을 받는 것이 보통이다.

연구가 정책에 영향을 미쳤는지 판단하기 위해서는 장기간에 걸쳐 상호 영향을 주고받는 네트워크와 그 네트워크의 의사소통 방식을 살펴보는 것이 중요하다. 예를 들어, 정책결정자가 연구결과를 어떻게 알게 되는가 하는 것은 중요한 질문이다. 연구를 의뢰하고 비용을 지급하는가, 또는 정책결정자가 연구결과에 반응하는가 등도 물어봐야 한다. 정보가 퍼지는 것은 목적의식적인 행동의 결과이거나 자연스러운 확산의 결과이다. 정책결정자가 적극적으로 연구자를 찾고 정보를 얻으려는 것이 전자에 해당하는 경로다. 문제의 해답을 얻기 위해, 위태로운 자리를 보호하느라, 또는 관심이 있다는 것을 보이기 위해("그 문제에 대해 연구를 의뢰하고 … 결과를 기다리는 중이다") 연구를 의뢰하는 때도 있다. 후자는 정책결정자가 연구에서 비롯된 정보를 알게 되거나 주목하게 되는 것을 가리킨다. 이들은 전문가회의나 학회에 참석하거나 연구비를 관장하는 조직에 참여함으로써 정보를 얻는다. 출판된 논문이나 평가도 정보를 얻는 방법이다. 이 과정은 흔히 불규칙하고 모호하다. 연구자가 연구결과를 언론에 알리지 않는 경우가 많으며, 전문 학술지에 실린 결과가 정책환경 내부로 들어가는 데 오랜 시간이 걸릴 수도 있다. 예를 들어 개발도상국에서 여성 교육과 어린이 건강 사이에는 정표의 상관관계가 있다는 것이 밝혀졌지만, 국제 또는 국내 정책결정자에게 연구결과가 전파되는 데는 몇 년이 걸렸다.

연구가 정책에 영향에 미치는 정도를 평가하기 위해서는 연구결과가 어떤 형태로 어떻게 퍼지는지 분석하는 것이 중요하다(Weiss, 1991). 연구결과는 자료나 결과, 아이디어와 비판, 또는 설명과 실천을 위한 주장 등 여러 가지 형태로 전파된다. 각각의 형태는 내재한 이미지를 가지며, 장점과 약점이 있고, 때에 따라 한쪽이 다른 쪽보다 유용하다. 예를 들어 **자료로서의 연구**는 생의학 영역에서 흔히 보는 것으로, 기술적 성격이 강하고 연구자는 정책을 지원하는 통계나 조사결과를 제공하는 역할을 한다. 물론, 그런 자료도 자료수집이나 자료원에 편향이 있을 수 있고, 연구자의 다른 활동과 마찬가지로 그들이 살고 일하는 현실세계의 사회적 구성물에 영향을 받는다. 정상과 비정상에 대해 또는 현실에 대해 연구자와 정책결정자가 같은 시각을 가질 수 있으나, 정책결정자가 그런 자료에 대해 반드시 반응을 보일 것이라는 보장은 없다. 콜레라 유행과 같은 긴급한 문제에는 반응을 보이겠지만, 〔자료를 보더라도〕 사회계급에 따라 사망률과 유병률이 일관되게 불평등하다는 통계는 무시할 수 있다.

아이디어나 비판으로서의 연구는 좀 더 유동적이다. 아이디어는 잠깐 주목받았다가 사라지기 마련이고, 정책결정자는 그런 정보를 선택적으로 고르고 기억한다. 이는 계몽 모형이 작동하는 방식을 보여주는 것으로, 아이디어는 정책결정자에게 알게 모르게 영향을 미친다. 연구는 정책 이슈를 정의하고 이해하는 방식을 바꿀 수 있으나, 정책에 어떻게 직접 연결되는지 정확하게 규정하기는 어렵다.

표 9.1 연구를 활용하는 상황

연구의 특성	바탕에 있는 이미지	유용한 상황
자료 (외형상 객관적)	기술주의적(예: 예방접종이나 스크리닝screening) 단기적 학술적	동의 상황 명확한 문제 대안이 존재
아이디어 (유동적)	계몽 장기적 정책 네트워크	불확실성 토론과 행동의 다원주의 다수의 대안
주장 (사회적 영향)	정치적 대립적 이익집단과 정책 네트워크	갈등이 큼 연구의 선별적 채택

자료: Weiss(1991)을 수정.

마지막으로, 주장으로서의 정보는 주로 반론을 제기하는 것으로 나타나고 좀 더 정치적이다. 연구자는 한쪽 입장을 지지하면서 정책결정자가 선택할 특정 대안을 제시하는 역할을 한다. 정책결정자의 시각에서는 주장으로서의 연구를 선호할 수 있는데, 이해관계를 명확하게 하고 시간을 절약할 수 있기 때문이다. 이는 이익집단이 목적을 이루기 위해 정책을 뒷받침하는 연구를 하는 이유이기도 하다. 예를 들어, 1960년대 영국에서 불법 임신중절이 여성 건강에 나쁜 영향을 미친다는 연구를 지원한 것은 이익집단이었다. 세계적으로 많은 단체가 환경위해를 다루는 연구를 수행한다. 연구 방법이 적절하고 연구의 질이 높으면, 정책결정자는 변화의 여러 대안들을 다루는 정보나 아이디어에 주의를 기울일 수밖에 없다. 표 9.1은 연구 형태와 각각의 연구를 활용하는 상황을 나타낸다.

표 9.1에 따르면 어떤 연구 질문을 제기했는가(연구의 특성), 어떤 이미지를 가지고 누가 수행했는가, 연구를 시작한 정치적 맥락이 무엇인가에 따라 연구의 활용 방법이 달라진다. 정책의제가 분명한 문제를 제기할 때는 명확하게 정

의된 구체적인 문제(예를 들어 유방암 선별검사의 가치)를 다루는 연구가 활용된다. 비교적 명확하게 정의할 수 있고 구체적인 사업에 관심을 두는 연구라면, 굳이 자료에 크게 의존하지 않아도 이 범주에 속한 연구라고 할 수 있다. 연구가 정책결정자의 관심에 부응하는 결과를 내놓지 못하면, 연구자는 옹호(지지)하는 역할을 할 수 있다. 그러나 자료에 의존하고 학술기관에서 수행하는 연구에서 이런 역할을 하는 연구자는 흔하지 않다.

아이디어로서의 연구에서는 현장이 좀 더 개방적이다. 구체적인 문제에 직접 대답하기보다는 전략기획이나 새로운 분석의 한 부분으로 연구를 수행하기 때문이다. 공공과 민간의 여러 조직이 참여할 수 있고, 연구의 발표, 전파, 토론방식도 여러 가지 방식을 택할 수 있다. 서로 소통하고 때로 구성원이 겹치기도 하는, 개방적이고 다원주의적인 정책 네트워크가 필수적이다.

주장으로서의 연구에서는 연구결과를 적극적으로 알리고 활용한다는 자세로 접근해야 한다. 정책결정자가 얼마나 영향을 받는가는 당시의 정치적·이념적 분위기, 연구의 질적 정당성, 연구자의 로비와 전파 능력에 따라 크게 달라진다. 많은 이익집단은 연구자를 고용해 연구를 수행하게 하고, 연구결과를 활용해 특정 입장을 방어하거나 주장한다. 1970년대 영국의 건강불평등 연구(보수당 정부가 이 연구의 권고 대부분을 거부했다)를 수행한 연구자들은 정책연구가 정책옹호로 바뀐 실례를 보여주는데, 자신과는 다른 가치를 가진 정책집단에 대해 자신이 옹호하는 가치와 목표를 관철하려 노력했다. "불평등 보고서의 교훈은, 당파적 연구가 영향을 미칠 수 있는 대상은 당파적인 사람뿐이라는 사실을 보여준 것이다"(Klein, 1990: 519).

객관적 과학자 또는 이해당사자?

정책결정자, 연구자, 대중매체 사이의 관계와 이들의 상호작용을 좀 더 자세히 살펴보자. 한쪽 입장에서 연구자는 정책결정자에 대해 소박한 가정, 예를 들어 새로운 정보만 있으면 실행에 옮긴다거나 좋은 연구 아이디어를 활용하리라고 생각하면서 연구를 시작한다(Higgins, 1980). 물론, 이런 가정은 잘 맞지 않는다. 폐암 발생과 담배가 관련이 있다는 증거는 충분하지만, 아직 정책결정자가 담배 판매 규제에 소극적인 나라도 많다.

한편에서 연구자는 정책결정자와 어떤 직접 관계를 맺어서도 안 되며 객관적이고 중립적인 위치를 고수해야 한다고 주장하는 사람도 있다. 연구결과는 오직 학술공동체 안에서만 공유해야 한다는 것이다. 이렇게 주장하는 과학자는 그들이 활동하는 세계가 자연과학이 말하는 이상적 모형에서 왔다고 생각한다. 연구는 합리적 과정을 따르고 가설, 검증, 불편부당과 진리를 포함한다고 본다. 이상적 모형을 생각하면 과학자는 당연히 정치적으로 불편부당해야 한다는 결론에 이른다. 1991년 한 학술지가 영국 과학자 돌Richard Doll을 인터뷰한 내용이 좋은 사례다. 인터뷰 질문자는 그가 평생 해온 폐암과 흡연의 상관관계 연구를 종합하면서 중요한 한 가지 사실을 지적했다. 핵심 연구결과는 1950년 9월 발표했지만 1957년이 되어서야 보건부 장관이 실제 반응을 보였다는 것이다. 질문자는 돌에게 정책결정자의 반응이 그렇게 늦은 것에 불만이 없느냐고 물었고, 돌은 연구와 정책결정은 전혀 다른 것이라는 취지로 대답했다. 연구자가 해야 할 일은 결과를 도출하고 보고하며 요청받은 의견을 말하는 것으로, 행동하고 실천하는 것은 다른 사람이 할 일이라는 것이다. 인터뷰 뒷부분에 그는 다시 다음과 같은 질문을 받았다.

지금은 그동안의 전체 경과, 논문의 파급효과, 40년이라는 간격, 여전한 사망률에 대해 어떻게 생각합니까? 아직도 과학자는 현실에 개입하지 않는다는 관점을 고수해야 한다고 보시나요? 아니면 당신이 한 일이 공중보건에 영향을 미쳐야 한다고 생각합니까?(British Journal of Addiction, 1991: 376).

돌은 지금(인터뷰를 진행한 1992년)이라면 더 적극적인 역할을 했을 것이라고 응답했다. 하지만, 사회적으로 흥미를 끌 만한 연구결과를 얻은 젊은 과학자가 반드시 활동가가 되어야 한다고는 생각하지 않는다는 것이 그의 의견이었다.

인간행동에 연관된 연구결과를 얻으면 가능한 한 널리 알리는 것이 공적 의무라고 주장하는 연구자도 있을 것이다. 연구자는 연구결과를 반영한 특정 정책을 옹호하고 지지할 수 있으며, 논란이 벌어지면 과학적·전문가적 논쟁에도 참여할 수 있다. 예를 들면, 에이즈 치료에 쓰이는 지도부딘zidovudine: AZT은 제약사, 언론, 관련자들이 압력을 가하는 바람에 임상시험이 채 끝나기도 전에 환자 치료에 쓰이기 시작했다(Nelkin, 1991). 수요가 계속 늘어났고 무작위 임상시험에 대한 압력도 커지는 가운데, 후속 연구에서는 그 약이 예상했던 것만큼 효과적이지 않다는 것이 드러났다.[130] 학술지를 통해 논쟁이 벌어지고 언론이 일부 결과를 보도했으며, 연구결과물인 새로운 지식은 전문 학술지를 통해 출판되었다. 이런 경과를 거치면, 연구결과는 훨씬 더 널리 전파되고, 지나치게 단순하게 되거나 실제보다 더 논쟁적으로 보이게 될 위험을 감수해야 한다. 과학자들은 동료 과학자의 주의를 끌기 위해 점점 더 많이 언론을 활용하는 경향이 있다(Dunwoody and Peters, 1992). 그 결과, 언론은 과학과 사회 사이의 소통 수단일 뿐 아니라, 과학 내부에서 의사소통을 하는 수단이 되었다. 과학자

---

130   에이즈 환자에서 바이러스의 활동을 억제하고 증상을 개선하는 효과가 있으며, 전파를 예방하는 효과도 있다. 시간이 지남에 따라 내성이 생길 수 있으며, 현재는 다른 약제와 병합해 사용한다.

는 언론에 등장하는 것을 통해 여러 가지 이익을 얻을 수 있다. 개인 차원의 만족도 있지만 대중, 고용주, 동료 과학자에게 인정을 받는 것이 더 중요하다.

과학계에 정보를 알리는 것뿐 아니라 대중과 정책결정자에게 영향을 준다는 점에서도 언론의 역할은 중요하다. 언론은 연구자와 정책결정자 사이에서 주의를 환기하는 유용한 역할을 할 수 있으며, 문제를 정책의제로 만드는 데도 (또는 계속 숨기는 데) 이바지한다(제4장 참조). 하지만, 장기적으로 언론이 정책이나 여론에 어떤 영향을 미치는지는 분명하지 않다. 효과가 얼마나 강력한지에 대한 근거는 일관성이 없다. 언론의 내용은 상황에 따라 신념과 태도에 영향을 줄 수 있으나, 언론이 다루는 범위는 다양한 정보원의 행동과 함께 시청자나 독자의 반응에 따라 달라진다. 보건교육 분야에서 흡연 행동을 바꾸는 것이 한 가지 예이다. 권위 있고 공인된 과학적 정보보다는 개인 사이의 커뮤니케이션이 더 효과적이다.

언론은 종류에 따라 신뢰도, 독립성, 자율성 등에 대한 평판이 다르다. 언론이 편향된 이슈를 선정하고 보도하며, 잘못된 정보나 지나친 주장을 내보낸다고 생각하는 사람들도 많다. 언론은 동질적이 아니며 동업자를 비판하기도 한다. 1992년 ≪영국의학회지≫의 편집인은 일부 언론과 과학자의 관계를 '사악한 동맹'이라고 맹비난했는데, 이는 5년 안에 천식을 완치한다면서 '기적의 치료법'을 보도한 어떤 신문의 일요판에 대한 것이었다. 그는 에이즈 치료제인 아사이클로비르acyclovir의 효과를 과장해서 보도한 또 다른 기사도 비판했다. 해당 기사는 저명한 과학자의 말을 인용했는데, 이 약 덕분에 환자가 에이즈 바이러스의 숙명적인 사형 선고로부터 해방되고, 에이즈는 10년 안에 당뇨병처럼 치료할 수 있다고 보도했다(Smith, 1992: 730). 문제성 보도는 이것 말고도 한두 가지가 아니었고, 특히 에이즈와 관련된 것이 많았다(Dean, 1992: 1286). 연구자와 평가 전문가는 언론과의 관계에서 정확한 보도 여부를 둘러싸고 이견을 노출하고 갈등을 겪기 쉽다. 언론인이 과학적 지식을 잘 이해하지 못하는

면도 있지만, 연구자들이 잘 설명하지 못하거나 쉬운 용어를 쓰지 않는 것도 무시할 수 없다.

독일과 미국을 대상으로 기술과 환경의 위험에 대한 언론보도를 분석한 한 연구는 언론의 정확성에 대한 다른 시각을 보여준다. 언론의 정보를 정확하지 않다고 생각하는 경향이 있지만, 언론이 편향되었다는 인식이야말로 편향되었다는 것이 이 연구의 주장이다(Dunwoody and Peters, 1992). 이 연구는 언론인이 일하는 공간이 다차원적임을 지적하고, 언론은 독자와 청중은 물론이고 정책결정자를 포함한 다양한 사회 구성원에 민감해야 한다고 주장했다.

연구비를 지원하는 기관도 연구결과를 왜곡할 수 있는데, 공공재원이 제대로 지출되었는지 증명하라는 압력을 받기 때문이다. 결과를 왜곡했다고 혹독한 비판을 받은 한 가지 사례는 미국 국제개발처가 연구비를 지원한 경우이다(Desowitz, 1991). 국제개발처는 1980년대 중반 보도자료를 통해 사람에게 쓸 수 있는 말라리아 백신을 곧 개발할 수 있다고 발표했는데, 사실은 이 당시 과학자 대부분이 이 백신에 대해 아주 신중했고 초기 성과를 낙관하지 않는 상태였다. 연구지원 기관은 어떤 연구에 연구비를 지원할지에 대해서도 편향된 시각을 보일 수 있다. 유행이나 이데올로기, 정치적 압력에 영향을 받는다.

연구결과 활용을 방해하는 요인

정보와 지식을 정책으로 바꾸는 과정에 개입하거나 중요한 고려 대상이 되는 것을 방해하는 요인은 이것 이외에도 많다(Greenberg, 1992). 정책결정자는 연구결과 중에서 마음에 들고 실행할 수 있으며 설득력 있고 만족할 만한 것만 활용하려 할 가능성이 크다. 모든 사람이 지지하거나 명확한 결과를 내놓을 수 있는 연구는 거의 없다.

정치 요인

평가나 연구결과를 활용하려 할 때는 흔히 정치적 문제가 생긴다. 예를 들면, 누가 평가 주체인지에 따라 정책결정자가 어디까지 평가결과를 활용하는지가 달라진다. 개발도상국에서는 흔히 사업을 지원한 원조국(원조기관)에 결과를 설명하는 것이 중요하다. 평가결과는 지원 조건으로 활용되고, 내부보다는 주로 외부용으로 쓰인다. 예를 들어 설사병 감소 프로그램을 지원하는 원조기관은 원조에 관심이 있는 경제학자나 다른 관련자 등 자신의 '고객'을 만족시키고 설득해야 한다. 정치인은 원조에 지출하는 공공예산이 정당하다는 근거를 요구하고, 일반 시민은 자신이 낸 돈이 빈곤층에 도움이 되기를 바란다. 또한, 원조기관은 특정 프로그램을 계속 지원해야 하는지 중단해야 하는지 또는 프로그램의 강점과 약점이 무엇인지에 대해 별도의 자문이 필요하다고 생각한다. 이런 평가가 중립적이기는 매우 어렵다. 이 때문에 원조기관이 어떤 평가결과를 기대하는지 명확하게 해놓고 평가를 시작하는 평가자도 있다. 평가결과가 기대를 벗어나면 평가결과를 무시하거나 같은 평가자를 다시 부르지 않는 일도 생긴다.

평가는 사업 내부에서 갈등을 해소하기 위해 활용되기도 한다. 외부의 전문 평가자를 불러들여 변화를 정당화하는 것이 대표적인 방법이다. 사업이 가치가 있다거나 계속 지원이 필요하다는 것, 또는 변화가 필요하다는 것 등을 다른 사람에게 설득하는 데 평가결과를 활용한다.

어떤 사업의 관리자를 평가할 때, 외부 평가자가 프로그램을 운영하는 사람만큼 그 사업을 잘 이해하는지 의심을 받는 때가 많다. 미국에서 시행한 한 연구에서는 연구자가 몇 년 전에 평가했던 몇 개 프로그램을 다시 조사하고 평가가 효과가 있었는지를 물었다. 평가자가 했던 권고를 활용하는지 질문한 셈이다. 결과를 요약하면, 많은 관리자가 처음에는 평가가 가치가 있다거나 결과를

세계보건기구 사업에 대한 평가: 정책 수단으로 활용한 평가

이유는 명확하게 밝혀지지 않았지만, 몇몇 공여국이 주도해 두 가지 세계보건기구 사업을 평가했다. 이들은 평가결과가 변화를 위한 수단으로 활용될 수 있기를 기대했다. 첫 번째 사업은 필수의약품 실행사업으로, 1988년 새로운 사무총장이 취임했을 때 이미 10년 이상 추진한 사업이었다. 제약사들이 엄청난 비난을 퍼붓는 등 사업 기간 내내 아주 논란이 많았으나, 전임 말러 총장이 강력하게 지원하고 보호했으며, 공여국도 2000만 달러의 기여금을 내는 등 이 사업을 적극 지원했다. 공여국들은 새 사무총장이 제약회사에 타협적인 태도를 보이지 않을까 우려했고, 이 때문에 그 전과 같은 지원을 하지 않을 태세였다.

평가를 조직하고 무엇을 할 것인지에 합의했으며 평가자를 선정하고 방법을 결정한 시점에서 세계보건기구 내부 사정이 달라졌다. 전임 사무총장은 직접 이 사업을 지휘했지만, 새 사무총장 체계에서는 전보다 공식적이고 계층적인 관리구조로 바뀌었다. 사업을 맡은 직원은 자유롭게 의사결정을 할 수 없었고, 새로 임명된 부서장에게 보고해야 했다. 이 사업의 책임자를 비롯한 여러 직원이 사직했고, 후임자는 금방 채워지지 않았다. 평가보고서는 이 일이 있고 난 뒤 일 년이 지나서야 출간되었다. 공여국들은 이 보고서를 활용해 사무국에 사업을 계속 지원해야 한다는 것을 강조했다. 하지만, 이미 사업의 위상이 떨어진 데다, 사무총장이 이 사업을 중요하게 생각하고 필수의약품 개념을 계속 강력하게 지원할지 확신할 수 없는 상황이었다. 평가 보고서가 효과를 발휘하기는 역부족이었다.

두 번째 사례는 세계에이즈프로그램Global Programme on AIDS이다. 이 사업은 1986년부터 1990년까지 짧은 기간 안에 크게 확대되었다. 직원 두 명은 4년 만에 400명으로 늘어났고, 자발적 기여금은 100만 달러에서 1억 달러로 증가했다. 재정이 증가하고 에이즈 대책이 훨씬 더 적극이 되면서 조직이 여유가 없을 정도로 활동이 늘어났다. 그러나 출범 4년째가 되자 공여국은 관리, 자금배정의 지연, 회계의 투명성 부족 등 일부 측면을 강하게 비판했다. 평가를 시작한 것은 그 때문이었다.

앞 사례와 비슷하게 팀을 만들고 과업을 정했는데, 그사이 사업에 많은 변화가 일어났다. 좋지 않은 분위기 속에서 책임자가 바뀌었고, 새 책임자는 단시간 내에 관리와 책임구조를 크게 바꾸었다. 변화가 일어나는 와중에 평가를 진행했고, 평가를 끝내면서 권고한 사항 중 일부는 이미 시행되는 중이었다. 평가보고서의 핵심은 에이즈를 국제적 책임으로 중요하게 인식해야 한다는 것으로, 에이즈 사업을 하는 여러 국제조직이 서로 조정하고 협력해야 한다는 것을 강조했다. 세계보건기구의 관리위원회 Management Committee 는 이 권고를 진지하게 검토했고, 그 결과 1994년 새로운 국제조직이 만들어졌다. 이 기구가 유엔에이즈 UNAIDS 다.

활용했다고 인정하지 않았지만, 면담과정에서 태도를 바꾸어 평가과정이 모든 측면에서 유용했다고 말했다. 그렇다고 해서 자신들이 모르던 것을 알게 되어 유용하다고 말한 것은 아니었다. 한 관리자가 말한 내용은 다음과 같다.

> 놀라운 새로운 발견 같은 것은 거의 없다. 평가자가 얼마나 훌륭하기에 그 사람만 빼고 모두 놓치는 것이 있겠는가. 말도 안 되지(Patton et al., 1977: 154).

평가가 얼마나 효과적일지는 평가의 맥락에 따라 달라진다. 누가 평가를 요구했고 평가를 하는 이유는 무엇인가? 사업에 참여한 사람이 평가에 얼마나 참여하는가? 평가보고서의 정확성과 수용성은 어느 정도인가? 가장 흔한 시나리오는 평가를 아예 무시하거나 정책을 현재 상태에서 조금씩 바꾸는 것이다. 평가의 결과로 정책이나 프로그램이 없어지는 일은 상대적으로 드물다 (Hogwood and Gunn, 1984). 여러 가지 이유가 있는데, 프로그램이나 조직을 없애는 것과 관련된 지식을 받아들이지 못하는 것, 과거의 오류를 인정하지 않는 것, (인력과 시설, 상호 관계로 구성된) 현재 체계를 해체하기 싫은 것, 사업 내부와 외부에서 여러 중요한 집단이 반대 진영을 구축하는 것, 법률적 장애, 대안을 선택하기에는 비용이 너무 큰 것 등 다양하다. 사업을 그만하기로 하더라도, 관리자들은 다른 지원책이나 예산을 찾으면서 결정을 늦추거나 진행을 질질 끄는 일이 흔하다.

개념 혼란과 불확실성

처음부터 목표가 모호하고 약속이 거창하며 효과가 약한 정책에서는 평가 결과를 해석하는 일이 자주 문제가 된다. 평가한다고 해도 사업이 목표를 달성했는지 보여주기 어렵고, 정책결정자가 무엇을 하기로 했는지도 분명하지 않다. 이렇게 되면 평가 결과도 가치를 인정하기 어렵다.

사업 목표는 대체로 복잡하고, 사전에 목표를 구체적으로 정하지 못하는 경우도 생긴다. 무엇을 목표로 할 것인지 분명하게 합의하지 않는 경우도 있다. 예를 들어, 어렵고 오래된 문제(빈곤, 문맹, 실업, 불건강)를 해결하려고 하는 대규모 사업에서는 눈에 띄는 변화가 빨리 일어나기 어렵다. 그럼에도 문제의 성격을 바꿀 것이라고 장담하면서 새로운 정책을 시작하는 경우를 흔히 볼 수 있다. 우리가 이미 아는 대로, 이런 때는 측정하고 제시할 수 있는 효과를 포착하는 것이 쉽지 않고, 짧은 기간의 변화를 그 기간 안에 평가하기는 더욱 어렵다. 건강에 미치는 효과를 파악하는 것은 특히 더 힘들다.

연구가 어느 정도나 확실한 결과를 제시할 수 있는지는 논쟁적이다. 환경정책을 검토한 한 연구는 몇 가지 개념적인 문제를 제기했다(Jasanoff, 1993). 그중 하나는 같은 현상을 관찰하더라도 그에 대한 과학적 설명이 똑같지는 않다는 것이다. 어떤 자연현상의 원인에 대한 과학적 결론이 같아도 그에 대한 설명은 다를 수 있다. 미국의 공중보건 전문가가 어린이의 학습행동에 악영향을 준다는 이유로 환경 중의 납 농도를 낮추려는 법을 만든 것이 대표적 예다. 영국에서 석유에 포함된 납 첨가물을 없애려고 한 것은 미국에서 납 농도 기준을 바꾼 지 10년 이상 지난 시점이었다. 그러나 영국이 그렇게 한 것은 납이 어린이 건강에 해를 미친다는 이유(이는 불확실하고 과학적인 논쟁거리였다)가 아니라, 납이 낮은 농도에서도 독성이 아주 강하고 당시에는 이미 납 대신 다른 대안들이 있었기 때문이다.

과학적 불확실성이 있으면 정책결정은 왜곡되고 모호해질 수 있다. 이해관계가 서로 경쟁하는 상황에서는 정책과 정책결정자에게 영향을 미치기 위해 자원을 동원하는 일도 생긴다. 정책결정자가 확실한 지식을 얻을 수 없고 자신이 알아서 판단하고 행동해야 하는 상황이면, 명확하게 입장을 정하는 것을 꺼리게 된다. 예를 들어, 여러 유럽 국가에서 지방 성분(예를 들어 트랜스지방이나 포화지방)과 관련된 식품정책을 찾아보기 어려운 이유 중 한 가지는 이에 대한 과학적 견해가 일치하지 않기 때문이다.

위험에 대한 인식

각 개인이 위험을 어떻게 인식하는가도 과학이 건강정책에 영향을 미치는 과정에 개입할 수 있다. 위험이 무엇인가에 따라 심리적 의미가 달라지면 공중보건의 연구결과는 무력하게 된다(Greenberg, 1992). 미국의 예를 보면, 공장, 쓰레기 매립, 핵발전소 등의 환경위험에 대한 인식과 담배, 술, 영양 등 건강위험에 대한 인식 사이에는 차이가 있다. 건강위험 때문에 병에 걸리고 사망하는 사람이 훨씬 많지만, 미국인은 환경위험을 더 두려워한다. 이들은 많은 공중보건 정보를 언론에서 얻는데, 언론이 위험정보를 왜곡하면 편향이 더 심해진다. 세 개의 대형 방송사가 내보낸 저녁 전국 뉴스를 분석하면, 2년간 석면 기사를 15회, 담배 기사를 57회 내보낸 데 비해, 멕시코시티에서 일어난 지진과 보팔 참사는 100회 이상, 비행기 사고는 452회나 보도했다. 비행기 사고로 미국인 약 250명이 사망했지만, 흡연과 연관된 질병으로는 80만 명 이상이 목숨을 잃

비타민 A 보충: 연구가 정책을 좌우하는가?

비타민A를 보충하면 안구건조증 예방과 치료에 효과적이라는 사실은 오래전부터 알던 것이다. 이 병은 개발도상국의 어린이가 시력을 잃는 가장 흔한 원인에 속한다(Mamdani and Ross, 1989). 의학적 보고에 따르면, 안구건조증은 흔히 설사, 폐렴, 홍역, 기타 감염성 질환을 동반하고, 이에 따른 사망률이 높다. 1983년 영국의 의학학술지 ≪랜싯Lancet≫에 인도네시아에서 6세까지의 어린이를 대상으로 대규모 코호트cohort 연구를 시행한 결과가 실렸다(Sommer et al., 1983). 연구결과 야맹증이나 비토 반점Bitot's spot(가장 경증의 안구건조증)을 가진 어린이는 그렇지 않은 어린이에 비해 3개월 안에 사망할 확률이 더 큰 것으로 나타났다. 신체 계측치(키, 몸무게 등) 등 다른 차이를 보정(같다고 가정)하고도 결과는 비슷했다. 같은 연구팀은 1~6세 어린이에게 영양을 보충해주면 사망률이 떨어지는지 보기 위해 무작위 임상시험을 시행했다.[1] 그 결과 비타민A를 보충한 어린이의 사망률이 그렇지 않은 어린이에 비해 34% 낮았다. 이 연구결과는 열광적이라 할 정도로 큰 환영을 받았는데, 비교적 값이 싼 방법으로 어린이 사망을 크게 줄일 수 있기 때문이었다. 유니세프와 미국 국제개발처 등 국제기구는 일부 프로그램(탈수를 예방하는 경구수액제 보급, 흔한 질병을 예방하는 예방접종)에 비타민A 보충을 추가했고, 개발도상국에서 진행하는 많은 사업의 구성요소로 포함했다.

과학계는 좀 더 신중했다. 인도네시아에서 진행한 연구는 임상시험의 방법 때문에 비판을 받았다. 양측 눈가림이 아니어서 오류가 있을 수 있으며, 시험을 한 마을과 비교 대상(대조) 마을은 출발선이 달랐다는 것이다. 과학계는 대규모 국제기구의 정책결정자에게 기존 사업에 비타민A 사업을 추가하는 것을 서두르지 말라고 촉구했고, 그보다는 인도네시아 연구에서 나타난 것처럼 사망률 감소효과가 큰지 보기 위해 잘 설계한 추가연구를 해야 한다고 주장했다. 이 문제는 정책결정자와 연구자 사이에서 논쟁이 벌어졌다는 특징이 있다. 정책결정자는 완벽한 근거는 없더라도 개발도상국에서 어린이 사망률을 줄일 수 있는 특효의 처방을 원했고, 연구자는 한정된 자원을 비타민A 보충 사업으로 돌려도 괜찮다는 확실한 근거를 요구했다.

논쟁은 공공영역으로 옮겨갔고, 정책결정자 대부분은 확실한 연구결과가 나올 때까지 결정을 미루었다. 1980년대 중반 이후 브라질, 가나, 아이티, 인도, 인도네시아, 네팔, 수단 등에서 비타민A 보충이 어린이의 사망과 유병을 줄이는지 확인하려는 대규모 연구를 시작했다. 그러나 결과가 뻔하다고 생각한 많은 사업책임자는 기다리지 못하고 사업을 시작했고, 1980년대와 1990년대에 걸쳐 비타민 A 사업이 많이 늘어났다. 이 중 상당수는 미국 국제개발처와 유니세프가 지원한 것이었다. 1993년까지 나온 대부분의 연구결과에 따르면, 비타민A 보충은 사망을 줄이는 데는 효과가 있었으나 유병률을 낮추는 것은 확실하지 않았다. 다시 정식으로 여덟 곳의 연구를 메타 분석한 결과, 23%의 사망률 감소 효과가 있는 것으로 나타났다(Beaton et al., 1992). 여러 연구자가 내린 결론은 "안구건조증이 존재하는 지역이라면 비록 빈도가 아주 높지 않더라도 여러 보건과 농업서비스 중에서 비타민A 섭취를 높은 우선순위에 두어야 한다"는 것이었다(Ghana VAST Study Team, 1993: 7).

비타민A 보충과 사망 사이에는 명확한 관련성이 있고, 많은 어린이 질병의 중증도도 좋아질 가능성이 컸다. 이에 따라 논의의 초점은 사업을 어떻게 실행할 것인가로 옮겨갔다. 어떤 방법으로 비타민A를 충분히 공급할 수 있을까? 이미 있는 예방접종과 연계해야 하는가 아니면 별도의 독립 프로그램을 만들어야 하는가? 다른 음식에 강화성분으로 첨가하면 될 것인가? 식사나 농업의 행태를 바꾸어야 하는가?

비타민A를 공급하는 공통의 방법을 수립하기 위해 국제적 논의가 진행되었다. 정책과정에 참여한 사람은 다음과 같다.

- 비타민A가 사망과 유병에 영향을 미친다는 연구를 한 연구자와 학자.
- 예방접종 사업에 비타민A 사업을 연계하는 것에 관심이 많은 유니세프 등 국제기구의 정책 담당자.
- 세계보건기구의 담당 부서 직원(영양 담당, 각 정부와 국제기구에 지침을 제시할 설사병과 급성 호흡기질환 담당, 필수예방접종 담당 등이 포함되었다).
- 비타민A 보충제 제조사.
- 각 나라의 정책결정자(기존 사업에 비타민A 사업을 추가하면 재정이 어떻게

되는가에 관심이 많았다).

이들은 모두 이해관계가 달랐고, 비타민A 사업을 필수예방접종 사업에 포함하는 문제를 둘러싸고 바로 논쟁이 벌어졌다. 예방접종은 이미 효과를 증명했고 비타민A는 그리 비싸지 않으므로, 기존 프로그램에 추가하면 사업을 훨씬 더 비용효과적으로 할 수 있다는 것이 장점이었다. 세계은행이 강조한 대로 비용효과성을 기준으로 보건사업을 선택해야 한다면(World Bank, 1993a), 필수예방접종 프로그램에 추가하는 것이 최선의 선택이었다. 또 다른 장점은 세계보건기구나 유니세프 등 기존 시스템을 통해 비타민A를 보급할 수 있다는 것이다. 예방접종 사업을 제대로 시행하면, 생후 일 년 안에 어머니와 아이를 최대 여섯 번까지 접촉할 수 있다. 이미 확립된 프로그램에 비타민A를 추가하는 것이 현실적이면서 쉽게 실행할 수 있는 방법이었다.

그러나 이런 방식에 반대하는 사람이 많았고, 이유 중 한 가지는 6개월 미만의 어린이에게 비타민A를 주는 것이 안전하고 효과적이라는 직접 증거가 없다는 것이었다. 그때까지 수행한 연구 중 두 가지만 어린 영아를 포함했고, 둘 중 어느 것도 이들의 사망률을 낮춘다는 증거를 제시하지 못했다(West et al., 1993; Daulaire et al., 1992). 예방접종 사업을 통해서 만나는 어린이는 대부분 6개월 미만이므로 잘못된 시기에 비타민A를 공급할 위험이 커진다는 주장이었다. 그렇다면 보충, 식품성분 강화, 식사 변화 등 어떤 프로그램이 좋을까 하는 것이 아니라, 관심과 자원을 전환해 효과가 확실하게 증명된 연령층을 주 사업 대상으로 하자는 주장이 제기되었다. 세계보건기구 내의 설사병과 급성호흡기질환 담당 부서는 영양과 필수예방접종 담당 부서, 그리고 유니세프에 비해 좀 더 신중한 접근을 촉구했다.

이 사례에서 보듯이 연구와 정책의 관계는 복잡하다. 과학계와 국제기구의 정책 결정자는 이해관계가 다른 것은 물론, 과학적 확실성과 장기적 해결방안에 대한 시각도 다를 수 있다. 비타민A를 보충하는 것은 부족을 해결하는 데는 '특효'의 방법이다. 좀 더 지속 가능한 방법은 식사변화와 영양, 식습관과 관습 등에 초점을 맞추는 것이지만, 과학자와 국제기구는 그런 방법을 피하는 경향이 있다. 영양과 음식습관을 바꾸는 연구는 수행하기가 어렵고 측정도 쉽지 않다. 연구비를 확보하기 어려운 것은 물론이다. 이런 사업을 하려면 부문 간의 협력이 필요한데,

만족할 만한 수준까지 협력을 강화하고 유지하는 것이 만만치 않다. 또한, 이런 방법의 건강효과는 비타민A 보충사업보다 느리게 나타나는 경향이 있으므로, 유권자나 원조자에게 효과를 명확하게 보여주고 정당성을 설명하는 것이 쉽지 않다. 다른 측면에서 보면, 비타민A 사업은 비타민이 부족한 근본원인은 건드리지 않고 증상만 치료한다.

강화성분 첨가, 식습관 변화, 보충제를 어떤 비중으로 해야 적절한지는 그 이후에도 논쟁을 지속할 수밖에 없었다. 다른 보건사업에도 비슷한 논쟁이 자주 생기는데, 비용효과성과 정치적 편의 측면에서의 장단점, 그리고 확실하지만 단기사업인가 아니면 눈에 잘 띄지 않지만 장기사업인가를 둘러싼 것이다.

---

1 무작위 임상시험은 새로운 약이나 물질, 식품 등을 투여하면(처치) 실제 인체에 원하는 효과가 나타나는지를 검증하는 대표적인 실험 방법이다. 여러 가지 조건을 갖추어야 하나, 대표적인 요건이 내용 중에 나오는 '양측 눈가림'을 통해 실험군/대조군을 비교하는 것이다. 양측 눈가림은 양측(시험자와 피험자) 모두가 누가 해당 약이나 물질을 투여받고(실험군) 누가 투여받지 않았는지(대조군) 모르게 한다. 대조군에는 실제 약품이나 물질과 모든 성상이 똑같아서 양측이 모두 구분할 수 없게 만든 위약을 투여한다. 양측 눈가림으로 실험군과 대조군을 구분하는 이유는 투여받았다는 사실만으로 효과가 나타나는 이른바 '위약 효과'를 배제하려는 것이다.

었다.

보건학적 개입을 하면 많은 사람에게 영향을 미치는데, 여기에 따르는 위험을 감수할 수 있는가 하는 점도 중요하다. 정책결정자와 과학자의 역할은 다를 수 있다. 높은 신뢰성과 정확성을 가진 결과를 요구하는 과학자보다 정책결정자가 더 빨리 움직이는 때가 있다. 이와 반대로 과학자는 근거가 확실하고 위험이 적다고 믿는데도 정책결정자는 쉽게 행동하지 못하고 망설이는 상황도 있다. 비타민A 보충사업의 예는 전자에 속한다(글상자 9.2). 비타민A를 보충하는 것이 어린이의 사망률을 낮출 수 있다는 첫 검증결과가 나오자 정책결정자는 바로 프로그램을 실행하려고 했으나, 연구자는 좀 더 명확한 근거를 요구했다.

일부 영향력 있는 집단이 기초과학 또는 첨단-저위험 기술을 표방하는 과학에 편향되어 정부에 압력을 가하면, 상대적으로 공중보건 연구는 위축될 가능성이 크다. 예방 보건(예를 들어 저체중 출산율을 낮추거나 에이즈 전파를 예방하는 것)에 투자하라고 권고하는 연구결과에 정책결정자가 반응을 보이기는 쉽지 않다. 공중보건 연구를 첨단기술에 관한 연구, 예를 들어 방사선량이 없다는 이유로 컴퓨터단층촬영CT을 자기공명영상MRI 장치로 바꾸라고 권고하는 연구와 비교해보라. 공중보건 연구는 눈에 잘 띄지 않고, 오랜 기간이 지난 후에야 결과가 나온다. 이에 비해 첨단기술을 사용하는 연구는 가서 눈으로 볼 수 있고, 사진으로 남길 수 있으며, 진단에 즉시 도움을 받을 수도 있다.

이데올로기의 영향

이데올로기는 "사회 행동과 사회체계에 대한 일련의 가정과 아이디어"로 정의할 수 있는데(Evans and Newnham, 1992: 135), 연구가 정책결정자에게 영향을 미치는 정도, 연구비를 지원하는 연구형태, 연구 아이디어와 평가결과를 수용하거나 실천하는 정도를 설명한다. 1960년대 세계은행의 정책을 주도한 것은 빈곤에 대한 관심이었으나, 1980년대에는 효율성과 경제개혁이라는 흐름이 큰 틀로 작용했다. 1980년대 영국과 미국에서 대처 총리와 레이건 대통령이 주창한 '신념 정치conviction politics'도 마찬가지다. 이 당시에는 연구결과가 아무리 확실해도 필요, 불평등, 빈곤과 같은 이슈는 정책의제에서 배제했다. 어떤 시기에는 연구가 아니라 이데올로기 때문에 정책을 추진하는데, 연구결과에 기초한 것이 아니라 거시경제의 가정을 확대 적용한 영국 국가보건서비스 개혁이 그 예다. 대처 행정부를 나타내는 특징 한 가지는 합의에 기초한 정책과정을 거부했다는 것으로, 1980년대 말 개혁을 추진할 때는 어떤 근거나 용역 연구도 활용하지 않았다(Klein, 1990). 레이건 대통령이 추진한 임신중절 정책의 변화도 마찬가지로, 연구결과보다는 이데올로기에 기초했다.

이데올로기가 연구를 좌우할 수 있다는 것은 두말할 것도 없다. 연구자가 어느 정도나 이데올로기의 영향을 받는가? 누가 주로 공공재원 또는 민간재원의 지원을 받아 연구비를 충당하는가? 현재의 이데올로기 지형을 인식하고 적응하는가? 폭스Daniel M. Fox는 미국에서는 연구자들이 새로운 접근 방법을 개발해 현재의 이데올로기에 적응한다고 주장하고, 이런 접근을 **경제화 모형** economizing model이라고 불렀다(Fox, 1990: 483). 이 모델은 건강을 경제의 한 부문으로 인식하면서, 상품, 소비, 외부성, 인센티브와 역逆인센티브 등 경제학 원리로 〔건강과 의료를〕 설명하려고 했다. 경제화 모형은 신자유주의 경제학(또는 통화주의)에 기반을 두고 자유시장의 원리로 돌아가자고 주장한다. 경제영역에서 정부가 직접 역할을 해야 한다고 주장했던 과거의 케인스주의 모형은 힘을 잃었다. 과거 공공부문으로 간주했던 보건의료의 시각에서 보면, 건강은 개인이 소비하는 사적 상품으로 바뀌었고 시장원리의 지배를 받는다는 것을 뜻한다.

미국에서는 지난 10년 동안 정책결정자와 연구자가 미국 사회에 대한 핵심 가치를 공유하는 정도가 점점 더 강해졌다(Fox, 1990). 이 핵심 가치는 세계가 어떠해야 하는지에 대한 강한 규범적 시각을 나타내고, 변화는 매우 천천히 일어난다고 믿는 경향을 보인다. 이데올로기적으로는 공공부문보다는 민간부문이 서비스를 제공해야 하고, 집단주의보다는 개인주의를 강조하는 것을 특징으로 한다. 1980년대 들어 연구자들은 경제화 모형을 지배하는 핵심 가치에 점점 더 동의하게 되었고, 어떤 의미든 집단(또는 공적)의 이익보다는 개인의 권리, 자유, 복지가 우선이라고 믿었다. 정책결정자와 연구지원 기관이 이런 가치를 공유했다는 것이 더 중요하다.

이 나라의 많은 연구자는 다들 경제주의자처럼 행동해왔는데, 경제화 모형에 충실해야 연구비, 계약, 논문출판, 채용, 승진, 정책에 대한 영향력 등에서 유리하다고 생각한다(Fox, 1990: 488).

연구를 발주하는 쪽이 바뀐 것과 마찬가지로, 누가 건강정책을 연구하는지도 변화했다는 사실이 흥미롭다. 대학은 더는 건강정책 연구를 주도하는 곳이 아니며(핵심 가치가 다를 수 있다), 랜드RAND 연구소[131]나 이익집단, 민간산업과 같은 민간부문이 대학을 대신하게 되었다. 미국에서 볼 수 있는 이런 상호 관련성은 몇 가지 강력한 수단이 등장하면서 속도가 더 빨라졌다. 정부연구비를 지원하는 메커니즘, 계약 방법, 지원 대상이 되는 영역 선정, 공공과 민간부문 연구자의 기본급 등이 수단으로 쓰였다.

유럽 국가들을 비교·분석한 결과에 따르면, 1980년대 중반 경제위기가 악화하면서 모든 국가는 효율성과 효과성에 주목하게 되었고 이 문제를 직접 다루는 연구를 선호하게 되었다(Wagner and Wollman, 1986). 정책분석에는 '경제학적 접근법'이 유행했다(사회학, 정치학 등을 포함하면서 범위가 좀 더 넓어졌다). 정부의 이데올로기가 중요한 역할을 하며, 정권이 진보에서 보수로 넘어가면서 경제학에 대한 관심이 더욱 커졌다. 공중보건에서도 다른 분야와 비슷하게 효율성('돈의 가치value for money')을 따지는 경향이 뚜렷해졌다.

연구자는 이데올로기나 유행에 무관한 존재가 아니며, 연구비를 지원하는 쪽(정부의 정책결정자일 수도 있다)이 어떤 종류의 연구에는 관심이 있고 무엇에는 관심이 없는지 의식한다. 보건 분야 연구비는 비교적 빈약하다. 세계적으

---

131 미국의 대표적인 비영리 싱크탱크 중 하나이다. 여러 분야를 다루지만, 보건영역에서는 미국 내는 물론 세계적으로도 가장 규모가 큰 곳 중 하나이다. 보건 분야에서는 1974년부터 1982년까지 랜드 의료보험 실험RAND Health Insurance Experiment을 진행하면서 이름이 유명해졌다. 홈페이지 http://rand.org

로 약 300억 달러가 보건연구에 쓰이고, 그중에서 16억 달러만 개발도상국의
건강문제에 지출한다(이 문제가 전체 잠재수명손실의 93%를 차지한다).[132] 이에
비해 상위 10개 제약사가 연구개발에 쓰는 비용은 48억 달러에 이른다(Commi-
ssion on Health Research for Development, 1990).[133] 대부분의 국가에서 연구비
를 지원하는 기관은 편중되어 있고, 정부에 의존하지 않으면 사실상 연구가 불
가능하다. 미국을 비롯한 몇몇 나라에서는 민간재단이 많은 연구비를 지원하
고, 개발도상국에서는 다자간 또는 양자 간 원조기구가 지원하는 연구비의 비
중이 크다. 이들 기관은 어떤 연구가 가치 있는지 스스로 정할 수 있으므로, 여
기에 연구비를 의존하는 연구자는 연구비 지원기관의 생각과 일치하는 연구를
제안할 수밖에 없다.

연구의 활용도에 대한 인식

정책 담당자는 흔히 연구를 비판한다. 너무 많은 시간이 걸리고, 적용하기
가 쉽지 않으며, 중요한 관심사를 다루지 않는다는 것이 특히 자주 나오는 비
판이다. 경제적 효율성과 효과성에 관한 관심이 커진 것, 그리고 사회과학 연
구가 많은 비판을 받으면서 많은 연구자가 연구의 유용성을 높이려고 노력한
것은 분명하다. 사회과학자 자신이 초기 연구에 대해 매우 비판적이었다. 한

---

132 한 추계에 따르면, 2009년 현재 세계적으로 보건연구개발에 투자하는 연구비는 2400억
    달러 규모로, 그중 약 89%를 고소득국가에 투자한다. 열대소외성질환에 투자하는 연구
    비는 전체의 약 1%에 지나지 않는다. Røttingen, J. A. et al. 2013. "Mapping of
    available health research and development data: what's there, what's missing, and
    what role is there for a global observatory?" *Lancet,* 382(9900), pp.1286~307.
133 세계적으로 제약 연구개발은 1996년 353억 달러에서 2009년 950억 달러로 증가했다.
    10대 투자 제약사의 2012년 연구개발비 규모만 약 673억 달러에 이른다. http://bit.ly/
    1VfQXYx(검색일: 2016.3.31).

연구자는 1960년대와 1970년대 영국에서 수행한 많은 사회과학 연구를 비판했는데, 정책결정자가 활용하기에 유용하지도 않고 정보를 충분하게 제공하지도 못했다는 것이다(Higgins, 1980). 사회과학 연구는 뻔하고 상식적이며, 일반화할 수 없는 특수 상황만 다루고, 안이하다는 비판을 받았다.

일부 비판은 근거가 있었지만, 사실 많은 사회과학 연구는 연구-정책 전파에 대한 계몽 모형으로 잘 설명할 수 있다. 고프먼Irving Goffman이 수행한 정신병원 연구 덕분에 시설수용자에게 적용되는 모든 정책단계에 대해 알 수 있게 되었다(Goffman, 1962). 근대화이론은 수십 년 동안 개발정책에 영향을 미쳤다. 지역성과 비전문가를 고려하지 않던 주류 의학모델에 대한 도전은 1970년대에 건강정책을 바꾸었다. 1960년대 이후 여성운동이 활발해지면서 많은 나라에서 젠더와 생식권에 대한 정책에 영향을 미친 것을 부인할 수 없다.

세계은행의 서니어Michael Cernea는 사회학자와 인류학자가 개발 프로젝트에 기여한 것을 종합적으로 검토하고 이들의 긍정적 역할을 찾았다(Cernea, 1991). 그의 주장에 따르면, 사회과학자는 사람을 우선하는 것에 주된 관심을 두기 때문에 서구 중심주의와 기술 중심 프로젝트에 대해 중요한 해독제 구실을 할 수 있다. 한때는 개발 프로젝트가 왜 제대로 실행되지 않았는지 사회과학자들에게 설명해달라고 하던 시기가 있었으나, 이제는 달라졌다. 사회적 요인이 개발 프로젝트에 어떤 영향을 미치는지 초기에 연구해달라는 요청을 받는 사회과학자가 점점 더 늘어난다. 이는 사회과학자가 하는 일이 가치 있다고 인정받는 중요한 이유가 되었다. 서니어가 제시한 사례는 세계은행이 진행한 프로젝트로, 자금 지원을 중단하고 몇 년이 지난 후 세계은행이 평가한 것이다. 57개의 사업 가운데 30개에서 전통적인 문화요인과 지역의 사회경제 상황을 고려해 사업을 시행한 결과 실질적인 경제적 효과를 산출했다. 실패한 프로젝트는 자금지원이 부족해서가 아니라 사회적·문화적 요소를 과소평가하거나 무시했기 때문이다(Cernea, 1991: 14).

시기와 커뮤니케이션

정책결정자가 연구와 평가결과를 활용하는 것을 방해하는 또 다른 요소는 시기, 그리고 결과를 알리고 소통하는 방식이다. 연구를 진행하는 과정은 대체로 많은 시간이 걸리고 적용하는 것은 더하다. 구체적인 문제에 대응해야 하는 정책 담당자로서는 연구를 의뢰하고 기다리는 시간이 너무 길지도 모른다(Sharpe, 1977).

시간에 맞추는 것과 연구의 질 사이에는 상충하는 측면이 있다. 의사결정 과정에서는 연구결과가 시기에 맞추어 나오더라도 방법론의 수준이 떨어지면 활용할 수 없다. 물론, 연구의 질은 정책결정자가 연구결과를 활용하기 위한 필요조건도 충분조건도 아니다.

> 믿을 만하지만 정치적으로 수용할 수 없는 연구는 거부하고 비판하며, 질이 의심
> 스러운데도 이미 정해진 정책 결론을 뒷받침하는 연구를 활용하는 사례가 드물
> 지 않다(Higgins, 1980).

1991년 걸프전쟁 시기에 요르단 정부는 어린이에 대한 과장된 연구를 활용해 전쟁의 고통이 심하다고 강조했다. 몇몇 연구에서 경구수액요법으로 어린이 사망이 줄었다고 주장했지만, 많은 연구자는 결과가 정확한지 의심했다.

정책결정자가 연구를 활용하는 데는 커뮤니케이션이 얼마나 원활한지도 영향을 미친다. 의견을 정해야 하는 사람의 관심사에 바로 답해줄 수 있는, 예를 들어 극적이고 분명하며 손에 잡히는 결과가 모호한 결과보다 더 널리 받아들여질 가능성이 크다. 물론, 아무리 결과가 명확해도 기존 질서에 의문을 제기하거나 도전하는 결과, 또는 구조개혁을 요구하는 연구결과는 무시되기 쉽다.

연구나 평가보고서가 얼마나 잘된 것인지에 대한 인식이나 수행한 기관의

위상도 정책결정자가 주목하는 정도에 영향을 미친다. 영국의 정부학자인 샤프Lawrence Sharpe와 또 다른 연구자는 유럽에서 사회과학자에 대한 신뢰가 낮은 것(미국에서 사회과학자들이 높은 지위를 누리는 것과 대비된다)을 발견하고, 정책결정자가 연구를 진지하게 고려하지 않는 한 가지 요인이라고 설명했다 (Sharpe, 1977; Bulmer, 1986). 물론, 이런 상황은 당연히 바뀔 수 있다. 보건 분야에서는 사업의 연구, 평가에 종사하는 경제학자, 사회학자, 인류학자가 크게 늘었고, 건강에서 나타나는 복잡한 행동과 상호 관계를 이해하는 데 이들의 방법과 접근법이 유용하다고 인정하게 되었다. 모성사망과 같이 한때 소홀하게 다루던 문제에 정책결정자가 주의를 기울이게 된 것도 이들 때문이다. 연구를 통해 얼마간 성과를 거둘 수 있었던 것은 분명하다. 미국 질병통제센터Center for Disease Control and Prevention: CDC 소속 과학자와 여러 아프리카 출신 연구자가 5년간 협력해 연구 사업을 진행하고 보건사업의 변화를 만들어낸 사례가 있다. 이 연구는 첫 번째와 두 번째 임신에서 저체중 출산이 나타나는 이유가 말라리아 감염이라는 것을 밝혔다. 저체중 출산이 신생아 시기와 그 이후 사망을 초래하는 매우 중요한 위험이라는 것은 이미 알고 있던 사실이다. 관련 연구를 계속하면서, 효과적인 항말라리아 제제를 사용하면 말초혈액과 태반의 말라리아 감염이 줄고, 따라서 저체중 출산도 감소한다는 것을 추가로 알게 되었다. 이 연구를 통해 가장 좋은 예방 방법이 무엇인지 확인할 수 있게 된 것이 성과다. 말라리아 정책은 임신 중 감염을 예방하는 것으로 바뀌었고, 설파독신 피리메타민sulfadoxine pyrimethamine을 일차 약제로 고려하게 되었다.[134] 연구를 통해 홍역 예방접종의 최적 시기에 대한 정책이나 폴리오polio 예방접종 캠페인을 하는

---

134 2016년 현재 미국 질병통제센터의 권고는 이 연구에 기초한다. 말라리아 유행 지역의 모든 임산부에게 임신 제2 삼분기 이후 이 약제를 기초로 한 간헐적 예방요법intermittent preventive treatment: IPTp을 권고한다. http://www.cdc.gov/malaria/malaria_worldwide/ reduction/iptp.html(검색일: 2016.4.1).

방법에 대한 정책이 바뀐 사례도 있다(Foster, 1993).

　연구가 정책에 영향을 미치는가 하는 것은 복잡하고 명확하게 답하기 어려운 질문이다. 연구가 할 수 있는 역할과 잠재적 기여도는 특히 정책환경이나 정책과정의 단계에 따라 달라질 수 있다. 1980년대 말까지 영국 국가보건서비스가 그랬던 것처럼, 합의에 기초한 정책결정이 일반적이라면 연구는 거의 필요하지 않다(Klein, 1990). 저절로 또는 인위적으로 큰 변화가 일어나면 사정이 달라진다. 모르는 것이 많고 논쟁이 벌어지기 쉬우므로 연구가 할 수 있는 역할이 더 커진다. 여기부터는 거시 또는 '상위' 정치와 미시 또는 '하위' 정치라는 정책 틀이 다시 작동한다. 시스템에 기초한 〔거시〕 연구는 흔히 새로운 패러다임과 사고방식을 요구하는데, 연구결과가 정책결정자의 이념과 잘 맞으면 계몽의 역할을 할 수 있지만 그렇지 않으면 사장되기 쉽다. 예를 들어 미국의 경제학자인 에인트호벤Alain Enthoven이 제시한 '관리되는 시장'이라는 제안은 1980년대 후반기의 개혁환경과 잘 맞아 떨어졌다(Enthoven, 1985). 이에 비해 일상적인 보건의료서비스에 대한 〔미시〕 연구는 정책에 바로 반영되는 때가 많다. 앞에서 살펴본 아프리카의 말라리아와 예방접종 사례가 그것이다.

결론

　요약하면, 연구와 평가가 정책에 지식과 정보를 제공하는 역할을 할 수 있는가에 대해 상당한 회의가 있는 것이 사실이지만, 필자는 연구가 정책에 영향을 미칠 수 있다고 주장한다. 회의적인 시각을 가진 비판자는 연구가 정책에 영향을 미치는 데 선형적 관계를 가정하고 거기에 맞는 직접적인 사례를 요구한다. 유의할 것은 영향을 미친다고 해도 그 과정은 직접적인 것이 아니며, 전체 과정은 계몽의 과정, 즉 많은 연구 아이디어가 여과를 거쳐 정책결정자에게 도달하는 과정으로 이해해야 한다는 점이다. 특정 시기에 연구를 활용하는 정도에는 다른 요인도 작용한다. 예를 들어 정책결정자와 연구자가 어떤 관계를 맺고 얼마나 친밀한가 하는 것도 영향을 미친다. 언론이 연구결과를 전파하는 역할을 한다는 것도 고려해야 한다. 시기와 커뮤니케이션의 방법도 중요하다.

정책결정자가 연구와 평가 결과를 진지하게 고려하고 제대로 활용하지 못하게 하는 데는 많은 요인이 작용한다. 정치와 이데올로기, 연구결과에 대한 개념적 혼란과 불확실성, 연구의 유용성이 분명하지 않은 것, 시기와 커뮤니케이션의 능력 등이 그것이다. 연구와 평가가 정책과정의 중심을 차지하는 것은 아닐지 모르지만, 때로 잘 드러나지 않은 채로 부분적 역할을 하는 것은 틀림없다.

제**10**장

변화의 틀을 규정하는
권력과 과정

이 책은 분석에 필요한 개론적인 개념 틀을 제시하려는 것으로, 〔독자들이〕 이를 바탕으로 정책에 영향을 미치는 실천으로 나아가거나 더 깊은 공부와 연구를 시작할 수 있기를 희망한다. 개념 틀은 일부러 간단하게 만들었고, 복잡하지만 친숙한 현실세계에 질서와 패턴을 부여하기 위해 고안한 것이다. 미로 속에서 지도 노릇을 할 수 있기를 바란다.

이 책을 마무리하면서 간단한 개념 틀이 눈을 현혹할 수도 있다는 것을 부인하지 않는다. 정책결정에서 권력과 과정은 겉보기보다 더 "복잡하게 얽혀 있고, 직관적이며, 무의식적인 것"이다(Klein, 1990). 하지만 우리는 항상 보이는 그대로가 아니라 좀 더 질서 있고 심층적으로 인식해야 한다. 권력은 눈을 흐리기 쉽고 과정은 쉽게 손대고 바꿀 수 있다. 엄청나게 복잡한 것도 사실이다. 마지막 장이 정책으로 나아가는 첫 번째 디딤돌이라고 생각하고 앞에서 나온 내용의 전체 모양을 보이고자 한다. 미로의 패턴을 보이고, 분석 틀에 적용한 이론과 모형에 들어 있는 복잡성과 미묘함을 탐사할 것이다.

변화의 틀: 권력

이 책 전체를 통해 '제한된 다원주의'라는 개념을 사용했다. 이 개념의 핵심은 이렇다. 정책 엘리트가 상위 정치와 체계 수준의 정책을 형성하고 강제하는데 비해(지배계급이 모든 의도와 목적을 결정한다), 다수의 이질적 집단이 하위 정치와 부문별 정책에 영향을 미친다. 따라서 공공정책에 참여할 기회는 분명히 존재한다. 서로 중복되는 정책공동체를 통해 아이디어를 교환하고, '계몽'과정을 통해 정책의제나 집행의 대안을 부각할 수 있다. 언론의 관심을 끌 수 있다면 '외부자' 집단도 직접 행동을 통해 정책경로에 영향을 미친다. 건강정책이 상위 정치 수준에 도달하는 일은 매우 드물기 때문에(포괄적인 보건의료 개혁조차 정권을 위협하는 것으로 인식하지는 않는다. 미국의 클린턴 행정부 정도가 예외적 사례인데, 1993년의 보건의료 개혁안이 정권을 무너뜨릴지도 모른다는 분석이 있었다), 많은 건강정책은 상당한 상호작용이 일어날 수 있는 정책공간에서 형성되고 집행된다. 이런 사실은 현재 상태로 다원주의가 충분하다는 의미는 아니다. 대부분의 국가에서 정책을 둘러싸고 집단 사이에 널리 의견을 교환할 수 있는 다원주의적 협상 공간이 더 넓어져야 한다. 공공의 의견을 듣는 구조가 존재해도 이를 활용하지 않는 사례가 많다. 영국의 보건 당국은 우선순위를 정하는 한 가지 방법으로 상향식의 공적 논의를 통해 지역민들의 시각을 반영하는 것을 의무화했다(Robinson, 1993). 하지만 이런 정보를 어떻게 얻을 수 있는지 또 어떻게 활용하는지 명시적으로 정해놓은 보건 당국은 거의 없었다.

많은 국가에서 '제한된 다원주의'는 실제 일어나는 일을 제대로 인식하지 못하게 하는 틀로 작용할 수 있다. 특히 역사적으로 양극체제가 글로벌 자본주의의 시장 이데올로기에 포섭된 이후에는 더욱 그렇다. 1990년대 이후 세계는 점점 좁아지는 것처럼 보이고 G8 국가는 세계 수준에서 정치적·경제적 의제를 정하는 '근대 부르주아의 집행위원회'로 기능한다(MacShane, 1993).[135] '새로운 제국주의자'로 불리는 세계은행과 국제통화기금은 동유럽과 개발도상국에서 부채상환 일정을 재조정하고 차관을 협상하면서 과거에는 고유한 영역이던 각 나라의 국내 문제에 개입했다. 유럽연합이 영국의 주권을 위협하는 것으로 인식하면서, 집권 보수당은 1993년 마스트리히트 조약을 비준할 것인지를 두고 격론을 벌였고 국민투표를 요구하는 목소리도 높았다. 원조를 통해 상대방을 돕는다고 하지만 실제로는 한 국가의 구조와 정책을 망가뜨리는 것을 두고, 모잠비크를 재식민지화하는 새로운 선교라고 부른 사람도 있다(Hanlon, 1991). 강력한 국제적 집단이 정책을 강제하기 위해 개입하는 것도 새로운 현상이다. 언론은 대체로 지배계급의 이해에 봉사하며, 어떤 때는 국가의 이해관계를 반영한다. 예를 들어, 1991년 걸프전쟁 때 정부가 주장한 많은 사항이 부정확했지만(무기의 정확도, 사망자 수, 중계방송 화면), 언론은 이를 그대로 보도했다(Pilger, 1993). 보도의 90%는 대형 서방 언론사 네 곳에서 나온 것이었다.

몇 개의 다국적기업이 국제교역의 대부분을 차지한다. 많은 개발도상국에서는 금융기구가 개혁 패키지를 실행할 것을 요구하고 양자 간 원조기구는 그때까지 원조를 보류하는 것을 볼 수 있다.[136] 개발도상국의 많은 비정부기구는 원조기구의 재정지원을 받는데, 흔히 이들이 미리 정한 규칙에 따라 활동해야 한다. 부패한 국가에서는 금고에 한쪽 손을 올려놓은 그 나라의 '마피아tropical gangster'가 세계은행과 국제통화기금에 속한 '국제 마피아'와 권력을 제휴하는

---

135 본래는 마르크스의 『공산당선언』에 나오는 유명한 표현으로, 국가(상부구조)가 경제적 관계(계급)를 반영한다는 것을 나타낸다.

136 구조조정 프로그램이 비판을 받은 후 국제금융기구의 '노골적' 압력과 개입은 많이 줄어든 것으로 보인다. 그러나 금융 지원을 받는 국가에 대해 특정 정책기조를 강요하는 것은 크게 바뀌지 않았다. 2008년 금융위기 이후, 국제통화기금과 유럽중앙은행이 그리스와 아이슬란드에 요구한 '개혁' 내용이 최근의 대표적인 예다. 이때 국제금융기구의 요구가 국내 건강정책에 미친 영향에 대해서는 다음 책을 참고할 것. 데이비드 스터클러·산제이 바수. 2013. 『긴축은 죽음의 처방전인가』. 안세민 옮김. 서울: 까치.

관계에 있다(Klitgaard, 1991).

이것은 음모론에 기초한 주장이 아니라, 일상생활에서 나온 경험적 설명이다. 이런 상황을 흔히 거시 수준의 '상위 정치'로 설명하지만, 현장에서는 '일상으로서의 정치'가 정책에 영향을 미친다. 보건예산 대부분이 외부에서 오는 나라에서는(1990년대 초반에는 아프리카의 많은 나라가 그랬다) 건강정책이 급진적으로 바뀔 수 있다.[137] 민간부문의 역할이 증가하는 것, 서비스 공급에 대한 보건부의 부담을 줄이는 것, 재원조달체계를 바꾸는 것 등이 그것이다.

따라서 정책결정에 대중이 참여하는 공간은 좁을 수밖에 없다. 의제는 다른 곳에서 정해지고 국제 수준과 국가 수준에서 작은 정책집단이 정책을 만든다. 어떤 나라에서는 정책공간이 거의 열려있지 않은데, 시장 이데올로기와 경제위기 담론이 참여와 정책대안의 폭을 결정한다. 물론, 다른 길도 동시에 열려있다. 세계적으로 건강정책 내용의 패러다임 자체가 변화함에 따라, 변화를 자극할 뿐 아니라 장기적으로는 더 많고 다양한 참여자에게 개방된 정책결정 과정으로 변화할 기회가 남아 있다.

공공정책에 참여하는 것은 한계가 있다는 것이 일반적 분위기지만, 기존 권력관계와 이데올로기에 도전하는 움직임도 나타난다. 개발도상국 출신 학자가(단독으로 또는 선진국 학자들과 연합해) 경제위기를 해결하는 방법이나 국제체제 안에서의 개혁에 대해 대안적 방식을 제안하는 일이 점점 더 늘어난다(Stewart, Lall and Wangwe, 1993; Saksena, 1993). 일반적으로 말해, 대중은 30년 전보다 더 까다롭고 교육 수준이 높으며 정책개혁에 도전하고 반대할 수 있다. 짐바브웨 사람들은 경제구조조정 프로그램을 뜻하는 영어economic structural

---

137 2010년 현재 44개 아프리카 국가 중 6개국이 보건의료지 지출의 40% 이상을 외부 지원에 의존하고, 14개 나라는 20~40%를 외부 지원에 의존한다. WHO Regional Office for Africa. 2013. *State of Health Financing in the African Region*, p.17. http://apps.who. int/iris/bitstream/10665/101282/1/9789290232131.pdf(검색일: 2016.3.11).

adjustment program 약자 'ESAP'를 (같은 약자를 쓰는) '아프리카 민중에게 가해지는 극도의 고통-Extreme Suffering of the African People'으로 바꾸었다. 이들은 프로그램의 효과가 무엇인지 그리고 무엇을 해야 하는지를 두고 전국적으로 광범위한 대중토론을 계속했다. 대체로 정부로부터 독립적이고 특정한 이해관계에 종속되지 않은 비정부기구가 늘어나는 것도 시민사회의 도전이 커진다는 증거다. 시민사회의 도전은 새로운 사회운동과 대중적 저항으로 바뀔 수 있지만 (Wignaraja, 1993), 이미 존재하는 공식기구 내부에서는 논란을 일으키기도 한다. 좀 더 개방적인 언론이 만들어질 기회가 늘어남에 따라, 논쟁이 커지고 기존 생각과는 다른 생각들도 목소리를 높인다. 한 예로, 많은 나라에서 민주주의가 엄청난 압력을 받고 있으며, 어느 나라의 어느 역사적 단계에서도 다원주의적 민주주의를 도입할 수 있다는 생각은 오류라는 사실이 명확해졌다. 21세기에 적합한 대안적 정치형태를 찾으려는 노력은 이미 시작되었다. 권위주의 체제에서 민주주의 체제로 이행한 나라만이 아니라, 현재 부패와 무력감에 환멸을 느끼는 자유민주주의 국가에도 해당한다. 언론도 논쟁을 시작했다. 개발도상국이나 동유럽 국가에서 자유민주주의 모델은 적절한 것이고 지속할 수 있는 것인가(Leftwich, 1993)? 개인주의와 집산주의collectivism 사이의 선택 대신에, '공동체' 관계에 기반을 둔 정치체계가 가능한가(Boswell, 1993; Etzioni, 1993)?

변화의 틀: 과정

지금 모든 국가는 보건 분야가 변화해야 한다는 압박을 받는다. 선진국과 개발도상국 모두 마찬가지다. 직접적인 이유는 경제가 침체하고 보건 분야에서 민간부문의 역할을 늘려야 한다는 쪽으로 정치이념이 옮겨갔기 때문이다.

정치적·경제적 변화가 일어나는 시기는 과거 정책을 다시 검토하고 평가하기에 좋은 때라는 것은 많은 사람이 아는 사실이다. 내부와 외부의 자극이 논쟁을 촉발하기도 하지만, 모든 보건정책 관련자는 보건부문이 변화해야 한다는 강박에 사로잡혀 있다.

보건 분야에서 본래부터 시장에 의존해온 국가는 규제와 계획을 더 잘 활용할 수 있는 정책 수단을 모색하는 중이다. 규제와 계획에 의존해온 국가에서는 경쟁을 촉진하는 쪽으로 옮겨간다. 영국에서 보건부문은 '관리되는 시장' 모형으로 구조가 바뀌었으며, 이는 공공부문이 공급한다는 원리와 민간부문의 원리를 결합한 것이다. 관리되는 시장은 영리에 일차적 초점을 맞춘 민간부문이 효율적이고 형평성 있게 기본적인 건강 필요를 충족할 수 없다고 전제한다. 동시에, 전통적인 관료적 국가보건서비스 체제는 비용효과나 소비자 요구에 대한 반응성 측면에서 문제가 많다는 것을 인정한다. 영국에서 진행한 것은 공급자와 구매자 사이에 '관리되는 경쟁' 체제를 도입한 것이었다(Ham et al., 1990). 앞 장에서도 설명했지만, 이런 패러다임 변화는 당시 총리가 직접 발표했고, 민간과 시장 이데올로기에 따른 '신념 정치'를 밀어붙인 결과일 뿐이다. 자문이나 기초 연구, 필요한 정보를 구하는 노력은 전혀 없었다. 격렬한 논쟁이 벌어지고 기본 전제에 동의하지 않는 사람도 많았지만 관리되는 시장을 그대로 도입했고, 1990년대 이후 영국 보건의료의 면모를 바꾸었다.

출발점은 다르지만 최빈국인 개발도상국에서도 건강정책의 패러다임이 바뀌는 것은 마찬가지다. 많은 나라의 보건의료 공급구조는 수십 년 동안 큰 변화가 없었다. 아시아와 라틴아메리카에서는 다양한 공급자와 민간부문이 허약한 공공부문을 압도했다. 아프리카에서는 정부가 보건의료 대부분을 책임지지만, 독립하기 이전의 조직을 중심으로 체계가 구성되었고 기본은 바뀌지 않은 채 남아 있다. 경제적 어려움, 정치변화, 원조의 조건 때문에 보건의료 재원에 대한 대안을 마련하지 않으면 안 되는 상태다. 각국은 건강보험과 같은 새로운 대안을 모색하고(Abel-Smith, 1992), 보건부의 역할을 다시 설정하는 것을 비롯해 보건의료체계 전체의 구조개혁을 시도하는 중이다(Cassells, 1992).[138]

여기서 복잡함을 더하는 한 가지가 더 있다는 사실을 고려해야 한다. 이 책에서는 개발도상국과 선진국 모두에게 적용되는 분석 틀을 사용했지만, 이런 국가들 사이에 큰 차이가 있다는 것을 부인하기 어렵다. 조금 다른 맥락에서 '간명한 모형parsimonious models'에 집착하지 말고 '두꺼운 기술thick description(또는 중층기술)'이 필요하다는 주장도 있다(Manor, 1991). 이 책 전체에서 제시한 사례들이 잘 보여주듯이, 많은 개발도상국이 당면한 정책환경은 선진국에 비해 크게 불리하다. 재정은 절대적으로 부족하고, 정보는 빈약하며, 조직보다는 개인에 충성하는 가치관을 보인다. 관리와 행정기술이 부족하고, 통신망은 부실하며, 책무성 구조는 제대로 작동하지 않는다. 이 모든 요소가 정책에 대한 반응에 영향을 미치는데, 문제정의, 정책형성, 집행 등 단계를 가리지 않는다. 아울러 정책과정에 얼마나 참여하는지도 이들 요소의 영향을 받는다.

변화는 흔히 고통스럽지만 기회가 되기도 한다. 정치변화, 특히 민주적 수단으로 이루어진 변화는 정책환경을 개방할 수 있다. 새 얼굴이 들어오고, 새로운 생각이 신뢰를 얻게 되며, 이해관계의 새로운 연합이 형성된다. 오랜 기간 진행되는 정책과정은 점진적으로 변화한다는 특성을 보인다. 영국에서 수행한 여러 의사결정 연구는 지난 수십 년 동안 건강정책이 변화보다는 정책 유지에 관심을 기울였다는 사실을 밝혔다(Pettigrew et al., 1992). 일차보건의료에 대한 정책조차 처음 구상한 것처럼 급진적으로 진행되지 않았다. 말로만 변화를 내세우면서, 일차의료와 이차의료 사이에 재정 배분을 크게 바꾸지도 못했

---

138 이 책이 출간되고 20년이 지난 후에도 상황이 거의 바뀌지 않은 것이 놀라울 정도다. 재정의 새로운 패러다임을 찾고 보건의료체계의 구조개혁을 내세우는 것도 크게 달라지지 않았다. 2016년에 시작한 지속가능개발목표SDG에 '보편적 건강보장Universal Health Coverage: UHC'이라는 목표를 포함한 것이 바로 이런 '지체'를 보여준다.

다. 탄자니아처럼 예외적인 사례가 드물게 있지만, 자원배분은 양으로나 기간으로나 크게 바뀌지 않았다.

1980년대부터는 지속성과 안정성을 특징으로 하는 비교적 점진적인 변화 대신에 패러다임을 바꾸는 큰 변화가 나타났다. 과거 유행하던 점진주의나 합리주의 정책결정 모형은 설득력이 감소했다. 우리에게는 점진적 변화를 대신해 '변형적transformational' 변화를 생각할 새로운 차원이 필요한데, 외부요인인가 내부요인인가에 따라 변화의 양식을 구분해야 한다. 이는 국가 차원이든 조직 차원이든 마찬가지다. 변화양식이 무엇인가에 따라 실천과 그에 따른 반응에 미치는 영향도 달라진다. 기관(또는 정부)의 리더가 바뀌면 변화를 기대하는 것이 당연하다. 특히 새로운 리더가 과거의 부패, 자원배분의 오류, 조직 마비 등을 교정하려고 온 것이라면, 조직은 변화를 환영하게 마련이다. 일부가 환영한다고 해서 위협을 느끼는 사람이 없다는 뜻은 아니다. 변화가 외부에서 촉발되었다면 다른 차원을 고려해야 한다. 대부분이 변화의 필요성을 인식하는가, 또는 중요한 집단이 반대하는가? 변화하려는 방향이 기존 가치에 부합하는가? 변화가 체계의 안정성을 위협하는 것은 아닌가, 만약 그렇다면 누가 주로 위험을 부담할 것인가?

변화를 압박하는 것이 외부인가 내부인가 하는 변화의 양식이 중요하지만, 맥락 또한 소홀히 다룰 수 없다. 보건 분야의 정책결정과 이에 따르는 전략기획에서는 대체로 확대 지향적인 맥락을 가정한다. 하지만 1980년대 초반부터는 자원이 부족하고 축소되는 환경에서도 건강정책을 결정해야 한다. 자메이카를 대상으로 한 한 연구에서 드러난 것과 같이, 경제적인 압박을 받으면 정책 담당자는 긴축 상황에 맞게 새로운 자원배분 방법을 개발하기보다는 행정적으로 적응하려는(병원을 폐쇄하거나 인력을 해고하는 방법 등) 경향이 있다(Cumper, 1993). 새로운 현실에서는 새로운 전략과 기술뿐 아니라 새로운 과정도 필요하다. 기술적 분석만 하고 정치적 분석을 소홀히 하면 곤란하다.

정책 처방이 지역의 정치 상황과 이해관계를 고려하지 않으면 실패할 가능성이 크다.

결론적으로 이 책은 하나의 도구다. 건강정책이 어떻게 만들어지는지, 누가 그리고 어떻게 정책에 영향을 미치는지, 이해하는 개념 틀을 제시하려 했다. 또한, 권력과 정책과정에 대한 거시적 시각을 설명했는데, 이는 국제·국가·지역 수준에서 미시적 시각에 기초한 사례들과 서로 얽혀 있다. 복잡한 현실세계를 이해하기 위해 이론과 모형을 선택해 활용하고, 이미 말한 대로 단순하고 정태적이며 피상적인 시각을 경계해야 한다고 생각한다. 마지막으로 강조하고 싶은 메시지는 보건인력, 학생, 연구자, 교사, 노조활동가, 시민활동가, 또는 정책 담당자 그 누구라도 정책환경에 영향을 줄 수 있다는 것이다. 정책환경을 이해하면 좀 더 효과적으로 정책을 변화시킬 수 있다.

참고문헌

Abel-Smith, B. 1992. "Health insurance in developing countries: lessons from experience." *Health Policy and Planning* 7, pp.215~226.

Abel-Smith, B. and Rawal, P. 1992. "Can the poor afford "free" health services? A case study of Tanzania." *Health Policy and Planning* 7, pp.329~341.

Achebe, C. 1988. *Anthills of the Savannah.* Picador: London.

Aitken, J. 1992. *Conflict or complicity? Different 'cultures' within a bureaucracy in Nepal.* Unpublished paper, Liverpool School of Tropical Medicine: UK.

Allen, C. 1950. "World health and world politics." *International Organization* 4, pp.27~43.

Allen, M. 1993. "Worldly wisdom." *New Statesman & Society,* 21 May, pp.xii-xiii.

Anderson, J. 1975. *Public policy making.* Nelson: London.

Andrain, C. 1988. *Political change in the Third World.* Unwin Hyman: Boston.

Archer, C. 1983. *International organizations.* Unwin Hyman: London.

Barros, F., Vaughan, J. P. and Victora, C. 1986. "Why so many caesarean sections? The need for a further policy change in Brazil." *Health Policy and Planning* 1, pp.19~29.

Bateman, D. 1993. "The selected list." *British Medical Journal* 306, pp.1141.

Beaton, G. H., Martorell, R., L'Abbe, L., Edmonston, B., McCabe, G., Ross, A. C. and Harvey, B. 1992. *Effectiveness of vitamin A supplementation in the control of young child morbidity and mortality in developing countries.* University of Toronto: Toronto.

Benatar, S. 1991. "Medicine and health care in South Africa - five years later." *The New England Journal of Medicine* 325, pp.30~36.

Bennett, S. and Tangcharoensathien, V. 1994. "A shrinking state? Politics, economics and private health care in Thailand." *Journal of Public Administration and Development* 14, pp.1~17.

Berger, P. 1974. *Pyramids of sacrifice.* Penguin: Harmondsworth.

Birch, A. 1993. *The concepts and theories of modern democracy.* Routledge: London.

Black, N. 1992. "The relationship between evaluative research and audit." *Journal of Public Health Medicine* 14, pp.361~366.

Blondel, J. 1990. *Comparative government.* Philip Allan: New York.

Boswell, J. 1993. "Building better relationships is the basis for a new world order." *Guardian,* 11 October.

Brandeau, M., Lee, H., Owens, D., Sox, C. and Wachter, R. 1993. "Policy analysis of human immunodeficiency virus screening and intervention: an overview of modeling approaches." *AIDS & Public Policy Journal* 5, pp.119~131.

British Journal of Addiction. 1991. "Conversations with Sir Richard Doll." 86, pp.365~377.

Brockington, F. 1975. *World health.* Churchill Livingstone: London.

Brown, C. 1982. *A study of local institutions in Kgatleng district, Bostswana.* Applied Research Unit, Ministry of Local Government and Lands, Gaborone.

Bulmer, M.(ed.). 1986. *Social science and social policy.* Allen and Unwin: London.

Buse, K. 1993. *The World Bank and international health policy: genesis, evolution and implications.* unpublished M.Sc. dissertation, London School of Hygiene and Tropical Medicine and London School of Economics.

_____. 1994. "Spotlight on international agencies: the World Bank." *Health Policy and Planning* 9, pp.95~99.

Camp, S. 1993. "Population: the critical decade." *Foreign Policy* 90, pp.126~145.

Camp, S. and Lasher, C. 1989. *International family planning policy - a chronicle of the Reagan years.* unpublished paper, Population Crisis Committee: Washington.

Cassells, A. 1992. *Implementing health sector reform.* unpublished paper prepared for the Health and Population Division, Overseas Development Administration, London.

Cassels, A. and Janovsky, K. 1992. "A time of change: health policy, planning and organization in Ghana." *Health Policy and Planning* 7, pp.144~154.

Castle-Kanerova, M. 1992. "Social policy in Czechoslovakia." in Deacon, B., Castle-Kanerova, M., Manning, N., Millar, F., Orosz, Szalai, J. and Vidinova, A. *The New Eastern Europe.* Sage Publications: London.

Cernea, M. 1991. *Using knowledge from social science in development projects.* World Bank discussion paper: Washington.

Chapman, S. and Wai Leng, W. 1990. *Tobacco control in the third world: a resource atlas.* International Organization of Consumers Unions: Penang, Malaysia.

Chatterjee, P. 1992. "How to waste $5 billion a year." *Guardian,* 7 November.

Chetley, A. 1986. *The politics of babyfoods.* Frances Pinter: London.

———. 1992. *From policy to practice: the future of the Bangladesh national drugs policy.* International Organization of Consumers Unions: Penang, Malaysia.

Clark, J. 1991. *Democratizing development.* Earthscan: London.

Cleaves, P. 1980. "Implementation amidst scarcity and apathy: political power and policy design." in Grindle, M.(ed.). *Politics and Policy Implementation in the Third World.* Princeton University Press: New Jersey.

Cliff, J. 1993. "Donor-dependence or donor control? The case of Mozambique."*Community Development Journal* 28, pp.237~244.

Cliff, J. and Noormohammed, A. R. 1988. "South Africa's destabilization of Mozambique." *Social Science and Medicine* 27, pp.717~722.

Clift, C. 1988. "Aid co-ordination: are there any lessons to be learnt from Kenya?" *Development Policy Review* 6, pp.115~137.

Cobb, R. W. and Elder, C. D. 1983. *Participation in American politics: the dynamics of agenda building.* Johns Hopkins University Press: Baltimore.

Cohen, J. 1992. "Foreign advisers and capacity building: the case of Kenya." *Public Administration and Development* 12, pp.493~510.

Collier, J. 1989. *The health conspiracy.* Century: London.

Collins, C. 1989. "Decentralization and the need for political and critical analysis." *Health Policy and Planning* 4, pp.168~171.

Commission on Health Research for Development. 1990. *Health research.* Oxford University Press: Oxford.

Constantino-David, K. 1992. "The Philippine experience in scaling-up." in Edwards, M. and Hulme, D.(eds). *Making a difference.* Earthscan: London.

Cox, R. W. and Jacobson, H. K. 1973. *The anatomy of influence: decision making in international organizations.* Yale University Press: New Haven.

Crane, B. B. and Finkel, J. L. 1989. "The United States, China and the United Nations Population Fund: dynamics of US policy making." *Population and Development Review* 15, pp.23~59.

Crenson, M. 1971. *The unpolitics of air pollution.* Johns Hopkins University Press: Baltimore.

Cumper, G. 1986. "Neglecting legal status in health planning: nurse practitioners in Jamaica." *Health Policy and Planning* 1, pp.30~36.

_____. 1993. "Should we plan for contraction in health services? The Jamaican experience." *Health Policy and Planning* 8, pp.113~121.

Curtis, M.(ed.). 1990. *Introduction to Comparative Government.* Harper Collins: London.

Dahlgren, G. 1990. "Strategies for health financing in Kenya - the difficult birth of a new policy." *Scandinavian Journal of Social Medicine. Supplement* 46, pp.67~81.

Daily Gazette. 1993. "City Council accused of defying government policies." 9 August.

Danziger, J. 1991. *Understanding the political world.* Longman: New York and London.

Daulaire, N. M. P., Starbuck E. S., Houston R. M. et al. 1992. "Childhood mortality after a high dose of vitamin A in a high risk population." *British Medical Journal* 304, pp.207~210.

Dean, M. 1992. "Margaret Thatcher's tobacco temptation." *The Lancet* 340, pp.294~295.

_____. 1992. "AIDS and the Murdoch press." *The Lancet* 339, pp.1286.

Delamothe, T. 1992. "Health care in Russia." *British Medical Journal* 340, pp.1432~1434.

Department of Health. 1992. *The effects of tobacco advertising on tobacco consumption.* Economic and Operational Research Division, Department of Health: UK.

De Roo, A. and Marse, H. 1990. "Understanding the central-local relationship in health care: a new approach." *International Journal of Health Planning and Management* 5, pp.15~25.

Desowitz, R. 1991. *The malaria capers.* W. W. Norton & Co.: New York.

Dick, M. 1984. "If you don't know Niassa you don't know Mozambique." in Walt, G. and Melamed, A. *Mozambique: towards a people's health service.* Zed Books: London.

Djukanovic, V. and Mach, E. 1975. *Alternative approaches to meeting basic health needs.* Unicef-WHO: Geneva.

Downs, A. 1972. "Up and down with ecology - "the issue attention cycle"." *Public Interest* 32, pp.38~50.

Dror, Y. 1989. *Public policy making re-examined.* Transaction Publishers: New Brunswick and Oxford.

Dunwoody, S. and Peters, H. 1992. "Mass media coverage of technological and environmental risks: a survey of research in the United States and Germany." *Public Understanding Science* 1, pp.199~230.

Easton, D. 1965. *A framework for political analysis*. Prentice-Hall: New Jersey.

The Economist. 1992. "Paying for peacekeeping." 16 May, p.16.

Edge, S. 1993. "State that starts from the bottom." *Guardian*, 27 May, p.14.

Elgstrom, O. 1992. *Foreign aid negotiations*. Avebury: Aldershot.

Enthoven, A. C. 1985. *Reflections on the management of the National Health Service*. Nuffield Provincial Hospitals Trust: London.

Escudero, J. 1981. "Democracy, authoritarianism, and health in Argentina." *International Journal of Health Services* 11, pp.559~572.

Etzioni, A. 1967. "Mixed-scanning: a third approach to decisionmaking." *Public Administration Review* 27, pp.385~392.

_____. 1993. *Public policy in a new key*. Transaction Publishers: New Brunswick and London.

Evans, G. and Newnham, J. 1992. *The dictionary of world politics: a reference guide to concepts, ideas and institutions*. Harvester Wheatsheaf: London.

Fiedler, J. 1988. "El Salvador's Ministry of Health, 1975-1986: a provisional performance assessment." *Health Policy* 10, pp.177~206.

_____. 1991. "Child survival and the role of the ministry of health in Ecuador: progress, constraints and reorganization." *Health Policy and Planning* 6, pp.32~45.

Finkle, F. and Crane, B. 1976. "The World Health Organization and the population issue: organizational values in the United Nations." *Population and Development Review* 2, pp.367~393.

Foltz, A. 1992. *Assuring health sector policy reforms in Africa: the role of non-project assistance*. paper presented at the American Public Health Association Annual Meeting, 11 November.

Foltz, A. and Foltz, W. 1991. "The politics of health reform in Chad." in Perkins, D. and Roemer, M. *Reforming economic systems in developing countries*. Harvard University Press: Cambridge.

Foster, S. 1993. "Thirteen lessons learned 1981-1993." unpublished *R & D Feedback*, 15 April, pp.24~25. Centers for Disease Control: Atlanta.

Fox, D. 1990. "Health policy and the politics of research in the United States." *Journal of*

Health Politics, Policy and Law 15, pp.481~499.

Fox, P. 1989. "From senility to Alzheimer's Disease: the rise of the Alzheimer's disease movement." *Milbank Quarterly* 67, pp.58~102.

Frieden, T. and Garfield, R. 1987. "Popular participation in health in Nicaragua." *Health Policy and Planning* 2, pp.162~170.

Gadomski, A., Black, R. and Mosley, H. 1991. "Constraints to the potential impact of child survival in developing countries." *Health Policy and Planning* 5, pp.235~245.

Gerein, N. 1986. "Inside health aid: personal reflections of a former bureaucrat." *Health Policy and Planning* 1, pp.260~266.

Ghai, D. 1992. *the IMF and the South: the social impact of crisis and adjustment.* Zed Books: London and New Jersey.

Ghana VAST Study Team. 1993. "Vitamin A supplementation in northern Ghana: effects on clinic attendances, hospital admissions, and child mortality." *The Lancet* 374, pp.7~12.

Gilson, L. 1992. *Value for money? The efficiency of primary health facilities in Tanzania.* Ph.D. thesis, University of London.

Godfrey, N. 1990. "International aid and national health policies for refugees: lessons from Somalia." *Journal of Refugee Studies* 3, pp.110~134.

Godwin, P. 1992. "Yes men." *New Statesman & Society,* 5 June, pp.18~19.

Goffman, I. 1961. *Asylums: essays on the social situation of mental patients and other inmates.* Anchor Books: New York.

Gonzalez-Block, M., Leyva, R., Zapata, O., Loewe, R. and Alagon, J. 1989. "Health services decentralization in Mexico: formulation, implementation and results of policy." *Health Policy and Planning* 4, pp.301~315.

Grant, J. 1993. "World Bank's world development report. Letter to the editor." *The Lancet* 342, p.440.

Grant, W. 1984. "The role of pressure groups." in Borthwick, R. and Spence, J.(eds). *British Politics in Perspective.* Leicester University Press: Leicester.

Green, A. 1993. *An introduction to health planning in developing countries.* Oxford University Press: Oxford.

Greenberg, M. 1992. "Impediments to basing government health policies on science in the United States." *Social Science and Medicine* 35, pp.531~540.

Grindle, M. and Thomas, J. 1991. *Public choices and policy change,* Johns Hopkins Press:

Baltimore.

Guardian. 1993. "NHS shortages cause deaths of 1000 newborn babies a year." 10 June, p.8.

Gulhati, R. 1990. "Who makes economic policy in Africa and how?" *World Development* 18, pp.1147~1161.

Gunatilleke, G. 1984. *Intersectoral linkages and health development*. WHO Offset Publication 83, WHO: Geneva.

Hague, R. and Harrop, M. 1982. *Comparative government: an introduction*. Macmillan: London.

Hague, R., Harrop, M. and Breslin, S. 1992. *Comparative government and politics*. Macmillan: London.

Hall, A. 1992. "From victims to victors: NGOs and empowerment at Itaparica." in Edwards, M. and Hulme, D.(eds). *Making a difference*. Earthscan: London.

Hall, P., Land, H., Parker, R. and Webb, A. 1975. *Change choice and conflict in social policy*. Heinemann: London.

Ham, C. and Hill, M. 1986. *The policy process in the modern capitalist state*. Wheatsheaf: Sussex.

Ham, C., Robinson, R. and Benzeval, M. 1990. *Health check: health care reforms in an international context*. Kings Fund Institute: London.

Hancock, G. 1989. *Lords of Poverty*. Macmillan: London.

Hanlon, J. 1991. *Mozambique: who calls the shots?* James Currey: London.

Hardon, A. 1992. "Consumers versus producers: power play behind the scenes." in Kanji, N. et al.(eds). *Drugs policy in developing countries*. Zed Books: London.

Harrod, J. 1988. "UN specialized agencies: from functionalist intervention to international cooperation." in Harrod, J. and Schrijver, N.(eds). *The UN under attack*. Gower: Aldershot.

Harrop, M.(ed.). 1992. *Power and policy in liberal democracies*. Cambridge University Press: Cambridge.

Hazzard, S. 1973. *Defeat of an ideal*. Macmillan: London.

──────. 1989. "Reflections: The United Nations and Waldheim." *The New Yorker*, 25 September, pp.63~99.

Headey, B. 1974. *British Cabinet Ministers*. George Allen and Unwin: London.

Healey, J. and Robinson, M. 1992. *Democracy, governance and economic policy.* Overseas Development Institute: London.

Herman, E. and Chomsky, N. 1988. *Manufacturing Consent.* Pantheon Books: New York.

Higgins, J. 1980. "The unfulfilled promise of policy research." *Social Policy and Administration* 14, pp.195~208.

Hoggart, R. 1978. *An idea and its servants: UNESCO from within.* Chatto and Windus: London.

Hogwood, B. and Gunn, L. 1984. *Policy analysis for the real world.* Oxford University Press: Oxford.

Holm, J. 1988. "Botswana: a paternalistic democracy." in Diamond, L., Linz, J. and Lipset, S.(eds). *Democracy in developing countries Vol.II.* Lynne Rienner: Boulder, Colo.

Howes, M. 1992. "Linking paradigms and practice." *Journal of International Development* 4, pp.375~396.

Howes, M. and Sattar, M. G. 1992. "Bigger and better? Scaling up strategies pursued by BRAC 1972-1991." in Edwards, M. and Hulme, D.(eds). *Making a difference.* Earthscan: London.

Hunter, D. and Pollitt, C. 1992. "Developments in health services research: perspectives from Britain and the United States." *Journal of Public Health Medicine* 14, pp.164~168.

Hushang, A. 1982. *Politics and process in the specialized agencies of the United Nations.* Gower: Aldershot.

Ignatieff, M. 1992. "The grey emptiness inside John Major." *The Observer,* 15 November, p.25.

Illich, I. 1971. *Celebration of awareness.* Calder & Boyars: London.

_____. 1973. *Deschooling Society.* Calder & Boyars: London.

_____. 1975. *Medical nemesis: the expropriation of health.* Calder & Boyars: London.

Imo State Evaluation Team. 1989. "Evaluating water and sanitation projects: lessons from Imo State, Nigeria." *Health Policy and Planning* 4, pp.40~49.

Jacques, M. 1991. "Africa: Has Bob lost his voice?" Interview with Bob Geldof. *Marxism Today*, August, pp.24~27.

Jasanoff, S. 1993. "Skinning scientific cats." *New Statesman & Society,* 26 February, pp.29~30.

Jeffery, R. 1986. "Health planning in India 1951-84: the role of the Planning Commission."

Health Policy and Planning 1, pp.127~137.

Joffe, M. 1993. "Health protection and the European Community." *British Medical Journal* 306, pp.1629~1630.

Jordan, A. and Richardson, J. 1987. *British politics and the policy process.* Unwin Hyman: London.

Judge, A. 1978. "International institutions: diversity, borderline cases, functional substitutes and possible alternatives." in Taylor, P. and Groom, A.(eds). *International Organization: A Conceptual Approach,* Pinter: London.

Justice, J. 1986. *Plans, policies and people.* University of California Press: Berkeley.

Kanji, N., Munishi, G. and Sterkey, G. 1989. *Case study on Tanzania.* prepared for External Evaluation on WHO's Action Programme on Essential Drugs KIT-LSHTM: Amsterdam-London.

Kanji, N., Hardon, A., Harnmeijer, J. W., Mamdani, M. and Walt, G. 1992. *Drugs policies in developing countries.* Zed Books: London.

Karns, M. and Mingst, K.(eds). 1990. *The United States and multilateral institutions.* Unwin Hyman: Boston.

Karpf, A. 1988. *Doctoring the media.* Routledge: London.

Keane, J. 1988. "Reform of the rump." *New Statesman & Society,* 8 December, pp.29~32.

Kingdon, J. 1984. *Agendas, alternatives and public policies.* Little Brown & Co.: Boston.

Klein, R. 1990. "Research, policy and the national health service." *Journal of Health Politics, Policy and Law* 15, pp.501~523.

Klinmahorm, S. and Ireland, K. 1992. "NGO-government collaboration in Bangkok." in Edwards, M. and Hulme, D.(eds). *Making a difference.* Earthscan: London.

Klitgaard, R. 1991. *Tropical Gangsters.* I. B. Tauris & Co.: London.

Koehn, P. 1983. "The role of public administrators in public policy making: practice and prospects in Nigeria." *Public Administration and Development* 3, pp.1~26.

Korman, N. and Glennester, H. 1985. *Closing a hospital: the Darenth Park Project.* Occasional Papers in Social Administration, 78. Bedford Square Press: London.

Korten, D. 1989. "The community: master or client. A reply." *Public Adminstration & Development* 9, pp.569~575.

The Lancet. 1992. "Contraception is not the best development." 340, pp.1155.

The Lancet. 1993. "Editorial: World Bank's cure for donor fatigue." 342, pp.63~64.

Lee, K. and Mills, A. 1982. *Policy-making and planning in the health sector.* Croom Helm: London.

Leftwich, A. 1993. "Voting can damage your wealth." *The Times Higher,* 13 August, pp.11~13.

Leichter, H. M. 1979. *A comparative approach to policy analysis: health care policy in four nations.* Cambridge University Press: Cambridge.

Leichter, H. 1989. "Lives, liberty and seat belts in Britain: lessons for the United States." *International Journal of Health Services* 16, pp.213~226.

Le Vine, V. 1979. "Parliaments in Francophone Africa." in Smith, J. and Musolf, L.(eds). *Legislatures and development.* Duke University Press, Durham, N. Carolina.

Lindblom, C. 1959. "The science of muddling through." *Public Administration Review* 19, pp.79~88.

―――. 1979. "Still muddling, not yet through." *Public Administration Review* 39, pp.517~526.

Livingstone, K. 1987. *If voting changed anything, they'd abolish it.* Collins: London.

Lowi, T. 1964. quoted in Palmer G. and Short, S. 1989. *Health care and public policy.* Macmillan: Australia.

Macalister, M. 1992. "The $225,000,000,000 habit." *The Observer Magazine,* 8 November.

McClintock, C. 1980. "Reform government and policy implementation: lessons for Peru." in Grindle, M. *Politics and policy implementation in the Third World.* Princeton University Press: New Jersey.

McGrew, A. and Wilson, M. 1982. *Decision making.* Manchester University Press: Manchester.

Mackay, J. 1990. in Chapman, S. and Wai Leng, W. *Tobacco control in the third world: a resource atlas.* International Organization of Consumers Unions: Penang, Malaysia.

McLaren, R. I. 1980. *Civil servants and public policy.* Wilfred Laurier Press: Canada.

McNamara, R. 1981. *The McNamara Years at the World Bank: Major Policy Addresses of R.S. McNamara 1968-1981.* World Bank: Washington.

McPherson, M. and Radelet, S. 1991. "Economic reform in The Gambia: policies, politics, foreign aid and luck." in Perkins, D. and Roemer, M.(eds). *The reform of economic systems in developing countries.* Harvard University Press: Cambridge, Mass.

Macrae, J., Zwi, A. and Birungi, H. 1993. *A healthy peace? Restructuring and reform of the health sector in a post-conflict situation - the case of Uganda.* unpublished report, London School of Hygiene and Tropical Medicine, UK, and Makerere University, Uganda.

MacShane, D. 1993. "The new age of the internationals." *New Statesman & Society,* 30 April, pp.23~26.

Mamdani, M. and Ross, D. 1989. "Vitamin A supplementation and child survival: magic bullet or false hope?" *Health Policy and Planning* 4, pp.273~294.

Manderson, L. and Aaby, P. 1992. "Can rapid anthropological procedures be applied to tropical diseases?" *Health Policy and Planning* 7, pp.46~55.

Manor, A. 1991. *Re-thinking third world politics.* Longman: London.

Marger, M. 1993. "The mass media as a power institution." in Olsen, M. and Marger, M.(eds). *Power in modern societies.* Westview Press: Boulder.

Martin, E. 1992. "Human service organizations: an Australian perspective." *Social Policy and administration* 26, pp.320~335.

Mbiti, D., Mworia, F. and Hussein, I. 1993. "Cost recovery in Kenya." letter to *The Lancet* 341, 376.

Meacher, M. 1980. "How the mandarins rule." *New Statesman,* 5 December, pp.14~15.

Milio, N. 1987. "Making healthy public policy: developing the science by learning the art." *Health Promotion* 2, pp.263~274.

Mills, A., Vaughan, J., Smith, D., Tabibzadeh, I. 1990. *Health system decentralization.* World Health Organization: Geneva.

Mingst, K. 1990. "The United States and the World Health Organization." in Karns, M. and Mingst, K.(eds). *The United States and multilateral institutions.* Unwin Hyman: Boston.

Morgan, L. 1993. *Community participation in health.* Cambridge University Press: Cambridge.

Morley, D. and Lovel, H. 1986. *My name is today.* Macmillan: London.

Mosley, P. 1991. "Britain, the World Bank and structural adjustment." in Bose, A. and Burnell(eds). *Britain's overseas aid since 1979.* Manchester University Press: Manchester.

Mwabo, G. 1993. *Health care reform in Kenya 1963-1993: lessons for policy research.* paper presented at the Conference on Health Sector Reform in Developing Countries,

10~13 September. New Hampshire, USA.

Nandan, G. 1993. "Out of date vaccines given to Indian Children." *British Medical Journal*, 306, p.1499.

Negrine, R. 1989. *Politics and the mass media in Britain*. Routledge: London.

Nelkin, D. 1991. "AIDS and the news media." *Milbank Quarterly* 69, pp.293~307.

Nelson, B. 1990. "The agenda-setting function of the media: child abuse." in Graber, D. A.(ed.). *Media power in politics*. CQ Press: Washington.

Newell, K. 1988. "Selective primary health care: the counter revolution." *Social Science and Medicine* 26, pp.903~906.

The Nordic UN Project. 1991. *The United Nations: Issues and Options*. Almqvist and Wiksell International: Sweden.

O'Connor, R. 1980. *Managing health systems in developing areas*. D. C. Heath & Co: Lexington.

Olson, M. 1982. *The rise and decline of nations*. Yale University Press: New Haven.

Oxfam 1992. "Oxfam fights aid cuts." *Oxfam Campaigner*. Winter 1992.

Pallister, D. and Norton-Taylor, R. 1992. "Concern grows over "revolving door"." *Guardian*, 9 September, p.5.

Palmer, G. and Short, S. 1989. *Health care and public policy*. Macmillan: Australia.

Panday, D. 1989. "Administrative development in a semi-dependency: the experience of Nepal." *Public Administration and Development* 9, pp.315~329.

Parry-Williams, J. 1992. "Scaling up via legal reform in Uganda." in Edwards, M. and Hulme, D.(eds). *Making a difference*. Earthscan: London.

Patton, M. et al. 1977. "In search of impact: an analysis of the utilization of federal health evaluation research." in Weiss, C.(ed.). *Using Social Research in Public Policy Making*. Lexington Books: Lexington.

Pedalini, L., Dallari, S. and Barber-Madden, R. 1993. "Public health advocacy on behalf of women in Sao Paulo: learning to participate in the planning process." *Journal of Public Health Policy* 14, pp.183~196.

Perkins, D. and Roemer, M. 1991. *The reform of economic systems in developing countries*. Harvard University Press: Cambridge, Mass.

Pettigrew, A., Ferlie, E. and McKee, L. 1992. *Shaping strategic change*. Sage: London.

Pilger, J. 1993. "The brave new media world." *New Statesman & Society*, 11 June, pp.14~15.

Read, M. 1992. "Policy networks and issue networks: the politics of smoking." in Marsh, D. and Rhodes, R.(eds). *Policy networks in British Government.* Clarendon Press: Oxford.

Rebelo, J. 1990. quoted in *Nation-wide Debate on the Draft Constitution.* Dossier 5. Mozambique Information Office: London.

Reich, M. 1993. *The politics of health sector reform in developing countries: three cases of pharmaceutical policy.* paper presented at Conference on Health Sector Reform in Developing Countries: Issues for the 1990s, New Hampshire, 10-13 September.

Reich, M. 1994. "Bangladesh pharmaceutical policy and politics." *Health Policy and Planning* 9, p.2.

Richardson, J., Gustafsson, G. and Jordan, G. 1982. "The concept of policy style." in Richardson, J.(ed.). *Policy styles in Western Europe.* George Allen and Unwin: London.

Roberts, A. and Kingsbury, B. 1988. *United nations, divided world.* Clarendon Press: Oxford.

Robinson, R. 1993. "Economic evaluation and health care: the policy context." *British Medical Journal* 307, pp.994~996.

Rondinelli, D. 1983. *Decentralization in developing countries.* Staff Working Paper 581. World Bank: Washington DC.

Rosenhead, J. 1992. "Politics of the gut reaction." *Guardian,* 5 May, p.17.

Rossi, P. and Wright, S. 1979. "Evaluation research: an assessment of theory, practice and politics." in Pollitt, C. et al.(eds). *Public policy in theory and practice.* Hodder & Stoughton: London.

Sabatier, P. 1991. "Toward better theories of the policy process." *Political Science and Politics* 24, pp.144~156.

Saksena, K. P. 1993. *Reforming the United Nations.* Sage Publications: New Delhi.

Sandbrook, R. 1993. "Live and learn." *New Statesman & Society,* 22 January, pp.29~30.

Sanders , D. 1992. "The state and democratization in PHC: community participation and the village health worker programme in Zimbabwe." in Frankel, S.(ed). *The community health worker.* Oxford University Press: Oxford.

Save the Children Fund(UK). 1993. *Sustainability in the health sector: Uganda case study.*

unpublished document: London.

Scotch, R. 1989. "Politics and policy in the history of the disability rights movement." *Milbank Quarterly* 67, pp.380~400.

Seers, D. 1977. "The meaning of development." *International Development Review* XI, 2, pp.2~7.

Sen, A. 1983. "The battle to get food." *New Society*, 13 October, pp.54~57.

Sharma, K. 1993. "Controlling the hand that cures." *The Hindu*, 30 June.

Sharpe, L. J. 1977. "The social scientist and policymaking: some cautionary thoughts and transatlantic reflections." in Weiss, C.(ed.). *Using social resarch in public policy making*. Lexington Books: Lexington.

Sikkink, K. 1986. "Codes of conduct for transnational corporations: the case of the WHO \UNICEF code." *International Organization* 40, pp.817~840.

Simms, M. 1987. "Run a pressure group and change the law." *British Medical Journal* 295, pp.772~773.

Simon, H. 1957. *Administrative behaviour,* 2nd edn. Macmillan: London.

Smith, B. 1977. *Policy making in British government.* Martin Robertson: London.

Smith, C. 1991. "Networks of influence: the social sciences in the UK since the war." Chapter 5 in Wagner P., Weiss, C., Wittrock B. and Wollman H.(eds). *Social sciences and modern states.* Cambridge University Press: Cambridge.

Smith, G. and May, D. 1993. "The artificial debate between rationalist and incrementalist models of decision-making." in Hill, M.(ed.). *The policy process: a reader.* Harvester Wheatsheaf: London.

Smith, R. 1992. "Hype from journalists and scientists." *British Medical Journal* 304, p.730.

Sommer, A., Tarwotjo, I., Hussaini, G. and Susanto, D. 1983. "Increased mortality in children with mild vitamin A deficiency." *The Lancet* 322, pp.585~588.

Stebbins, K. R. 1991. "Tobacco, politics and economics: implications for global health." *Social Science and Medicine* 33, pp.1317~1326.

Stedward, G. 1987. "Entry to the system: a case study of Women's Aid in Scotland." in Jordan, A. and Richardson, J.(eds). *Government and pressure groups in Britain.* Clarendon Press: Oxford.

Stewart, F., Lall, S. and Wangwe, S.(eds). 1993. *Alternative devevlopment strategies in Subsaharan Africa.* Macmillan: London.

Strong, P. and Berridge, V. 1990. "No-one knew anything: some issues in British AIDS policy." in Aggleton, P., Davies, P. and Hart, G.(eds). *AIDS: individual, cultural and policy dimensions*. Falmer: Brighton.

Taylor, P. 1984. *The smoke ring: the politics of tobacco*. Bodley Head: London.

──────. 1991. "The United Nations system under stress: financial pressures and their consequences." *Review of International Studies* 17, pp.365~387.

Thomas quoted in Bulmer. 1986. op cit.

Thomason, J., Newbrander, W. and Kolehmainen-Aitken(eds). 1991. *Decentralization in a developing country: the experience of Papua New Guinea and its health service*. The Australian National University: Canberra.

Ugalde, A. 1978. "Health decision making in developing nations: a comparative analysis of Colombia and Iran." *Social Science and Medicine* 12, pp.1~7.

UNDP. 1992. *Human development report*. Oxford University Press: Oxford.

UNICEF. 1984. *Overview of evaluative activities in UNICEF*. unpublished document E/ICEF/1984/L.3, UNICEF: New York.

Urquhart, B. 1990. "The United Nations and its discontents." *The New York Review of Books,* 15 March, pp.11~16.

Valdes Brito, J. and Henriquez, J. 1983. "Health status of the Cuban population." *International Journal of Health Services* 13, pp.479~486.

Waddington, C. 1992. *Health economics in an irrational world - the view from a regional health administration in Ghana*. Ph.D. thesis, University of Liverpool.

Wagner, P. and Wollmann, H. 1986. "Fluctuations in the development of evaluation research: do "regime shifts" matter?" *International Social Science Journal* 38, pp.205~218.

Walker, J. L. 1981. "The diffusion of knowledge, policy communities and agenda setting: the relationship of knowledge and power." Chapter 4 in Tropman J., Dluhy, M. J. and Lind, R.(eds). *New strategic perspectives on social policy*. Pergamon Press: New York.

Walt, G. 1976. *Policymaking in Britain: A comparative study of fluoridation and family planning 1960-1974*. Ph.D. Thesis, University of London.

Walt, G.(ed). 1990. *Community health workers in national programmes: just another pair of hands?* Open University Press: Milton Keynes.

Walt, G. 1993a. "WHO under stress: implications for health policy." *Health Policy* 24, pp.125~144.

_____. 1993b. "Health policy in the Third World." in Webster C.(ed.). *Caring for health: History and diversity.* Open University Press: Milton Keynes.

Walt, G. and Cliff, J. 1986. "The dynamics of health policy in Mozambique 1975-1985." *Health Policy and Planning* 1, pp.148~157.

Walt, G. and Harnmeijer, J. 1992. "Formulating an essential drugs policy: WHO's role." in Kanji, N., Hardon, A., Harnmeijer, J., Mamdani, M. and Walt, G.(eds). *Drugs policy in developing countries.* Zed Books: London.

Weiss, C. 1977. in Bulmer, M. 1986. op cit.

_____. 1991. "Policy research: data, ideas or arguments?" Chapter 14 in Wagner et al.(eds). *Social Sciences and Modern States.* Cambridge University Press: Cambridge.

Wells, C. 1987. *The UN, UNESCO and the politics of knowledge.* Macmillan Press: London.

West, K. P., Katz, J., Shrestha, S. R., Le Clerq, S. C., Khatry, S. K., Pradhan, E. K., Pokrhel, R. P. and Sommer, A. 1993. "Abstract: Impact of periodic vitamin A supplementation on early infant mortality in Nepal." in *Toward comprehensive programs to reduce vitamin A deficiency.* a report of the XV International Vitamin A Consultative Group Meeting, Arusha, Tanzania 8-12 March, IVACG: Washington.

Wignaraja, P.(ed). 1993. *New social movements in the South.* Zed Books: London.

Willetts, P. 1993. *Transnational actors and changing world order.* International Peace Research Institute, Meiji Gakuin University: Japan.

Williams, D. 1987. *The specialized agencies and the United Nations.* C. Hurst & Co: London.

Wolffers, I. 1992. *Health in Bangladesh.* VU University Press: Amsterdam.

Wood, H. 1980. *Third class ticket.* London: Penguin Books.

Woodroffe, C. 1992. "Medical abortion and the availability of RU486 - are women's rights being ignored in developing countries?" *Health Policy and Planning* 7, pp.77~81.

World Bank. 1980. *Health Sector Policy Paper.* World Bank: Washington.

_____. 1987. *Financing Health Services in Developing Countries: An Agenda For Reform.* World Bank: Washington.

_____. 1990. *World Development Report.* Oxford University Press: Oxford.

_____. 1991. *Annual Report 1991.* World Bank: Washington.

_____. 1993a. *World Development Report: Investing in health.* Oxford University Press: Oxford.

_____. 1993b. *Annual report.* World Bank: Washington.

World Health Organization. 1991. *Tabular information on legal instruments dealing with HIV infection and AIDS.* Document WHO/GPA/HLE/91.1 WHO: Geneva.

Wright, P. 1990. "Gesture politics." *New Statesman & Society,* 1 June, pp.16~20.

Wright Mills, C. 1956. *The power elite.* Oxford University Press: Oxford.

Yishai, Y. 1993. "The hidden agenda: abortion politics in Israel." *Journal of Social Policy* 22, pp.193~212.

찾아보기

지은이

길 월 트 Gill Walt

현재 영국 런던열대의학대학원(보건대학원)의 국제보건정책 명예교수. 남아프리카공화국 출신으로, 1976년 런던정경대학에서 사회정책으로 박사학위를 받았다. 이후 모잠비크 보건부와 남부 아프리카 여러 나라에서 일차보건의료와 국제기구의 역할에 대해 연구한 후, 런던열대의학대학원 교수로 옮겨 25년 이상 국제보건정책을 연구, 교육했다. 2007년 은퇴한 이후에도 명예교수로 연구와 자문활동을 활발하게 수행하고 있다. 국제 수준의 건강정책, 특히 국제기구와 국제정책이 국내 정책에 어떤 영향을 미치는지 분석하고 이론화한 것으로 유명하다. 가장 최근의 저서는 『건강정책 만들기Making Health Policy』(2판, 2012)이다.

옮긴이

김 창 엽

의학과 보건정책을 공부하고 현재 서울대학교 보건대학원 교수로 재직 중이다. 민간독립연구소(사단법인)인 '시민건강증진연구소'의 이사장과 소장을 맡고 있기도 하다. 건강보장, 건강권, 건강 불평등과 건강정의, 보건의료개혁 등이 주요 연구 분야이며, 최근에는 '비판건강정책'에 관심을 두고 가능성을 모색하는 중이다. 최근 펴낸 책으로는 『한국의 건강 불평등』(2015, 편저), 『불평등 한국, 복지국가를 꿈꾸다』(2015, 공저), 『건강할 권리』(2013), 『무상의료란 무엇인가』(2012, 공저), 『건강 보장의 이론』(2009) 등이 있다.

한울아카데미 1916

건강정책의 이해

지은이 ㅣ 길 월트
옮긴이 ㅣ 김창엽
펴낸이 ㅣ 김종수
펴낸곳 ㅣ 한울엠플러스(주)
편   집 ㅣ 조인순

초판 1쇄 인쇄 ㅣ 2016년 8월 25일
초판 1쇄 발행 ㅣ 2016년 8월 30일

주소 ㅣ 10881 경기도 파주시 광인사길 153 한울시소빌딩 3층
전화 ㅣ 031-955-0655
팩스 ㅣ 031-955-0656
홈페이지 ㅣ www.hanulmplus.kr
등록번호 ㅣ 제406-2015-000143

Printed in Korea.
ISBN 978-89-460-5916-0 93510 (양장)
       978-89-460-6203-0 93510 (학생판)

※ 책값은 겉표지에 표시되어 있습니다.
※ 이 책은 강의를 위한 학생용 교재를 따로 준비했습니다.
   강의 교재로 사용하실 때에는 본사로 연락해주시기 바랍니다.